Alergia a Fármacos
do Diagnóstico ao Tratamento

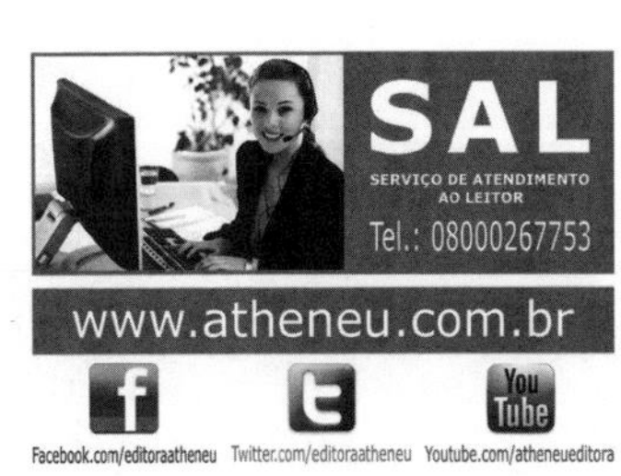
SAL
SERVIÇO DE ATENDIMENTO AO LEITOR
Tel.: 08000267753
www.atheneu.com.br
Facebook.com/editoraatheneu
Twitter.com/editoraatheneu
Youtube.com/atheneueditora

Alergia a Fármacos
do Diagnóstico ao Tratamento

Luis Felipe Chiaverini Ensina
Inês Cristina Camelo Nunes
Dirceu Solé

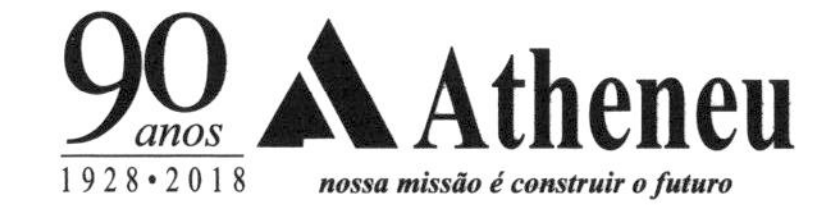

EDITORA ATHENEU

São Paulo	*Rua Jesuíno Pascoal, 30* *Tel.: (11) 2858-8750* *Fax: (11) 2858-8766* *E-mail: atheneu@atheneu.com.br*
Rio de Janeiro	*Rua Bambina, 74* *Tel.: (21) 3094-1295* *Fax: (21) 3094-1284* *E-mail: atheneu@atheneu.com.br*
Belo Horizonte	*Rua Domingos Vieira, 319, conj. 1.104*

PRODUÇÃO EDITORIAL: MKX Editorial
CAPA: Equipe Atheneu

CIP-BRASIL. CATALOGAÇÃO NA PUBLICAÇÃO
SINDICATO NACIONAL DOS EDITORES DE LIVROS, RJ

A358

Alergia a fármacos : do diagnóstico ao tratamento / editores Luis Felipe Chiaverini Ensina, Inês Cristina Camelo-Nunes, Dirceu Solé. - 1. ed. - Rio de Janeiro : Atheneu, 2019.
: il.

Inclui bibliografia
ISBN 978-85-388-0917-3

1. Alergia a medicamentos. 2. Medicamentos - Efeitos colaterais. I. Ensina, Luis Felipe Chiaverini. II. Camelo-Nunes, Inês Cristina. III. Solé, Dirceu.

18-52859 CDD: 616.9758
CDU: 616-022

Meri Gleice Rodrigues de Souza - Bibliotecária CRB-7/6439
17/09/2018 19/09/2018

ENSINA, L.F.C.; NUNES, I.C.C.; SOLÉ, D.
ALERGIA A FÁRMACOS – DO DIAGNÓSTICO AO TRATAMENTO.

Editores

Luis Felipe Chiaverini Ensina

Mestre em Ciências (Imunologia) pela Universidade de São Paulo (USP). Doutor em Ciências pela Escola Paulista de Medicina da Universidade Federal de São Paulo (EPM/Unifesp). Corresponsável pelo Ambulatório de Reações Adversas a Fármacos, Urticária e Alergia ao Látex da Disciplina de Alergia, Imunologia Clínica e Reumatologia do Departamento de Pediatria da EPM/Unifesp.

Inês Cristina Camelo Nunes

Mestre em Pediatria e Doutora em Medicina pela Universidade Federal de São Paulo (Unifesp). Pesquisadora Associada e Responsável pelo Ambulatório de Reações Adversas a Fármacos, Urticária e Alergia ao Látex e pelas Atividades Teóricas do Programa de Residência Médica da Área de Concentração em Alergia e Imunologia Clínica da Disciplina de Alergia, Imunologia Clínica e Reumatologia do Departamento de Pediatria da Escola Paulista de Medicina da Unifesp (EPM/Unifesp).

Dirceu Solé

Professor Titular e Livre-Docente da Disciplina de Alergia, Imunologia Clínica e Reumatologia do Departamento de Pediatria da Escola Paulista de Medicina da Universidade Federal de São Paulo (EPM/Unifesp).

Colaboradores

Antonio Abílio Motta

Doutor em Medicina pela Faculdade de Medicina da Universidade de São Paulo (FMUSP). Assistente da Disciplina de Imunologia Clínica e Alergia da FMUSP. Assistente do Serviço de Imunologia Clínica e Alergia do Hospital das Clínicas da FMUSP (HCFMUSP).

Adriana Teixeira Rodrigues

Médica Alergista e Imunologista pela Associação Brasileira de Alergia e Imunologia (ASBAI). Médica Assistente do Serviço de Alergia e Imunologia do Hospital do Servidor Público Estadual de São Paulo (IAMSPE). Mestre em Imunologia Clínica e Alergia pela Faculdade de Medicina da Universidade de São Paulo (FMUSP).

Adriano Bueno de Sá

Especialista em Alergia e Imunologia pela Associação Brasileira de Alergia e Imunologia (ASBAI). Mestre em Pediatria e Ciências Aplicadas à Pediatria pela Escola Paulista de Medicina da Universidade Federal de São Paulo (EPM/Unifesp).

Alícia M. de Falco

Especialista em Alergia e Imunologia Clínica. Departamento de Pós-Graduação da Faculdade de Medicina da Universidade de La Plata, Argentina.

Ana Maria Martins

Professora Adjunta do Departamento de Pediatria da Universidade Federal de São Paulo (Unifesp). Chefe do Setor de Genética e Erros Inatos do Metabolismo da Unifesp.

Ana Milena Acevedo Vásquez

Médica Especialista pela Fundación Universitaria San Martín, Colômbia. Alergóloga Clínica no Centro Especializado de Alergias (CEALER) em Medellín, Colômbia.

André de Castro Pinho

Mestre em Medicina pela Faculdade de Medicina da Universidade do Porto. Especialista em Dermatologia e Venereologia. Assistente Hospitalar no Serviço de Dermatologia do Hospital Universitário de Coimbra (CHUC).

Andreia Capela

Assistente Hospitalar de Oncologia Médica no Centro Hospitalar Vila Nova de Gaia/Espinho, Portugal.

Bárbara Gonçalves da Silva

Especialista em Alergia e Imunologia pela Associação Brasileira de Alergia e Imunologia (ASBAI). Centro de Pesquisa e Desenvolvimento do Fleury Medicina e Saúde.

Carolina Sanchez Aranda

Mestre e Doutora em Ciências Aplicadas à Pediatria pela Escola Paulista de Medicina da Universidade Federal de São Paulo (EPM/Unifesp). Professora Adjunta da Disciplina de Alergia, Imunologia Clínica e Reumatologia do Departamento de Pediatria da EPM/Unifesp.

Chayanne Andrade de Araújo

Especialista em Alergia e Imunologia pela Associação Brasileira de Alergia e Imunologia (ASBAI). Pós-Graduanda (Mestrado) na Disciplina de Alergia, Imunologia Clínica e Reumatologia do Departamento de Pediatria da Escola Paulista de Medicina da Universidade Federal de São Paulo (EPM/Unifesp).

Cristiane de Jesus Nunes dos Santos

Médica Assistestente da Unidade de Alergia e Imunologia do Instituto da Criança do Hospital das Clínicas da Faculdade de Medicina da Universidade de São Paulo (IC-HCFMUSP). Especialista em Alergia e Imunologia pela Associação Brasileira de Alergia e Imunologia (ASBAI).

Daniel Loiola Cordeiro

Médico Especialista em Alergia e Imunologia pela Associação Brasileira de Alergia e Imunologia (ASBAI). Mestre em Clínica Médica pela Faculdade de Medicina de Ribeirão Preto da Universidade de São Paulo (FMRP-USP).

Denise Neiva Santos de Aquino

Especialista em Alergia e Imunologia pela Associação Brasileira de Alergia e Imunologia (ASBAI). Pós-Graduanda e Mestranda da Disciplina de Alergia, Imunologia Clínica e Reumatologia do Departamento de Pediatria da Escola Paulista de Medicina da Universidade Federal de São Paulo (EPM/Unifesp).

Edgardo Jares

Ex-Presidente da Asociación Argentina de Alergia e Inmunología. Presidente da Sociedad Latinoamericana de Alergia, Asma e Inmunología.

Elena Pinter

Department of Internal Medicine da University of Crete (UOC) Clinical Immunology. Sapienza University of Rome, Policlinico Umberto I.

Emília Faria

Assistente Graduada em Imunoalergologia no Serviço de Imunoalergologia dos Hospitais da Universidade de Coimbra, no Centro Hospitalar e Universitário de Coimbra, Portugal.

Eva Rebelo Gomes

Médica Especialista em Alergia e Imunologia Clínica. Responsável pela Clínica de Alergia a Drogas do Departamento de Alergia do Centro Hospitalar do Porto, Portugal. *Chair* do Grupo de Interesse em Alergia a Drogas da Sociedade Portuguesa de Alergia e Imunologia Clínica (SPAIC).

Fátima Rodrigues Fernandes

Diretora do Serviço de Alergia e Imunologia do Hospital do Servidor Público Estadual de São Paulo Francisco Morato de Oliveira (HSPE-FMO). Diretora do Instituo de Pesquisa e Ensino em Saúde Infantil (Pensi) do Hospital Infantil Sabará. Mestre em Alergia e Imunologia pela Universidade Federal de São Paulo (Unifesp) e MBA em Gestão em Saúde pela IBMEC/Insper.

Fernanda Casares Marcelino

Especialista em Alergia e Imunologia pela Associação Brasileira de Alergia e Imunologia e Associação Médica Brasileira (ASBAI/AMB). Médica Assistente da Unidade de Alergia e Imunologia do Hospital Regional da Asa Norte (HRAN). Coordenadora do Ambulatório de Reação a Fármacos da Secretaria de Saúde do Distrito Federal (SES-DF).

Gladys Queiroz

Mestre em Saúde da Criança e do Adolescente pela Universidade Federal de Pernambuco (UFPE). Especialista em Alergia e Imunologia pela Associação Brasileira de Alergia e Imunologia e Associação Médica Brasileira (ASBAI/AMB). Médica Alergologista e Imunologista e Responsável pelo Ambulatório de Alergia a Fármacos no Serviço de Alergia e Imunologia Clínica do Hospital das Clínica da UFPE. Membro do Grupo de Assessoria em Alergia a Medicamentos da ASBAI em São Paulo.

Josefina Cernadas

Assitente Hospitalar Graduada de Alergologia e Imunologia do Serviço de Alergologia de Centro Hospitalar de São João/Faculdade de Medicina da Universidade do Porto, Portugal. Responsável pela Unidade de Alergia a Fármacos. Responsável pelo Programa de Dessensibilização a Fármacos.

Laila Sabino Garro

Doutorado em Ciências pela Faculdade de Medicina da Universidade de São Paulo (FMUSP). Especialista em Alergia e Imunologia pela Associação Brasileira de Alergia e Imunologia (ASBAI).

Luis Eduardo Coelho de Andrade

Especialização em Reumatologia pela Escola Paulista de Medicina da Universidade Federal de São Paulo (EPM/Unifesp). Doutor em Medicina (Reumatologia) pela Unifesp. Livre-docente pela Unifesp. Professor Associado e Chefe do Laboratório de Imunorreumatologia na Disciplina de Reumatologia da Unifesp.

Luiz Alexandre Ribeiro da Rocha

Especialista em Alergia e Imunologia pela Associação Brasileira de Alergia e Imunologia (ASBAI) e pela Associação Médica Brasileira (AMB). Médico Alergista e Imunologista do Centro de Pesquisas em Alergia e Imunologia Clínica do Hospital das Clínicas da Universidade Federal de Pernambuco (HC-UFPE). Alergista e Imunologista da Alergo Imuno Multiclínica.

Luiz Carlos Gondar Arcanjo

Mestre em Patologia pela Universidade Federal Fluminense (UFF). Professor Adjunto do Curso de Especialização em Alergia e Imunologia Clínica da Faculdade de Medicina de Petrópolis/Faculdade Arthur Sá Earp Neto (FMP/FASE) e Hospital Central do Exército (HCE). Coordenador do Ambulatório de Reações Adversas a Medicamentos do HCE. Membro da Comissão de Alergia a Medicamentos da Associação Brasileira de Alergia e Imunologia no Rio de Janeiro (ASBAI-RJ).

Mara Morelo Rocha Félix

Doutora em Medicina pela Universidade do Estado do Rio de Janeiro (UERJ). Mestre em Medicina pela Universidade Federal do Rio de Janeiro (UFRJ). Professora Assistente de Pediatria da Faculdade de Medicina Souza Marques. Médica do Setor de Alergia e Imunologia Pediátrica do Hospital Federal dos Servidores do Estado do Rio de Janeiro (HFSE-RJ).

Marcelo Vivolo Aun

Professor Assistente de Imunologia da Faculdade Israelita de Ciências da Saúde Albert Ein stein. Doutor em Ciências pela Faculdade de Medicina da Universidade de São Paulo (FMUSP). Corresponsável pelo Ambulatório de Reações Adversas a Medicamentos do Serviço de Imunologia Clínica e Alergia do Hospital das Clínicas da FMUSP (HCFMUSP).

Margarida Gonçalo

Assistente de Graduação Senior do Departamento de Dermatologia do Centro Hospitalar e Universitário de Coimbra (CHUC). Professor Auxiliar Convidado de Dermatologia da Faculdade de Medicina da Universidade de Coimbra (UC).

Maria Elisa B. Andrade

Mestre em Imunologia pela Universidade Federal de São Paulo (Unifesp). Médica Assistente do Serviço de Alergia e Imunologia do Hospital do Servidor Público Estadual de São Paulo (IAMSPE).

Maria Fernanda Malaman

Professora Titular da Faculdade de Medicina da Universidade Tiradentes (UNIT). Doutora em Alergia e Imunologia pela Faculdade de Medicina da Universidade de São Paulo (FMUSP). Coordenadora do Departamento de Reações Adversas a Medicamentos da Associação Brasileira de Alergia e Imunologia (ASBAI). Presidente ASBAI – Regional Sergipe. Coordenadora da Liga de Alergia e Imunologia de Sergipe e Liga de Medicina Interna da UNIT.

Maria Inês Perelló

Mestre em Saúde, Medicina Laboratorial e Tecnologia Forense pela Universidade do Estado do Rio de Janeiro (UERJ). Médica do Serviço de Alergia e Imunologia da Medicina Interna da UERJ. Coordenadora do Ambulatório de Reações Adversas a Medicamentos UERJ. Membro da Comissão de Alergia a Medicamentos da Associação Brasileira de Alergia e Imunologia no Rio de Janeiro (ASBAI-RJ).

Marina Atanaskovic-Marcovic

Professora Associada de Pediatria e Alergia na Faculdade de Medicina da Universidade de Belgrado, Sérvia. Chefe do Hospital Dia de Alergia do University Children's Hospital de Belgrado. *Chair* do Grupo de Interesse em Alergia a Drogas da European Academy of Allergy and Clinical Immunology e European Network of Drug Allergy (EAACI/ENDA).

Mario Sánchez-Borges

Ex-Presidente da World Allergy Organizatio (WAO). Professor Associado do Departamento de Alergia e Imunologia Clínica do Centro Medico Docente La Trinidad in Caracas.

Pedro Giavina-Bianchi

Livre-Docente pela Universidade de São Paulo (USP). Doutor em Medicina pela USP. Médico-Assistente Supervisor do Ambulatório do Serviço de Imunologia Clínica e Alergia do Hospital das Clínicas da Faculdade de Medicina da USP (HCFMUSP). Professor Associado e Orientador de Mestrado e Doutorado da Disciplina de Imunologia Clínica e Alergia da FMUSP.

Ricardo Asero

Especialista em Alergia e Imunologia Clínica pela Universidade de Milão. Chefe do Departamento de Alergia da Clínica San Carlo em Paderno Dugnano, Itália. Presidente da Associazione Allergologi Immunologi Italiani Territoriali e Ospedalieri.

Ricardo Cardona Villa

Coordenador de Pós-Graduação em Alergologia Clínica. Diretor do Grupo de Alergologia Clínica e Experimental (GACE). Professor Titular da Faculdade de Medicina da Universidade de Antioquia, em Medelin, Colômbia.

Tânia Maria Tavares Gonçalves

Professora Adjunta do Curso de Especialização em Alergia e Imunologia Clínica da Faculdade de Medicina de Petrópolis/Faculdade Arthur Sá Earp Neto (FMP/FASE) e do Hospital Central do Exército (HCE). Coordenadora do Ambulatório de Reações Adversas a Medicamentos do HCE. Membro da Comissão de Alergia a Medicamentos da Associação Brasileira de Alergia e Imunologia no Rio de Janeiro (ASBAI-RJ).

Ullissis Pádua de Menezes

Médico-Assistente em Alergia e Imunologia Pediátrica do Hospital das Clínicas da Faculdade de Medicina de Ribeirão Preto da Universidade de São Paulo (FMRP-USP). Médico Responsável pelo Ambulatório de Alergia a Fármacos do Hospital das Clínicas da FMRP-USP.

Violeta Régnier Galvão

Especialista em Alergia e Imunologia pela Associação Brasileira de Alergia e Imunologia (ASBAI). Doutora em Ciências pela Universidade de São Paulo (USP).

Apresentação

Quando surgiu a ideia de elaborar *Alergia a Fármacos – do Diagnóstico ao Tratamento*, já convivíamos, há algum tempo, com uma série de questionamentos que surgiram na medida em que assistíamos pacientes – de todas as idades – que procuravam nosso serviço convictos de terem experimentado "alergia a algum remédio". Alguns poucos buscavam a confirmação do diagnóstico e a grande maioria ansiava por opções alternativas que viessem acompanhadas de eficácia e de segurança.

Ao mesmo tempo, sentíamos nossos residentes, pós-graduandos e médicos visitantes, empenhados e ávidos pelo conhecimento que garantisse, em sua vida profissional, abordar corretamente, diagnosticar de forma precisa e fornecer orientações que promovessem tranquilidade e qualidade de vida aos pacientes com história de alergia a fármacos.

Assim, nos reunimos e elaboramos um sumário, que em nosso entender contemplaria os aspectos mais relevantes do tema e auxiliaria a dirimir as principais dúvidas que surgem no dia a dia.

Nesse processo, existiam muitas considerações a serem feitas e assim iniciamos nossa jornada pela epidemiologia. Como andam os números ao redor do mundo? O que eles revelam? Será que o maior interesse sobre o assunto e o refinamento na investigação têm garantido ou poderão garantir maior acurácia no diagnóstico e, assim, minimizar o que temos constatado – sub e supervalorização desse diagnóstico?

E quanto aos mecanismos envolvidos nas reações? Eles realmente importam? Fazem diferença no momento da tomada da decisão sobre qual o próximo passo?

Já as manifestações clínicas, tão distintas e diversas: como organizá-las de forma a serem aliadas na busca do raciocínio clínico mais correto?

Existe um roteiro auxiliar a ser seguido no momento de investigar as reações? Ele é sempre o mesmo? Quais recursos de investigação concorrerão de maneira efetiva para o diagnóstico preciso? E como o diagnóstico, o mais preciso possível, influenciará a conduta terapêutica? Como orientar nossos pacientes de forma a lhes garantir segurança e confiança?

Em meio a essas e outras questões, o livro foi idealizado, elaborado e ora poderá chegar às mãos dos leitores. Pretendemos que tenha sido escrito de forma que médicos residentes, pós-graduandos, clínicos de atenção primária, que atendam adultos e ou crianças, e especialistas possam usufruir da experiência de autores brasileiros e estrangeiros que convivem diariamente com o desafio de atender e orientar o paciente com história de "alergia a remédio".

Esperamos ter alcançado nosso objetivo!

Luis Felipe Chiaverini Ensina
Inês Cristina Camelo Nunes
Dirceu Solé

Prefácio

O livro *Alergia a Fármacos – do Diagnóstico ao Tratamento* é publicado em momento oportuno e, portanto, é muito bem-vindo.

Rico em conteúdo, os temas fundamentais são mostrados com clareza e detalhes. Os autores, experientes clínicos com intensa atividade acadêmica, agregam aos conhecimentos básicos questões de aplicação prática diária.

A cada ano, novas drogas surgem e são usadas em todas as faixas etárias, tanto para tratamento como para profilaxia e diagnóstico, proporcionando muitos benefícios à população. Entretanto, efeitos adversos podem ocorrer, provocando reações leves ou devastadoras, acometendo um ou vários órgãos. Tais reações podem ser previsíveis ou imprevisíveis, causando danos adicionais e importante impacto na qualidade de vida. É fundamental que todo médico conheça bem os princípios da farmacologia clínica e esteja apto para identificar os diferentes tipos de reações adversas e qual a melhor conduta a ser aplicada em cada caso. Prescrever é um grande desafio e princípios fundamentais devem nortear o processo de prescrição.

A longevidade, a expansão rápida e contínua do conhecimento médico e o aumento do número de drogas disponíveis favorccem o aparecimento de reações adversas, justificando plenamente a publicação deste livro. As reações alérgicas às drogas violam um princípio básico da prática médica, que é, antes de tudo, não causar danos.

Estou convicto de que este livro será extremamente útil para os médicos generalistas, alergistas e de especialidades afins. Desejo que todos façam bom proveito dele.

O convite para prefaciar *Alergia a Fármacos – do Diagnóstico ao Tratamento*, para mim, representa um grande privilégio.

Alfeu Tavares França
Doutor. Professor Livre-Docente em
Alergia e Imunologia da Faculdade de Medicina
da Universidade Federal do Rio de Janeiro (UFRJ)

Sumário

Seção 1

Introdução, Epidemiologia e Mecanismos

capítulo 1

Conceitos, classificação e epidemiologia

- Edgardo Jares
- Alicia M. de Falco

CONCEITOS

Reações indesejáveis a fármacos e produtos de diagnóstico aparecem desde o início da medicina moderna. Gastrite, febre medicamentosa ou discrasias sanguíneas em pacientes que tomavam ácido acetilsalicílico eram eventos inexplicáveis naqueles tempos. O surgimento desses eventos levou os profissionais de medicina a aprofundar o conhecimento para identificar mecanismos e estabelecer ações preventivas.

As reações adversas a medicamentos preocupam os médicos em todas as especialidades da prática clínica diária. Esse problema é alimentado por pacientes que se consideram alérgicos a um ou mais fármacos, em muitos casos sem confirmação por um profissional de saúde. Por outro lado, há um medo constante entre os médicos com relação à prescrição ou indicação de um fármaco que poderia, subsequentemente, causar uma reação adversa interpretada como iatrogênica.

A alergia a medicamentos é um capítulo específico no exercício da alergologia, devido à complexidade de seus mecanismos, à diversidade de manifestações, ao grande número de preparações farmacêuticas disponíveis e ao crescimento do uso de medicamentos, seja por prescrição ou automedicação.

O diagnóstico de alergia a medicamentos é um desafio para o médico. Subdiagnóstico, diagnóstico excessivo (devido ao uso excessivo do termo "alergia") e diagnósticos errados são achados comuns na prática diária.

A Organização Mundial da Saúde definiu a reação adversa a medicamentos (RAM) como "Qualquer resposta a um medicamento que é nociva e não intencional, e que ocorre em doses normalmente utilizadas no homem para profilaxia, diagnóstico ou tratamento de doença, ou para a modificação da função fisiológica".[1]

Reações tipo A: mais de 80% das RAM são reações previsíveis, dependentes da dose, relacionadas com os efeitos farmacológicos do fármaco:[2]

- *Overdose*: insuficiência hepática após paracetamol.
- Efeitos colaterais: gastrite associada ao uso prolongado de AINE, sonolência causada por alguns anti-histamínicos.
- Efeitos secundários ou indiretos: diarreia e alteração bacteriana gastrintestinal após antibióticos.
- Interações medicamentosas: a eritromicina aumenta os níveis sanguíneos de digoxina.

Reações tipo B: definidas pela Organização Mundial da Saúde como a resposta independente da dose, imprevisível, nociva e não intencional a um fármaco tomado em uma dose normalmente utilizada em seres humanos e restrita a uma subpopulação vulnerável e não relacionada com as ações farmacológicas do fármaco. Essas reações estão relacionadas com a resposta imunológica do indivíduo e, ocasionalmente, a diferenças genéticas em pacientes suscetíveis:[1,3]

- Intolerância ou sensibilidade exagerada: efeitos colaterais em doses subterapêuticas, baixo limiar para ação farmacológica (doses mínimas podem causar efeitos exagerados): p. ex., zumbido após aspirina.
- Idiossincrasia: (farmacogenética) resposta qualitativamente anormal ao fármaco, diferente das ações farmacológicas, p. ex., anemia hemolítica com déficit de glicose-6-fosfato desidrogenase em pacientes tratados com a primaquina.
- Hipersensibilidade ao fármaco: "As reações de hipersensibilidade a fármacos (RHF) são os efeitos adversos das formulações farmacêuticas (incluindo fármacos e excipientes ativos) que se assemelham clinicamente a reações alérgicas". Essas reações compreendem 15% de todas as reações adversas a medicamentos.[4]
  - Alergia a fármacos: as alergias a medicamentos são RHF para as quais é demonstrado um mecanismo imunológico definido (anticorpo específico de fármaco ou célula T). As reações ocorrem imediatamente ou tardiamente após a ingestão do medicamento. O mecanismo imunológico provável responsável difere em cada caso, por exemplo, imunoglobulina E (IgE) ou mediada por linfócitos T, respectivamente. A alergia a medicamentos mediada por IgE representa uma fração menor de hipersensibilidade a fármacos se comparada com a hipersensibilidade a fármacos não alérgica.[5,6]

Mesmo na ausência de evidências diretas do mecanismo imunológico, existem critérios que ajudam a distinguir uma reação alérgica a fármacos de outros efeitos adversos:

1. Reações alérgicas ocorrem em uma pequena porcentagem de pacientes
2. Manifestações clínicas diferentes dos efeitos farmacológicos do fármaco
3. As manifestações clínicas da reação são semelhantes às síndromes alérgicas: anafilaxia, urticária, angioedema, asma, exantema, doença do soro etc.
4. Na readministração do fármaco ou fármacos de reação cruzada, a reação se repete.

  - Hipersensibilidade não alérgica: ocorrem manifestações clínicas indistinguíveis de reações alérgicas, mas não há mecanismo imunológico comprovado. Essas reações são mais heterogêneas e podem ser desencadeadas por liberação do mediador direto por mastócitos e basófilos, pela ativação direta do complemento ou inibição da via da ciclo-oxigenase e de liberação de histamina e leucotrienos sulfidopeptídicos. Não é necessária sensibilização prévia, portanto essas reações podem aparecer durante a primeira administração do fármaco.[7]

Somente quando um mecanismo imunológico (ou anticorpo específico de fármaco ou célula T) é demonstrado, essas reações devem ser classificadas como alergia a medicamentos. Quando o mecanismo imunológico não é demonstrado, RHF é o termo preferido. Pode ser difícil diferenciar alergia a medicamentos e RHF não alérgica com base apenas na apresentação clínica isolada.[4]

A característica independente de dose de RHF é relativa, uma vez que alguma dependência da dose foi repetidamente mostrada (p. ex.: para fármacos anti-inflamatórios não esteroides (AINEs).[4]

CLASSIFICAÇÃO DAS REAÇÕES DE HIPERSENSIBILIDADE

Clinicamente, reações alérgicas a fármacos podem ser classificadas como imediatas (menos de 1 hora), aceleradas (1 a 72 horas) ou tardias (mais de 72 horas), dependendo do tempo entre a ingestão do medicamento e a ocorrência.[8,9] Uma classificação mais recente inclui imediata (geralmente inferior a 1 hora, mas pode ocorrer dentro de 1-6 h após a última administração do fármaco) e não imediata/tardia (mais de 1 hora e até vários dias após a administração do fármaco). A reação que ocorre entre 1 e várias horas após a administração do fármaco pode ser de ambos os grupos, existindo uma sobreposição considerável. O quadro clínico é importante nesta classificação. As reações imediatas geralmente se manifestam como sintomas como urticária, angioedema, rinite, broncoespasmo, conjuntivite, sintomas gastrintestinais (náuseas, vômitos, diarreia, cólicas abdominais), anafilaxia, enquanto manifestações clínicas não imediatas incluem exantemas maculopapulares e erupção cutânea urticarial tardia (a mais frequente), vasculite, erupções fixas de fármacos, doenças bolhosas (como NET e SSJ), pustulose exantematosa generalizada aguda (PEGA). O envolvimento dos órgãos internos inclui hepatite, pneumonite, insuficiência renal, anemia, neutropenia e trombocitopenia.[4]

Classificação de Gell e Coombs

Para explicar a heterogeneidade da apresentação clínica, Gell e Coombs[9] classificaram as reações de hipersensibilidade em quatro categorias, denominadas reações de tipo I-IV. Essa classificação foi usada para categorizar as reações de hipersensibilidade, mas muitas doenças não se encaixam bem na classificação. Foi estabelecida na década de 1960, antes que um conhecimento profundo de subconjuntos e funções de células T estivesse disponível. Desde então, a interdependência dos tipos de reações dependentes de anticorpos e células T auxiliares e as diferentes formas de inflamação que poderiam ser provocadas por células T foi reconhecida.

Mais recentemente, Pichler propôs uma modificação das reações mediadas por células T (tipo IV), subclassificadas como tipos IV a IVd.[10]

Acreditamos que essa classificação com categorias baseadas em mecanismos continua sendo a maneira mais simples e mais válida e lógica de entender as reações de hipersensibilidade a fármacos.

Reações tipo I: reações imediatas de hipersensibilidade (IgE-mediadas)

- Fase de sensibilização: as reações mediadas por IgE a fármacos geralmente dependem do desenvolvimento prévio de uma resposta imune a uma molécula portadora de hapteno: as células B têm de amadurecer para células plasmáticas secretoras de IgE. As células T ajudam nesse processo interagindo com células B (ou seja, a interação CD40-CD40L) e liberando IL-4/IL-13, que são fatores de mudança para a síntese de IgE. Esse período é assintomático e geralmente ocorre durante uma exposição anterior ao medicamento.
- Fase de reação: após um novo contato com o fármaco, a molécula portadora de hapteno é novamente formada e então sofre reação cruzada com IgE específica do fármaco pré-formada em mastócitos e ativa sua degradação e liberação de mediadores pré-formados e recém-formados. Em pacientes altamente sensibilizados, quantidades muito pequenas de fármaco podem causar reações graves.[7]

As reações mediadas por IgE podem causar doenças leves a muito graves, até mesmo fatais. As reações ocorrem rapidamente após a administração do fármaco, geralmente dentro de 30 a 60 minutos, mas podem começar em segundos após o contato com o medicamento aplicado de maneira parenteral. A via de administração é um fator importante no momento da reação. As reações induzidas por fármacos de administração oral ocorrem até várias horas após a ingestão da medicação. O papel dos metabolitos do fármaco e a presença de cofatores também são importantes nesse momento.

A reação pode afetar a pele e tecido subcutâneo (prurido, urticária, angioedema), sistema respiratório (rinite, asma), olhos (conjuntivite), trato gastrintestinal (emese, diarreia) e múltiplos órgãos (anafilaxia).

Os fármacos comumente implicados nesse mecanismo: antibióticos beta-lactâmicos (penicilina, cefalosporinas), relaxantes musculares, quinolonas, látex, entre outros.[7,11]

Reações tipo II

Reações citolíticas mediadas por anticorpos IgG (fixação de complemento, geralmente IgG1 ou IgG3) ou ocasionalmente IgM. O anticorpo pode ser direcionado para estruturas celulares na membrana, e geralmente eles são restritos a fármacos que se haptenizam rapidamente, como a penicilina em altas doses e tratamento prolongado. As células acometidas incluem eritrócitos, leucócitos, plaquetas e provavelmente células precursoras hematopoéticas na medula óssea. Hoje em dia, as cefalosporinas são a principal causa. Mais frequentemente, o fármaco ou metabólito é adsorvido à membrana dos eritrócitos ou trombócitos, criando um novo complexo antigênico ligado à membrana celular.

Anticorpos que reagem com glicoproteínas específicas da membrana plaquetária e o fármaco que causa trombocitopenia imune induzida por fármacos . Mais de 100 medicamentos, incluindo antibióticos de quinina, quinidina e sulfonamida, foram implicados como gatilhos para essa condição (o primeiro é o mais bem estudado). A causa parece ser um anticorpo induzido por fármaco que se liga a uma glicoproteína da membrana plaquetária quando o medicamento está presente. Recentemente, em pacientes com trombocitopenia induzida por quinina, Zhu et al. descobriram que a reação primária envolve a ligação do fármaco a regiões de determinação de complementaridade do anticorpo, fazendo com que ele adquira especificidade para um local na integrina de plaquetas.[12]

A trombocitopenia imune induzida por fármacos geralmente aparece após 5-8 dias de exposição à medicação ou após uma única exposição em pacientes previamente expostos ao medicamento. Após a descontinuação do fármaco, a contagem de plaquetas se normalizou em 3-5 dias.

A anemia hemolítica imune induzida por fármacos é caracterizada pela ocorrência de hemólise imune abrupta em associação com a administração do fármaco, causada pela produção de anticorpos dependentes de fármacos e/ou, menos comumente, autoanticorpos. Esses últimos reagem com as células-alvo na presença, bem como na ausência, do fármaco. Na década de 1970, doses altas de penicilina e metildopa foram responsáveis pela maioria dos casos. Nos últimos anos, as cefalosporinas de segunda e terceira gerações e as quimioterapias à base de platina foram relatadas com maior frequência. Em um relato da Alemanha, Mayer et al. descreveram 73 pacientes acometidos, com diclofenaco e piperacilina como principais indutores. Hemólise resultou na morte de 17 pacientes (23%). Os outros pacientes se recuperaram, mas a hemólise foi complicada por insuficiência renal e/ou hepática transitória ou choque em 11 pacientes.[13]

Reações tipo III

Imunocomplexos específicos de fármaco, geralmente IgG e, ocasionalmente, IgM e dependentes do complemento, resultam de terapia prolongada (após 2 ou 3 semanas de tratamento) com doses elevadas e podem produzir reação semelhante à doença do soro, febre medicamentosa e várias formas de vasculite cutânea.

A doença do soro ocorre com erupção cutânea, febre, artralgia e/ou glomerulonefrite, geralmente um ou dois desses sinais clínicos.

A vasculite induzida por fármacos pode incluir púrpura palpável, artralgia e linfadenopatia com febre, e também pode envolver o trato gastrintestinal e/ou rins.

As reações do tipo III aparecem em um contexto de tratamentos com exposição elevada e prolongada ao fármaco, em que o antígeno solúvel induz anticorpos específicos em uma estrutura de excesso de antígeno. O complexo fármaco-anticorpo-complemento é depositado em diferentes tecidos: vasos sanguíneos, articulações e glomérulos renais. A manifestação vascular depende do tamanho do vaso acometido.

Os fármacos que podem causar essas reações incluem: penicilina, cefalosporina, fenitoína, alopurinol, antitoxina botulínica, vacina contra o tétano, vacina contra a difteria e vacina contra hepatite B, entre outros.

Reações tipo IV

A hipersensibilidade tardia ou celular mediada por linfócitos T aparece após 48, 72 horas ou mais, após exposição ao fármaco suspeito.

Como as células T podem induzir diferentes formas de inflamação, a reação do tipo IV foi ainda subclassificada como reações dos tipos IVa a IVd[10] com base em padrões de produção de citocinas por linfócitos T (TH1-TH2), atividade citotóxica de células T CD4 e CD8 (tipo IVc), e enfatiza a participação de células efetoras, como monócitos (tipo IVa), eosinófilos (tipo IVb) ou neutrófilos (tipo IVd).

Tipo IVa

Reações imunes mediadas por Th1. Os macrófagos são ativados por interferon gama (IFN-γ), fator de necrose tumoral alfa (TNF-α) e interleucina 18 (IL-18) secretada por células Th1. Este subtipo é a reação típica da dermatite de contato (com tipo IVc) ou reação da tuberculina, mas não foi demonstrada para fármacos.[11]

Tipo IVb

Reações imunes mediadas por Th2, com secreção de IL4, IL5 e IL13 promovendo a produção de IgE e IgG4 por células B, desativação de macrófagos, respostas de mastócitos e eosinófilos. Essas respostas também foram descritas como reações tardias em pacientes com asma e rinite.

A inflamação eosinofílica é o achado mais frequente em biópsias de pele em reações cutâneas desencadeadas por fármacos, como exantemas maculopapulares eosinofílicos, síndrome de hipersensibilidade induzida por fármacos (SHIF)/erupção medicamentosa com eosinofilia e sintomas sistêmicos (DRESS). Essas reações medicamentosas graves ocorrem de 3 semanas a 3 meses após o início de terapia com fármacos como carbamazepina, fenitoína, fenobarbital, dapsona, mexiletina, salazossulfapiridina, alopurinol e minociclina. Elas estão relacionadas à reativação do vírus herpesvírus humano (HHV)-6,[14] vírus herpes simples (HSV), vírus Epstein-Barr (EBV), HHV-7, citomegalovírus (CMV) e vírus varicela-zóster (VZV).[15,19]

Tipo IVc

Citotoxicidade dos linfócitos T. Perforina/granzima B – e mediado por ligando FAS. As células T migram para o tecido e podem matar células como hepatócitos ou queratinócitos. Esses mecanismos estão envolvidos na maioria das reações tardias induzidas por fármacos, geralmente com outras reações de tipo IV. Essas reações são importantes em dermatite de contato, hepatite induzida por fármacos e nefrite e erupções maculopapulosas ou bolhosas, como SSJ e TEN, em que células T CD8+ ativadas matam queratinócitos.[20]

Tipo IVd

Inflamação neutrofílica induzida por células T (asséptica). Nessas reações, as células T produzem CXCL8 quimiocina e recrutam leucócitos neutrofílicos e fator estimulador de colônias de granulócitos e macrófagos (GM-CSF) e evitam sua apoptose por meio da liberação de GM-CSF. Exemplos desse mecanismo são a pustulose exantematosa generalizada aguda (AGEP) e a doença de Behçet.[11]

Como já referido, algumas reações de tipo IV foram associadas a infecções virais (Epstein-Barr, citomegalovírus, vírus do herpes, HIV) e exacerbação de doenças autoimunes. Nessas imagens clínicas, existe uma ampla reatividade de células T com altos níveis de citocinas e aumento da expressão de moléculas do complexo de histocompatibilidade principal e moléculas coestimuladoras.

EPIDEMIOLOGIA

É difícil avaliar a verdadeira incidência de alergia a medicamentos. A maioria dos estudos descreve RAM em vez de RHF com uma grande predominância de reações do tipo A, o que torna difícil estimar a prevalência de RHF, ou concentrar em determinados grupos populacionais, como pacientes hospitalizados, consultas ao setor de emergência, medicamentos específicos ou quadros clínicos como anafilaxia. Poucos estudos sobre a epidemiologia da alergia medicamentosa usaram questionários validados ou testes de alergia.[21] RAM grave ocorre em aproximadamente 6,5% das admissões hospitalares, 15% dos pacientes com hospitalizações prolongadas, e 0,32% sofreram RAM fatal (quarta-sexta causa de morte nos EUA).[22] De acordo com Gruchalla et al.,[23] constituem aproximadamente 5% das internações hospitalares e 10-30% dos pacientes hospitalizados. Uma revisão sistemática em crianças descreveu que 2,9% das internações hospitalares estavam relacionadas a RAM, e uma maior incidência (0,6% a 16,8%) foi encontrada em crianças hospitalizadas.[24] A RHF parece ser mais frequente em RAM em crianças do que em adultos; mais de 50% em pacientes hospitalizados e 35% em consultas de emergência. Quase 25% dos adultos e 10% dos pais das crianças afirmam ser alérgicos a fármacos. Os beta-lactâmicos foram mais frequentemente incriminados. Após uma avaliação de alergia, a prevalência de alergia a fármacos muito menor é confirmada.[25]

Em um estudo prospectivo em Singapura, a alergia medicamentosa foi relatada em 366 pacientes de 90.910 pacientes internados (4,2 por 1.000 pacientes hospitalizados), com uma mortalidade de 0,09 por 1.000. O envolvimento cutâneo foi a apresentação clínica mais comum (95,7%), e manifestações sistêmicas ocorreram em 30%. Reações medicamentosas adversas cutâneas graves, como SSJ/NET, ocorreram em 5,2% dos pacientes. Os antibióticos e os fármacos antiepilépticos foram os indutores mais comuns (75%) entre aqueles com alergias a medicamentos.[26]

Em um estudo realizado pelos autores na América Latina, foram avaliados 564 pacientes com urticária e angioedema induzidos por fármacos, e 62% por medicamentos anti-inflamatórios não esteroides (AINEs).[27]

Um estudo na América Latina em 11 países descreve 868 RHF, com uma avaliação de alergistas. A urticária (45,2%) e o angioedema (46,5%) foram os quadros clínicos mais frequentes, e a anafilaxia esteve presente em 27% dos pacientes. Vinte e nove pacientes (3,3%) apresentaram reação cutânea adversa grave (RCAG). Os AINEs foram os desencadeadores mais frequentes (52,3%), com mais de 30% de reatores seletivos.[28]

REFERÊNCIAS BIBLIOGRÁFICAS

1. World Health Organization. International drug monitoring: the role of national centres. World Health Organ Tech Rep Ser 1972; 498: 1-25.

2. Rawlins M, Thompson W. Mechanisms of adverse drug reactions. In: Davies D, editor. Textbook of Adverse Drug Reactions. New York: Oxford University Press; 1991. p.18-45.2.
3. Davies DM, Ashton CH, Rao JG, Rawlins MD, Routledge PA, Savage RL, et al. Comprehensive clinical drug information service: first year's experience. Br Med J 1977;1:89–90.
4. Demoly P, Adkinson NF, Brockow K, Castells M, Chiriac AM, Greenberger PA, et al. International Consensus on Drug Allergy. Allergy 2014, 69:420–37.
5. Johansson SGO, O'B Hourihane J, Bousquet J, Bruijnzeel-Koomen C, Dreborg S, Haahtela T, et al. A revised nomenclature for allergy: an EAACI position statement from the EAACI nomenclature task force. Allergy 2001;56:813-24.
6. Johansson SG, Bieber T, Dahl R, Friedmann PS, Lanier BQ, Lockey RF, et al. Revised nomenclature for allergy for global use: report of the nomenclature review committee of the World Allergy Organization, October 2003. J Allergy Clin Immunol 2004; 113: 832-6.
7. Pichler W, Adkinson F, Jr., Feldweg A. Drug allergy: Classification and clinical features. http://www.uptodate.com/contents/drug-allergy-classification-and-clinical-features
8. Levine BB. Immunologic mechanisms of penicillin allergy: a haptenic model system for the study of allergic diseases of man. N Engl J Med 1966;275:1115-25.
9. Coombs PR, Gell PG. Classification of allergic reactions responsible for clinical hypersensitivity and disease. In: Gell RR, ed. Clinical Aspects of Immunology. Oxford: Oxford University Press, 1968. pp. 575-96.
10. Pichler WJ. Delayed drug hypersensitivity reactions. Ann Intern Med 2003;139:683-93.
11. Çelik G, Pichler W, Adkinson NF, Jr. Drug Allergy in Middleton`s Allergy: Principles and Practice, 8th edition. Philadelphia, PA, USA: Elsevier Saunders, 2014.
12. Zhu J, Bougie DW, Aster RH, Springer TA. Structural basis for quinine-dependent antibody binding to platelet integrin αIIbβ3. Blood 2015;126(18):2138-45.
13. Mayer B, Bartolmäs T, Yürek S, Salama A. Variability of findings in drug-induced immune haemolytic anaemia: experience over 20 years in a single centre. Transfus Med Hemother 2015;42(5):333-9.
14. Descamps V, Bouscarat F, Laglenne S, Aslangul E, Veber B, Descamps D, et al. Human herpesvirus 6 infection associated with anticonvulsant hypersensitivity syndrome and reactive haemophagocytic syndrome. Br J Dermatol 1997; 137: 605–8.1.
15. Hamaguchi Y, Fujimoto M, Enokido Y, Wayaku T, Kaji K, Echigo T, et al. Intractable genital ulcers from herpes simplex virus reactivation in drug-induced hypersensitivity syndrome caused by allopurinol. Int J Dermatol 2010; 49:700–4.
16. Descamps V, Mahe E, Houhou N, Abramowitz L, Rozenberg F, Ranger-Rogez S, et al. Drug-induced hypersensitivity syndrome associated with Epstein-Barr virus infection. Br J Dermatol 2003; 148: 1032–4.
17. Mitani N, Aihara M, Yamakawa Y, Yamada M, Itoh N, Mizuki N, et al. Drug-induced hypersensitivity syndrome due to cyanamide associated with multiple reactivation of human herpesviruses. J Med Virol 2005; 75: 430–4.
18. Aihara M, Sugita Y, Takahashi S, Nagatani T, Arata S, Takeuchi K, et al. Anticonvulsant hypersensitivity syndrome associated with reactivation of cytomegalovirus. Br J Dermatol 2001; 144: 1231–4.
19. Tsutsumi R, Adachi K, Yoshida Y, Yamamoto O. Drug-induced hypersensitivity syndrome in association with varicella. Acta Derm Venereol 2015;95(4):503-4.
20. Schnyder B, Brockow K. Pathogenesis of drug allergy-current concepts and recent insights. Clin Exp Allergy. 2015;45(9):1376-86.
21. Thong BY, Tan TC. Epidemiology and risk factors for drug allergy. Br J Clin Pharmacol 2011;71(5):684-700.
22. Lazarou J, Promeranz BH, Corey PN. Incidence of adverse drug reactions in hospitalized patients: a meta-analysis of prospective studies. JAMA 1998; 279: 1200-5.
23. Gruchalla, RS. Drug metabolism, danger signals, and drug-induced hypersensitivity. J Allergy Clin Immunol 2001;108:475–88.
24. Smyth RM, Gargon E, Kirkham J, Cresswell L, Golder S, Smyth R, et al. Adverse drug reactions in children – a systematic review. PLoS One 2012;7:e24061.
25. Gomes ER, Brockow K, Kuyucu S, Saretta F, Mori F, Blanca-Lopez N, et al. Drug hypersensitivity in children: report from the pediatric task force of the EAACI Drug Allergy Interest Group. Allergy 2016; 71(2): 149-61.
26. Thong BY; KP Leong; Tang CY; Chang HH. Drug allergy in general hospital: a novel prospective results of inpatient reporting system. Ann Allergy Asthma Immunol 2003; 90: 342-7.
27. Jares E, Sanchez Borges M, De Falco A, Sole D. Drug induced urticaria and angioedema in Latin America. EAACI Congress 7-11 June 2014. Copenhagen. Denmark.
28. Jares EJ, Sanchez-Borges M, Cardona-Villa R, Ensina LF, Arias-Cruz A, Gómez M, et al. Multinational experience with drug reactions in Latin America. Ann Allergy Asthma Immunol 2014;113:289-89.

capítulo 2

Fisiopatologia: conceito hapteno, pró-hapteno e PI; novos conceitos

• Mara Morelo Rocha Félix

INTRODUÇÃO

As reações adversas a medicamentos são definidas pela Organização Mundial da Saúde (OMS) como todos os efeitos nocivos, não intencionais e indesejáveis de uma medicação, que ocorrem em doses usadas para prevenção, diagnóstico e tratamento.[1] Elas podem ser classificadas em dois tipos: tipo A, que são as mais comuns e previsíveis pela ação farmacológica do medicamento; e tipo B, ditas imprevisíveis, pois não dependem da dose da medicação e sim de uma suscetibilidade individual que pode estar relacionada à genética e a mecanismos imunológicos.[1,2,3] As reações do tipo B englobam as reações idiossincrásicas e de hipersensibilidade alérgicas e não alérgicas.[3]

As reações alérgicas são geralmente classificadas de acordo com o sistema de classificação original de Gell & Coombs.[4] As reações do tipo I, ditas imediatas, são mediadas por anticorpos da classe IgE. As manifestações clínicas mais características desse tipo são urticária, angioedema, broncoespasmo e anafilaxia. As reações de hipersensibilidade do tipo II são mediadas por anticorpos IgG e IgM, e geralmente também por complemento. São as reações citotóxicas como, por exemplo, as citopenias imunes (anemia hemolítica, trombocitopenia) e algumas inflamações de órgãos. As reações do tipo III são mediadas por imunocomplexos, com a participação do sistema complemento. Exemplos desse mecanismo são as vasculites e a doença do soro. Por último, o mecanismo de hipersensibilidade do tipo IV é mediado por células. São as reações tardias, como a dermatite de contato e alguns exantemas.[5,6]

Posteriormente, Pichler reconheceu a complexidade dos mecanismos imunes envolvidos nas reações tardias e propôs uma subclassificação das reações do tipo IV de Gell & Coombs em quatro subtipos: IVa-IVd.[6]

O tipo IVa é definido por um padrão de citocinas T *helper* 1 (Th1). As células Th1 ativam macrófagos através da secreção de interferon gama (IFNγ), estimulam a produção de complemento e agem como coestimuladores das respostas da célula T CD8. O exemplo clínico é a resposta que ocorre ao teste com tuberculina.[6,7]

O tipo IVb é constituído por uma resposta imune do tipo Th2. As células Th2 secretam interleucinas 4, 5 e 13 (IL-4, IL-5 e IL-13) que promovem a produção de IgE e IgG4 e a ativação de mastócitos e eosinófilos. A correlação clínica é feita com o exantema maculopapular associado a drogas.[6,7]

O tipo IVc depende do funcionamento das células T como células efetoras. As células T citotóxicas podem provocar apoptose através do ligante Fas (FasL) ou de citolisinas (perforina /granzima B). Esse mecanismo parece ter um papel no exantema maculopapular e também nos exantemas bolhosos, como a síndrome de Stevens-Johnson (SSJ) e a necrólise epidérmica tóxica (NET).[6,7]

O tipo IVd é determinado por células produtoras de GM-CSF e IL-8 (fatores quimiotáticos de neutrófilos), que estimulam a inflamação neutrofílica como a que ocorre na pustulose exantemática generalizada aguda (PEGA).[6,7]

COMO AS MOLÉCULAS PEQUENAS ESTIMULAM O SISTEMA IMUNE?

As reações de hipersensibilidade a medicamentos (RHMs) decorrem de interações imunes com moléculas pequenas ou proteínas utilizadas como medicamentos.[8]

As proteínas geralmente funcionam como antígenos completos, ou imunógenos, e, portanto, são capazes de desencadear reações imunes.[9] Exemplos de antígenos completos são as drogas de alto peso molecular, como os soros heterólogos e as proteínas recombinantes (p. ex.: infliximabe e etanercept), estreptoquinase, L-aspariginase e insulina.[5] Entretanto, uma grande parte dos fármacos são moléculas pequenas e necessitam de outros mecanismos para gerar uma resposta imune.

As reações a moléculas pequenas podem ser alérgicas, farmacológicas e não alérgicas.[9] As reações alérgicas (imunes) são desencadeadas por meio de ligações covalentes de moléculas às proteínas ou peptídeos (conceitos hapteno e pró-hapteno).[9] As reações farmacológicas são baseadas em ligações não covalentes de fármacos ou metabólitos aos receptores imunes (conceito PI: *pharmacological interaction with immune receptor*).[9] Já as reações não alérgicas são caracterizadas pela interação direta da droga com as células inflamatórias (mastócitos, basófilos, eosinófilos e, às vezes, neutrófilos), levando à degranulação e liberação de mediadores, como os leucotrienos. Diferentemente do que ocorre nas reações imunes ou farmacológicas, o sistema imune adaptativo não está envolvido nas reações não alérgicas.[9] Esse tipo de reação é causado, por exemplo, pelos anti-inflamatórios não esteroidais (AINEs).

Neste capítulo, serão discutidos os mecanismos de hipersensibilidade a moléculas pequenas, alguns descritos há muito tempo, como os conceitos de hapteno e pró-hapteno, e outros mais recentes, como o conceito PI.

Conceito hapteno

As moléculas pequenas (< 1.000 Da) não são imunogênicas *per se*. O conceito de hapteno decorre do fato de que algumas moléculas são reativas e capazes de se ligar a proteínas ou peptídeos.[3] Estas ligações covalentes geram novos determinantes antigênicos que são os complexos hapteno-proteína. Assim, os complexos podem fornecer epítopos antigênicos para linfócitos B e imunoglobulinas. Além disso, o processamento desses complexos pode gerar antígenos (hapteno-peptídeo) capazes de estimular linfócitos T através do HLA (*human leukocyte antigen*) ou MHC (*major histocompatibility complex*).[9] Os complexos hapteno-peptídeo apresentados pelas moléculas MHC são reconhecidos como neoantígenos e geram uma resposta imune *de novo*, originando células T específicas para o hapteno.[7]

Um aspecto importante para indução da resposta imune pelo hapteno é a ativação do sistema imune inato. As células dendríticas podem ser ativadas pelos complexos hapteno-proteína ou por "sinais de perigo", que são efeitos tóxicos percebidos pelas células como "perigo". O próprio processo de "haptenização" leva à ativação das células dendríticas *in vitro*.[10] As células reagem a esses sinais liberando citocinas e aumentando as moléculas coestimulatórias.[3] Portanto, nesse mecanismo, tanto o sistema imune adaptativo quanto o inato são estimulados, resultando numa resposta baseada em células T e na produção de anticorpos específicos para o complexo hapteno-proteína.[9]

Os haptenos podem se ligar e modificar vários tipos de proteínas, como as proteínas extracelulares (p. ex.: albumina), de membrana (p. ex.: integrina), intracelulares (p. ex.: enzimas) e possivelmente o peptídeo na fenda do MHC.[7] Os haptenos tendem a se ligar a um aminoácido em particular. A penicilina, por exemplo, se liga covalentemente aos resíduos de lisina da albumina sérica.[7]

Os antibióticos beta-lactâmicos constituem um dos modelos de hapteno mais bem estudados. Uma vez dentro do organismo, o anel beta-lactâmico se abre e se liga a proteínas carreadoras, gerando novos determinantes antigênicos: o determinante principal (benzilpeniciloil) e os determinantes secundários, que incluem a própria penicilina e mais de dez metabólitos (benzilpeniciloato, benzilpeniloato, ácido benzilpeniciloico, dentre outros).[11] Esses determinantes podem ser utilizados para realização de testes cutâneos e/ou testes sorológicos (dosagem de IgE específica).[11]

Outro exemplo de RHM segundo o conceito de hapteno é a dermatite de contato. Os alérgenos de contato são antígenos incompletos que necessitam da ligação a proteínas para induzir sensibilização. Esse processo depende também da ativação das células dendríticas que sofrem maturação e migram para os linfonodos regionais, apresentando os neoantígenos para as células T CD8 através do MHC de classe I e T CD4 através do MHC de classe 2. Há geração de células T de memória, e numa reexposição ao mesmo antígeno essas células proliferam e desencadeiam a dermatite de contato em 24 a 72 h.[7,12]

Conceito pró-hapteno

Algumas drogas não são quimicamente reativas, porém ainda assim são capazes de desencadear uma resposta imune. O conceito de pró-hapteno estabelece que uma droga quimicamente inerte pode se tornar reativa por meio da metabolização.[3,7] O sulfametoxazol (SMX) é o protótipo desse tipo de mecanismo. O citocromo P-450 presente no fígado leva à formação de sulfametoxazol-hidroxilamina (SMX-NHOH), que é convertido em sulfametoxazol-nitroso por oxidação.[7] Este último composto é quimicamente reativo e pode se ligar a proteínas intracelulares, gerando neoantígenos, capazes de gerar uma resposta imune.[13]

Várias proteínas podem ser modificadas nesse processo, da mesma maneira que acontece com os haptenos, resultando em diferentes manifestações clínicas (por exemplo: exantema, hepatite, SSJ etc.). Por outro lado, a conversão de um pró-hapteno em hapteno pode ocorrer exclusivamente no fígado ou nos rins, causando hepatite ou nefrite intersticial isolada.[7]

Conceito PI

Uma terceira teoria de mecanismo de hipersensibilidade a medicamentos é o conceito PI, que é a interação farmacológica da droga com o receptor imune. Segundo esse conceito, proposto por Pichler et al., um fármaco quimicamente inerte e incapaz de se ligar covalentemente a uma proteína pode ativar certas células T por meio da interação com o receptor de célula T (TCR) ou o HLA.[7]

O conceito PI envolve três componentes: a droga, o TCR e o HLA, que pode estar presente na célula apresentadora de antígeno (APC) ou em qualquer célula que expresse o HLA. Dependendo da ligação preferencial ao TCR ou HLA, os mecanismos PI podem ser diferenciados em dois tipos principais: PI-TCR ou PI-HLA.[9]

Esse conceito já foi demonstrado para diversas drogas: SMX, lidocaína, lamotrigina, carbamazepina (CBZ), abacavir, dentre outras.[7] Entretanto, é importante ressaltar que o mesmo paciente pode reagir à droga e a seus metabólitos simultaneamente e por meio de mecanismos diferentes.[7] Isso já foi observado, por exemplo, com o SMX, que pode causar reações através do conceito tanto de pró-hapteno quanto PI.

De acordo com essa teoria, ocorre uma interação farmacológica entre o fármaco e o receptor imune, semelhantemente ao que acontece com os receptores não imunes. Quando o fármaco se liga aos receptores não imunes, a lesão é restrita à célula-alvo, gerando reações adversas do tipo A. Já na interação com os receptores do sistema imune, há estímulo às células T, que amplificam a resposta e envolvem outras células além da célula-alvo, desencadeando reações de hipersensibilidade com uma grande diversidade de manifestações clínicas.[9]

A ligação entre a droga e o receptor é do tipo não covalente, sendo rápida e reversível. Esse tipo de reação não requer o processamento de um novo complexo antigênico ou a metabolização do fármaco. Outra característica dessa reação é que o sistema imune inato não está envolvido. Existe um estímulo direto e exclusivo das células T, e, até o momento, estímulos das células B e NK não foram demonstrados.[9]

As células T estimuladas pelo conceito PI se originam de células T de memória ou efetoras com limiar mais baixo de ativação (células "*primed*").[7] Essa redução do limiar de ativação pode ser decorrente de infecções concomitantes (por exemplo: herpes ou vírus da imunodeficiência humana – HIV) ou de exacerbações de doenças autoimunes. As células T pré-ativadas estariam mais prontas para reagir nesse ambiente com altos níveis de citocinas e aumento da expressão de moléculas coestimulatórias.[7] Isso explica por que o sistema imune inato poderia não participar desse tipo de mecanismo.

A compreensão dos mecanismos envolvidos no conceito PI teve um grande avanço a partir dos trabalhos que demonstraram a associação entre certos alelos HLA e as reações de hipersensibilidade graves a medicamentos.[14,15] A hipersensibilidade ao abacavir, por exemplo, está associada à presença do HLA-B*57:01.[16] As farmacodermias bolhosas (SSJ/NET) causadas pela carbamazepina (CBZ) foram associadas ao HLA-B*15:02 em chineses da etnia Han e em outras populações asiáticas como os tailandeses, malaios e coreanos, mas não em europeus.[17] Em europeus, o alelo HLA-A*3101, cuja prevalência no Norte da Europa é de 2 a 5%, esteve associado às reações de hipersensibilidade induzidas pela CBZ.[18] Em japoneses, a presença do alelo HLA-A*3101 também parece ser um fator genético de risco para reações cutâneas graves induzidas pela CBZ.[19]

Dentro do conceito PI, existem alguns modelos que explicam como o medicamento poderia interagir com o HLA ou o TCR e como as células T estariam pré-ativadas por meio de uma coestimulação independente do sistema imune inato. A seguir, serão apresentados alguns desses modelos.

Modelo do peptídeo alterado do PI-HLA

A análise da estrutura cristalográfica da molécula HLA-B*5701 ligada ao abacavir demonstrou que a droga pode se ligar abaixo do peptídeo apresentado pelo HLA, longe do sítio de interação entre o TCR e o peptídeo.[20] Foi sugerido que o abacavir é internalizado, entra no retículo endoplasmático e ocupa a fenda do HLA-B*5701 por meio de ligações não covalentes, modificando a habilidade de ligação dos peptídeos ao HLA.[9] Novos peptídeos são ligados ao HLA e não são apresentados na ausência do abacavir.[9] Esses novos peptídeos são capazes de gerar uma reação autoimune, amplificando a resposta imunológica e causando reações graves de hipersensibilidade.

Modelo aloimune do PI-HLA

Existe outra possibilidade de interação entre a droga e o HLA. Estudos com clones de células T (TCC) reativos ao alopurinol/oxipurinol, à flucloxacilina e ao abacavir demonstraram que as células reagiram rapidamente, em menos de 5 minutos.[9] Desse modo, não haveria tempo para a internalização da droga. Foi proposto que a droga pode modificar toda a configuração do complexo peptídeo-HLA sem a alteração do peptídeo.[9] Haveria uma flexibilidade do complexo HLA-peptídeo que permitiria a ligação da droga na fenda do HLA a despeito da presença do peptídeo.[9] Esse novo complexo peptídeo-droga-HLA seria imunogênico de modo similar ao que é observado com um alo-HLA.

Modelo PI-TCR

O modelo PI-TCR está relacionado à interação direta do fármaco ao TCR. Alguns estudos com TCC reativos ao SMX, lidocaína e quinolona mostraram que a ativação da célula T foi dependente da estrutura TCR-droga.[9] A estimulação da célula T necessitou das moléculas HLA, mas mesmo com a troca dos peptídeos ligados ao HLA ou das próprias moléculas HLA houve reatividade.[9] Essas características foram demonstradas para a célula CD4, com restrição ao MHC classe II.[9]

Coestimulação: o segundo sinal no conceito PI

A resposta imune adaptativa desencadeada por proteínas ou complexos hapteno-proteína depende da coestimulação da resposta imune inata.[9] As células dendríticas, estimuladas pela ligação com receptores *toll-like* ou por sinais de "perigo", fornecem sinais para ativação das células T. Seria o segundo sinal para o início da resposta imune.[3]

Entretanto, os cofatores envolvidos na ativação das células T dentro dos modelos PI-HLA e PI-TCR são diferentes.[9] As drogas do conceito PI não se ligam covalentemente a proteínas e, portanto, são menos tóxicas.[3] Essas drogas não são pró-inflamatórias, e o sistema imune inato pode não estar envolvido.[3]

O modelo do PI-HLA relacionado ao abacavir não necessita de coestimulação, tendo em vista que o complexo peptídeo-droga-HLA pode funcionar como um alo-HLA e gerar uma resposta potente de estímulo à célula T.[9]

Por outro lado, os modelos do PI-TCR podem requerer cofatores. Existem duas possibilidades: (1) presença concomitante de um alelo HLA de risco e de clonotipo de célula T; e (2) ativação das células T por uma infecção concomitante ou doença autoimune, com liberação de citocinas e aumento da expressão de moléculas de adesão.[9] Como dito anteriormente, essas células T estariam pré-ativadas ("*primed*"), com um limiar mais baixo para reagir a um mínimo sinal, como a ligação do fármaco ao TCR.[3]

As respostas imunes aos vírus podem predispor à hipersensibilidade medicamentosa restrita ao HLA e não restrita ao HLA. Um exemplo clássico é a coestimulação pelo vírus Epstein-Barr (EBV) na indução do exantema observado com o uso das aminopenicilinas. Outro exemplo é a reativação dos herpesvírus 6 (HHV 6), HHV 7, EBV e citomegalovírus (CMV) que ocorre em pacientes com *Drug Reaction with Eosinophilia and Systemic Symptoms* (DRESS).[12] Por último, o vírus HIV é um reconhecido fator de risco para reações de hipersensibilidade medicamentosa e também pode funcionar como um cofator para o desencadeamento dessas reações.[3]

Portanto, dentro do conceito PI, outros fatores diferentes do sistema imune inato estariam envolvidos na coestimulação da resposta imune. De todo modo, é importante ressaltar que, mesmo sem a participação das células dendríticas, ocorrem reações de hipersensibilidade de extrema gravidade, muitas vezes semelhantes ao que acontece nas reações de enxerto *versus* hospedeiro.

A Tabela 2.1 resume as principais características e diferenças entre os vários conceitos de mecanismos de hipersensibilidade a medicamentos.

Tabela 2.1: Características dos mecanismos de hipersensibilidade a medicamentos

Conceito	Hapteno	Pró-hapteno	PI
Tipo de ligação	Covalente, não reversível	Covalente, não reversível	Não covalente, reversível
Metabolização do fármaco	Não	Sim	Não
Processamento antigênico	Sim	Sim	Não
Participação do sistema imune inato	Sim	Sim	Não
Participação do sistema imune adaptativo	Sim	Sim	Sim
Coestimulação	Células dendríticas	Células dendríticas	Doenças autoimunes Infecções virais

CONCLUSÕES

O conhecimento dos mecanismos envolvidos nas RHMs sofreu um enorme avanço nos últimos anos, especialmente a partir dos estudos relacionados à farmacogenética das reações graves. Antigos paradigmas foram desconstruídos, como a teoria de que todas as reações do tipo B são imprevisíveis. Atualmente, certos testes farmacogenéticos, como a identificação do alelo HLA-B*5701, podem ser capazes de identificar um indivíduo sob risco de uma reação de hipersensibilidade grave ao abacavir. Outro paradigma que foi modificado a partir do conceito PI é o fato de que a interação entre a droga e o receptor imune pode ser do tipo farmacológica, semelhantemente ao que acontece com receptores não imunes. Esse tipo de interação explica vários questionamentos em relação às RHMs, como a ausência de sensibilização prévia e a amplitude de algumas dessas reações. Entretanto, ainda são necessários novos estudos nessa área para maior elucidação dos mecanismos envolvidos nas RHMs. Com a melhor compreensão desses mecanismos, será possível estabelecer métodos diagnósticos mais sensíveis e específicos, tornar os prognósticos mais favoráveis e, talvez, prevenir algumas reações graves a medicamentos.

REFERÊNCIAS BIBLIOGRÁFICAS

1. Gomes ER, Demoly P. Epidemiology of hypersensitivity drug reactions. Curr Opin Allergy Clin Immunol 2005;5:309-16.
2. Phillips EJ, Mallal SA. Pharmacogenetics of drug hypersensitivity. Pharmacogenomics 2010; 11(7):973-87.
3. Pichler WJ, Adam J, Daubner B, Gentinetta T, Keller M, Yerly D. Drug hypersensitivity reactions: pathomechanism and clinical symptoms. Med Clin N Am 2010;94:645-64.
4. Coombs PR, Gell PG. Classification of allergic reactions responsible for clinical hypersensitivity and disease. In: Gell RR, ed. Clinical Aspects of Immunology. Oxford: Oxford University Press 1968. pp.575-96.
5. Ditto AM. Drug allergy. Part A: Introduction, epidemiology, classification of adverse reactions, immunochemical basis, risk factors, evaluation of patients with suspected drug allergy, patient management considerations. In: Grammar LC, Greenberger PA, eds. Patterson´s Allergic Diseases. 7th ed. Philadelphia, Lippincott Williams & Wilkins, 2009. pp.238-75.
6. Pichler WJ. Delayed drug hypersensitivity reactions. Ann Intern Med 2003;139:683-93.
7. Adam J, Pichler WJ, Yerly D. Delayed drug hypersensitivity: models of T-cell stimulation. Br J Clin Pharmacol 2011;71(5):701-7.

8. Demoly P, Adkinson NF, Brockow K, Castells M, Chiriac AM, Greenberger PA, et al. International Consensus on Drug Allergy. Allergy 2014;69(4):420-37.
9. Pichler WJ, Adam J, Watkins S, Wuillemin N, Yun J, Yerly D. Drug hypersensitivity: how drugs stimulate T cells via pharmacological interaction with immune receptors. Int Arch Allergy Immunol 2015;168:13-24.
10. Megherbi R, Kiorpelidou E, Foster B, Rowe C, Naisbitt DJ, Goldring CE, et al. Role of protein haptenation in triggering maturation events in the dendritic cell surrogate cell line THP-1. Toxicol Appl Pharmacol 2009;238:120-32.
11. Ariza A, Mayorga C, Fernandez TD, Barbero N, Martín-Serrano A, Pérez-Sala D, et al. Hypersensitivity reactions to β-lactams: relevance of hapten-protein conjugates. J Investig Allergol Clin Immunol 2015;25(1):12-25.
12. Cavani A, De Pitta O, Girolomoni G. New aspects of the molecular basis of contact allergy. Curr Opin Allergy Clin Immunol 2007;7:404-8.
13. Sanderson JP, Naisbitt DJ, Farrell J, Ashby CA, Tucker MJ, Rieder MJ, et al. Sulfamethoxazole and its metabolite nitrous sulfamethoxazole stimulate dendritic cell costimulatory signaling. J Immunol 2007;178(9):5533-42.
14. Wheatley LM, Plaut M, Schwaninger JM, Banerji A, Castells M, Finkelman FD, et al. Report from the National Institute of Allergy and Infections Diseases workshop on drug allergy. J Allergy Clin Immunol 2015;136:262-71.
15. Pavlos R, Mallal S, Ostrov D, Pompeu Y, Phillips E. Fever, rash, and systemic symptoms: understanding the role of virus and HLA in severe cutaneous drug allergy. J Allergy Clin Immunol Pract 2014;2:21-33.
16. Mallal S, Phillips P, Carosi G, Molina JM, Workman C, Tomazie J, et al. HLA-B*5701 screening for hypersensitivity to abacavir. N Engl J Med 2008;358:568-79.
17. Tangamornsuksan W, Chaiyakunapruk N, Somkrua R, Lohitnavy M, Tassaneeyakul W. Relationship between the HLA-B*1502 allele and carbamazepine-induced Stevens-Johnson syndrome and toxic epidermal necrolysis: A systematic review and meta-analysis. JAMA Dermatol 2013;149(9):1025-32.
18. McCormack M, Alfirevic A, Bourgeois S, Farrell JJ, Kasperavičiūtė D, Carrington M, et al. HLA-A*3101 and carbamazepine-induced hypersensitivity reactions in Europeans. N Engl J Med 2011;364(12):1134-43.
19. Ozeki T, Mushiroda T, Yowang A, Takahashi A, Kubo M, Shirakata Y, et al. Genome-wide association study identifies HLA-A*3101 allele as a genetic risk factor for carbamazepine-induced cutaneous adverse drug reactions in Japanese population. Hum Mol Genet 2011;20(5):1034-41.
20. Ostrov DA, Grant BJ, Pompeu YA, Sidney J, Harndahl M, Southwood S, et al. Drug hypersensitivity caused by alteration of the MHC-presented self-peptide repertoire. Proc Natl Acad Sci USA 2012;109:9959-64.

capítulo 3

Genética nas reações de hipersensibilidade a drogas

- Ullissis Pádua de Menezes
- Daniel Loiola Cordeiro

INTRODUÇÃO

As reações adversas a drogas (RAD) constituem um importante problema de saúde pública, com significativas morbidade e mortalidade.[1] As reações classificadas do tipo B geralmente estão associadas a um mecanismo imunológico, são imprevisíveis, podem ser direcionadas pela genética do indivíduo e acometem diversos órgãos, principalmente a pele.[2] Por serem menos comuns e historicamente imprevisíveis ou inevitáveis, as reações do tipo B têm sido frequentemente apontadas como causa de desistência no desenvolvimento de medicamentos tanto na fase de pré quanto no pós-marketing. Durante a última década temos presenciado avanços significativos no conhecimento da imunopatogênese e da farmacodinâmica das RAD, especialmente as graves imunomediadas. Mais recentemente tem sido demonstrado que reações mediadas por células T como a síndrome de Stevens-Johnson (SSJ), a necrólise epidérmica tóxica (NET), a lesão hepática induzida por drogas (LHID), a reação à droga com eosinofilia e sintomas sistêmicos (DRESS) e outras síndromes de hipersensibilidade ocorrem mediante interação com vários alelos do antígeno leucocitário humano (HLA), tanto complexo de histocompatibilidade principal (MHC) de classe I quanto classe II. Neste capítulo, abordaremos as relações entre as síndromes de hipersensibilidade às drogas específicas mais comuns e suas associações com os respectivos alelos HLA, bem como sua imunopatogênese e farmacogenética. A identificação de fatores genéticos que predispõem um indivíduo a hipersensibilidade às drogas tem, até agora, demonstrado apenas alguns genes e marcadores que possuem especificidade/sensibilidade e valores preditivos suficientes para serem clinicamente úteis na prática clínica. Um estudo bem-sucedido sobre associação entre gene e doença é altamente dependente de fenótipos bem caracterizados, de conhecimento prévio sobre a genética da população em estudo e da qualidade dos marcadores utilizados.

ASPECTOS GENÉTICOS DA HIPERSENSIBILIDADE A DROGAS

Estudos do genoma humano permitiram avanços no conhecimento dos aspectos genéticos das reações de hipersensibilidade a drogas, ajudando a compreender a diversidade fenotípica em indivíduos suscetíveis em diferentes populações.[3]

Alelos HLA do MHC no braço curto do cromossomo nº 6 têm recebido atenção especial por ser uma região do genoma com elevado polimorfismo e associação com doenças autoimunes e infecciosas. As RAD têm sido associadas a diferentes alelos do HLA.[4] (Figura 3.1)

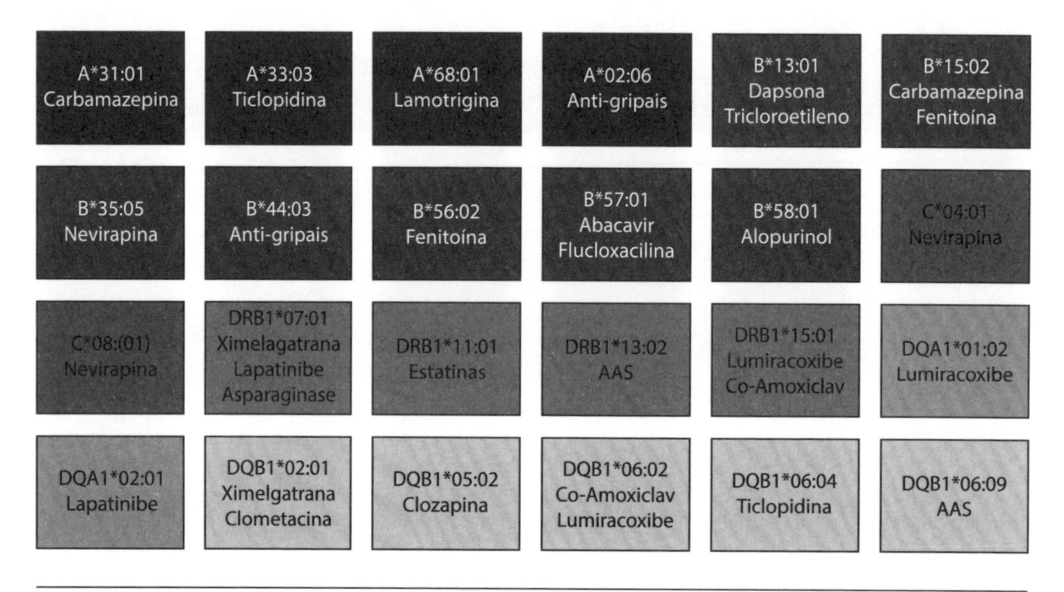

Figura 3.1: Associações: Reações por diferentes fármacos a diversos alelos HLA. O padrão de interação fármaco-HLA e o dano tecidual variam, e não há uma regra para predizer a suscetibilidade. (Adaptado de Pirmohamed et al.[4])

Diferentes associações sinalizam para uma complexidade da resposta imune e permitem um maior entendimento da patogênese das reações de hipersensibilidade a fármacos. A pele e o fígado são os órgãos mais acometidos. Não está claro se alelos HLA podem determinar qual órgão será acometido, mas é provável que tenham um papel associado com outros fatores, como variantes genéticas, expressão de receptores em órgãos e clonótipos de linfócitos T. Essas associações podem variar em diferentes populações, como SSJ e NET induzidas pela carbamazepina associada ao HLA-B*15:02 com maior prevalência na população chinesa e rara na população do Norte europeu.[5] O mesmo alelo HLA pode estar associado a reações a diversos fármacos de diferentes estruturas químicas e em diferentes órgãos, por exemplo, HLA-B*57:01 associado a hipersensibilidade ao abacavir,[6] e hepatotoxicidade à flucoxacilina; ou mesmo tipo de lesão em órgão específico com diferentes fármacos, por exemplo HLA-DRB1*15:01 associado a lesão hepática com lumiracoxibe e amoxicilina-clavulanato.

Novos estudos são necessários para confirmar se determinados alelos HLA predispõem a certas formas de lesões em órgãos específicos, uma vez que certos alelos HLA podem ter maior expressão em determinados órgãos. Recentes estudos do genoma, com fenotipagem adequada em pacientes com história de reação do tipo IgE mediada à penicilina, mostraram associação com região HLA-DRA.[7] O polimorfismo genético nas vias metabólicas de fármacos pode aumentar o risco de reações idiossincráticas, como o alelo variante CYP2C9*3, que reduz atividade CYP2C9, diminuindo assim o clearance metabólico da fenitoína, com elevação da sua concentração plasmática e riscos de reações cutâneas dose-dependentes.

A hipersensibilidade ao abacavir ocorre em aproximadamente 5-7% dos pacientes, sendo mediada por LT CD8 e associada ao alelo HLA-B*57:01, tendo sido descrita em indivíduos da Austrália e da América do Norte. A prescrição do teste genético para HLA-B*57:01 prévia à utilização da droga reduziu a frequência de reações de hipersensibilidade ao abacavir na Austrália, Reino Unido e França.[8] A SSJ induzida pela carbamazepina está fortemente associada com HLA-B*15:02 na população chinesa e de outros países asiáticos,[9] e a utilidade desse teste genético em estudo prospectivo foi demonstrada em Taiwan. O HLA-A*31:01 mostrou ser fator predisponente de reações adversas como erupção maculopapular (EMP), DRESS e SSJ/NET em brancos e japoneses. A cooperação entre diferentes tipos de linfócitos T (CD4 ou CD8) em pacientes com hipersensibilidade à carbamazepina associados ao HLA-A*31:01 e HLA-DRB1*04:04 exerce um importante papel nas manifestações clínicas observadas nesses indivíduos. Sinais coestimulatórios teciduais podem influenciar a formação e a natureza dos haptenos de fármacos, assim como sua seletividade para determinados órgãos, como amoxicilina-clavulanato e flucoxacilina no fígado e piperacilina na pele.[10]

PATOGÊNESE DAS RAD NO CONTEXTO GENÉTICO

Diferentes mecanismos: (genéticos, celulares e químicos) estão envolvidos na patogênese das reações de hipersensibilidade, podendo ser complementares, ocorrer ao mesmo tempo, com o mesmo fármaco, no mesmo indivíduo, e ser expressos com ampla heterogeneidade da resposta imune em diferentes pacientes. As drogas podem atuar de diversas maneiras, como hapteno, pro-hapteno, antígeno, agente estimulador, imunógeno e sensitógeno.

A patogênese das reações de hipersensibilidade às drogas é complexa, e diferentes mecanismos têm sido propostos. No modelo hapteno/pro-hapteno, a droga causadora ou um metabólito reativo de uma droga se liga covalentemente a uma proteína endógena, que então passa por um processamento intracelular para gerar uma grande quantidade de peptídeos modificados. Quando apresentados no contexto do MHC, esses peptídeos modificados seriam reconhecidos como "estranhos" pelas células T e desencadeariam uma resposta imune que poderia também incluir uma resposta mediada por células B. Já no modelo de interação farmacológica (conceito pi), o fármaco interage diretamente com receptores imunes nas células T ou na proteína MHC na APC, ativando células T. Por último, no modelo do repertório de peptídeos alterados, a droga causadora ocupa uma posição no sítio de ligação do peptídeo na molécula MHC. O conhecimento científico da farmacogenômica e evidências baseadas nos testes genéticos tornaram possível identificar fatores de predisposição para reações adversas graves às drogas.

As moléculas HLA codificadas no MHC possuem papel importante na patogênese da hipersensibilidade a drogas por serem elementos primários na estimulação de células T. O MHC localiza-se na banda 6p21.3 do braço curto do cromossomo 6 e consiste nas seguintes classes: I (HLA-A, HLA-B e HLA-C); II (HLA-DR, HLA-DP e HLA-DQ) e genes de classe III. Moléculas de classe I apresentam peptídeos para células T CD8 e as de classe II, às células T CD4. O MHC é extremamente polimórfico, e várias reações às drogas associam-se a alelos específicos do HLA. Como exemplo, podemos citar a SSJ causada pela carbamazepina e associada ao alelo HLA-B*15:02, levando à produção de citocinas e quimiocinas, bem como à formação de proteínas citotóxicas como a granulolisina, que contribui para a apoptose do queratinócito (Figura 3.2).

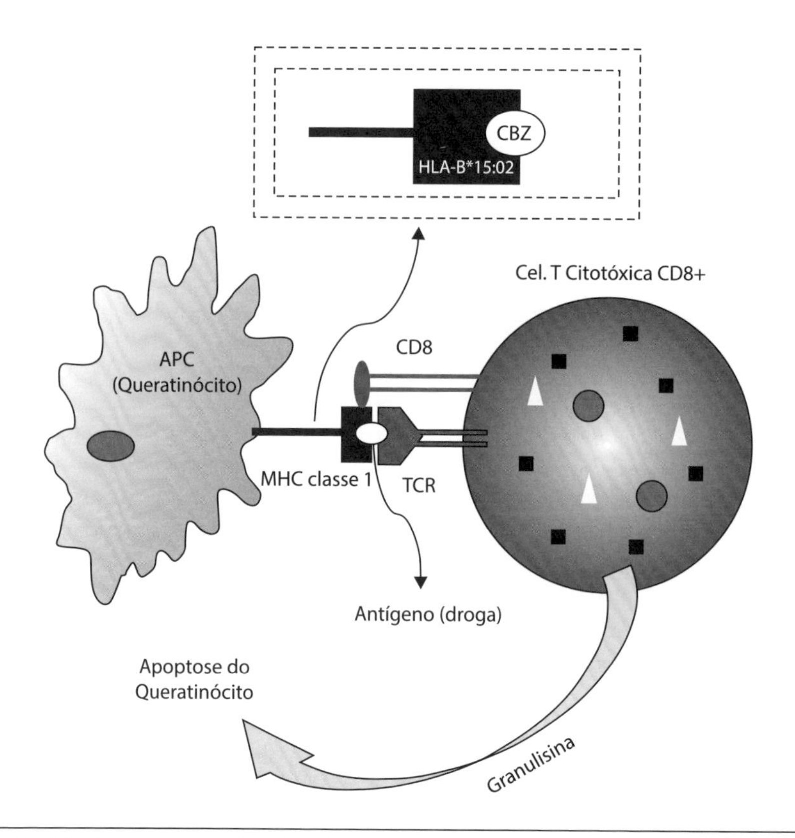

Figura 3.2: Modelo de apoptose induzida pela carbamazepina (CBZ) na SSJ: Interação com HLA-B*15:02. (Adaptado de Chung et al. 2010[21]).

Determinados fenótipos das RAD imunomediadas têm sido associados em indivíduos carreadores de alelos específicos do HLA. Existe uma ampla variedade no tempo de início de muitas reações. A síndrome de hipersensibilidade ao abacavir tem sido demonstrada ocorrer desde 1 dia até 3 semanas após o início da utilização desse fármaco. Diferentemente, as reações à carbamazepina apresentam-se com ampla variação de tempo, sendo o início dos sintomas mais tardiamente 2 a 8 semanas após o início de tratamento. Em muitos casos, têm sido descritas reativações mesmo anos após a exposição ao fármaco ou a sua retirada. É o caso da resposta tardia mediada por célula T, que tem sido observada em pacientes com história de SSJ e NET associadas à carbamazepina anos após a reação clínica inicial.

O conceito de imunidade heteróloga pode ser representado pelas reações de hipersensibilidade mediada por célula T (CT). Uma substancial proporção das respostas CT de reatividade cruzada origina-se da ativação de CT de memória patógeno-específico sensibilizadas, que muito precocemente reconhecem neoantígenos criados por exposição a fármacos. O herpesvírus humano constitui uma fonte persistente de antígenos para a geração de reação cruzada CT persistente. O complexo peptídeo-MHC é reconhecido por receptores de CT que foram inicialmente direcionados contra peptídeos virais através de semelhança molecular ou por uma estratégia alternativa de ligação, podendo desencadear a ativação de CT de memória e resultar na expressão clínica da reação de hipersensibilidade ao fármaco. No modelo da imunidade heteróloga, dois aspectos importantes são considerados na patogênese das RAD mediadas por células T, no contexto restrito ao HLA. O encontro inicial com antígeno do patógeno para gerar a resposta primária das CT, e a apresentação do peptídeo endógeno no contexto da exposição ao fármaco. As reações adversas imunomediadas por fármacos, como a síndrome de hipersensibilidade ao abacavir, ou a SSJ e NET induzidas pela carbamazepina, exemplificam esse tipo de reação restrita ao HLA. Importante ressaltar que esse modelo de imunidade heteróloga contribui na patogênese com os modelos já descritos anteriormente.

MODELOS ESPECÍFICOS DE FÁRMACOS: ASSOCIAÇÃO HLA

Recentes avanços em genética permitiram identificar vários alelos HLA associados a diversas reações específicas a determinados fármacos, citados a seguir.

Alopurinol

É um inibidor da xantina oxidase utilizado para tratar hiperuricemia e está associado a reações adversas imunomediadas em aproximadamente 2% dos pacientes em tratamento. Estudos já evidenciaram que o genótipo HLA-B*58:01 está associado a SSJ, NET e DRESS em chineses, com valor preditivo negativo (VPN) de 100% e valor preditivo positivo (VPP) em 3%.[11] Linfócitos T são ativados e proliferam rapidamente após exposição ao alopurinol e seu metabólito oxipurinol. Isso ocorre em segundos após exposição e não é dependente de processamento ou apresentação do antígeno por APC. A maioria das reações mediadas por CT e induzidas por oxipurinol mostrou ser restrita ao HLA-B* 58:01, porém a resposta das CT pode ocorrer no contexto de múltiplas classes de alelos HLA. O baixo VPP do carreador HLA -B*58:01 como preditor de reações imunomediadas ao alopurinol sugere que provavelmente outros fatores possam contribuir na patogênese. A presença de doença renal associada a níveis séricos elevados de oxipurinol e granulisinas tem sido correlacionada com a gravidade e a mortalidade em pacientes com SSJ, NET e DRESS, demonstrando dose-dependência dessas respostas. As diretrizes do *American College of Rheumatology* para o manejo da gota preconizam o screening HLA-B*58:01 em subpopulações em que a frequência desse alelo é elevada.

Abacavir

É um análogo da guanosina que inibe enzima transcriptase reversa, usado em terapias combinadas no tratamento de infecções por HIV1. Reações de hipersensibilidade ocorrem em 5-8% dos pacientes nas primeiras 6 semanas de uso do fármaco, que podem apresentar manifestações como febre, mal-estar, sintomas gastrintestinais e respiratórios. O HLA-B*57:01 tem sido encontrado em 78% de pacientes com hipersensibilidade ao abacavir, porém 2% dos tolerantes são carreadores desse HLA. Um estudo australiano de coorte com indivíduos HIV+ não demonstrou nenhum caso de hipersensibilidade ao abacavir entre 148 indivíduos não carreadores do HLA-B*57:01, sugerindo a implementação do *screening* farmacogenético na rotina clínica. Investigações confirmaram as bases imunológicas dessas reações, e a realização do teste de contato (*patch-test*) confirmou a síndrome de hipersensibilidade ao abacavir apenas quando associado ao HLA-B*57:01. O estudo PREDICT-1 (*Prospective Randomized Evaluation of DNA Screening in a Clinical Trial*) e o estudo SHAPE (*Study of Hypersensitivity to Abacavir and Pharmacogenetic Evaluation Study TeamTrial*) mostraram que um *screening* farmacogenético para identificação do HLA B*57:01 em indivíduos com indicação de uso do abacavir pode diminuir a incidência de sindrome de hipersensibilidade com 100% VPN e 55% VPP.[6,12,13] (Tabela 3.1)

Tabela 3.1: Reações de hipersensibilidade às drogas HLA-associadas. (Adaptado de White et al.[13])

Hipersensibilidade severa às drogas: associações com HLA			
Síndrome e droga	Alelos	População	Recomendação para teste genético (FDA)
NET/SSJ			
Alopurinol	B*58:01	Chineses Han, tailandeses, europeus, italianos, coreanos, portugueses	Não
Carbamazepina	B*15:02	Chineses Han, tailandeses, malaios, indianos	Recomendado
	B*15:11	Coreanos, japoneses	Não
	HLA-B*15:18, B*59:01, HLA-C*07:04	Japoneses	Não
	A*31:01	Japoneses, norte-europeus, coreanos	Avisar sobre possível associação (sem recomendação)
Oxicarbazepina	B*15:02	Chineses Han	Não
Nevirapina	C*04:01	Malauiano	Não
Fenitoína	B*15:02, HLA-B*13:01, Cw*08:01, DRB1*16:02	Chineses Han	Avisar sobre possível associação com HLA-B*15:02 (sem recomendação)
Fenobarbital	B*51:01	Japoneses	Não
Metazolamida	B*59	Japoneses	Não
	B*59:01, alelos Cw*01:02 e haplotipo B*59:01-Cw*01:02-A*24:02	Coreanos e japoneses	Não
Zonisamida	A*02:07	Japoneses	Não
HSS/DIHS/DRESS			
Abacavir	B*57:01	Europeus, africanos	Recomendado antes da prescrição
Alopurinol	B*58:01 (ou haplotipo B*58)	Chineses Han, coreanos, japoneses, tailandeses, europeus	Não
Nevirapina	DRB1*01:01(%CD4>25), DRB1*01:02, B*58:01	Australianos, europeus, sul-africanos	Não
Nevirapina (DIHS/DRESS)	Cw*8 ou haplotipo CW*8-B*14	Italianos, japoneses	Não
	Cw*4	Chineses Han	Não
	B*35:05	Asiáticos	Não
	B*35:01	Australianos	Avisar

Continua

Continuação

Hipersensibilidade Severa às Drogas: Associações com HLA			
Síndrome e Droga	Alelos	População	Recomendação para teste genético (FDA)
HSS/DIHS/DRESS			
Carbazepina	8.1 AH (HLA A*01:01: Cw*07:01 : B*08:01 : DRB1*03:01 : DQA1*05:01 : DQB1*02:01)	Caucasianos	Não
	A*31:01	Norte-europeus, japoneses, coreanos	Avisar sobre possível associação
Dapsona	HLA-B*13:01	Chineses Han tratados para hanseníase	Não
Doença Hepática Induzida por Drogas			
Amoxicilina/Clavulanato	DRB1*15:01; DRB1*07 protetor; HLA-A*02:01 e HLA-DQB1*0602 e rs3135388, um SNP do HLA-DRB1*1501-DQB1*0602	Europeus	Não
	B*1801, DRB1*0301-DQB1*0201	Espanhóis	Não
Ximelagatrana	DRB1(*)07 e DQA1(*)02	Suecos, europeus	N/A
Flucloxacilina	B*5701, HLA-DRB1*01:07-DQB1*01:03	Europeus	N/A

Nevirapina (NVP)

É um inibidor potente da transcriptase reversa, usado no tratamento de infecção pelo HIV1, sendo frequente causa de reação de hipersensibilidade (febre, hepatites, rashes cutâneos). A predisposição genética à hipersensibilidade a NVP tem sido relatada em alelos HLA classes I e II em diferentes populações. O HLA-B*35:05 foi identificado em 17,5% dos pacientes com *rash* após uso de NVP, comparado com apenas 1,1% observado em indivíduos tolerantes. Em estudos de variabilidade genética em enzimas metabólicas CYP2B6 G516T, alguns SNP (polimorfismo de nucleotídeo único) encontrados em pacientes tratados com NVP foram associados a SJS e NET.

Carbamazepina

É um anticonvulsivante aminoaromático usado no tratamento da epilepsia, de desordens bipolares e da neuralgia do trigêmeo. As reações de hipersensibilidade mais frequentes são: SSJ, NET, EMP e DRESS. Um estudo demonstrou a associação entre SSJ e NET e carreadores de alelos HLA-B*15:02 na população chinesa, em malaios e indianos.[14] Outros carreadores podem estar associados a hipersensibilidade à carbamazepina, como HLA-B*15:21, HLA-B*15:11 e HLA-B*15:08. O FDA (*Food and Drug Administration*, dos Estados Unidos) recomenda o *screening* genético para identificação do alelo HLA-B*15:02 em descendentes asiáticos antes de iniciarem terapia com carbamazepina. Estudos demonstraram baixo custo do *screening* para HLA-B*15:02 em relação aos custos do tratamento da SSJ induzida pela carbamazepina na população tailandesa, o que também justificaria a sua utilização.

AVALIAÇÃO DOS RISCOS DE RAD NA PRÁTICA CLÍNICA

A identificação de pacientes de riscos para RAD por meio de um screening farmacogenético constitui uma medida relevante no contexto da prática clínica devido à morbidade, à mortalidade e aos custos associados a essas reações. Após os estudos PREDICT1 e SHAPE, o FDA e outras instituições advertem contra o uso do abacavir em pacientes sabidamente carreadores do alelo HLA-B* 57:01 e indicam a genotipagem para qualquer paciente em que se considerar a terapia com abacavir e a sua exclusão nos casos positivos.[15] O FDA recomenda também *screening* para identificar os carreadores do HLA-B*15:02 em pacientes de ancestrais asiáticos antes de iniciarem o uso da carbamazepina e evitar em carreadores positivos.[16,17,18] (Tabela 3.2)

Tabela 3.2: *Screening* do FDA (Adaptado de Karlin, 2014[17])

Droga	Reação	Alelos HLA-associados	VPP	VPN	NNT	Populações
Abacavir	SH	B*57:01	55%	100%	13	Europeus, africanos
Carbamazepina	SSJ/NET	B*15:02	3%	100% em Chineses Han	1.000	chineses Han, tailandeses, malaios, indianos, coreanos, japoneses
		B*15:11				Japoneses, coreanos
		B*15:18, B*59:01, C*07:04				Japoneses
		A*31:01				Japoneses, norte-europeus, coreanos
	DRESS	8.1 AH (HLA A*01:01, Cw*07:01, B*08:01, DRB1*03:01, DQA1*05:01, DQB1*02:01)				Caucasianos
		A*31:01	0,89%	99,98%	3.334	Europeus
		A*31:01	0,59%	99,97%	5.000	Chineses
		A*31:01				Norte-europeus, japoneses, coreanos
		A*11 e B*51 (fraco)				Japoneses
	EMP	A*31:01	34,9%	96,7%	91	
Alopurinol	SSJ/NET, DRESS	B*58:01 (ou haplotipo B*58)	3%	100% em Chineses Han	250	Chineses Han, tailandeses, europeus, italianos, coreanos
Oxcarbazepina	SSJ/NET	B*15:02 e B*15:18				Chineses Han, taiwaneses

Continua

Continuação

Droga	Reação	Alelos HLA-associados	VPP	VPN	NNT	Populações
Lamotrigina	SSJ/NET	B*15:02 (positivo) B*15:02 (sem associação)				Chineses Han
Fenitoína	SSJ/NET	B*15:02 (fraco), Cw*08:01 e DRB1*16:02, CYP2C9*3				Chineses Han
	DRESS/ EMP	B*13:01(fraco), B*51:01 (fraco), CYP2C9*3				Chineses Han
Nevirapina	SSJ/NET	C*04:01				Malauianos
	DRESS	DRB1*01:01 e DRB1*01:02 (hepatite e baixo CD4+)	18%	96%		Australianos, europeus e sul-africanos
		Cw*8 ou haplotipo Cw*8-B*14				Italianos, japoneses
		Cw*4				Negros, asiáticos, caucasianos e chineses Han
		B*35, B*35:01, B*35:05	16%	97%		Asiáticos
	Rash tardio	DRB1*01				Franceses
		Cw*04				Africanos, asiáticos, europeus, tailandeses
		B*35:05, posição rs1576*G CCHCR1				Tailandeses
Dapsona	SH	B*13:01	7,8%	99,8%	84	
Efavirenz	*Rash* tardio	DRB1*01				Franceses
Sulfametoxazol	SSJ/NET	B*38				Europeus
Amoxicilina-Clavulanato	LHID	DRB1*15:01, DRB107 (protetor), A*01:01, DQB1*06:02, rs3135388, um SNP do DRB1*15:01-DQB1*06:02				Europeus

Continua

Continuação

Droga	Reação	Alelos HLA-associados	VPP	VPN	NNT	Populações
Lumiracoxibe	LHID	Haplotipo DRB1*15:01-DQB1*06:02-DRB5*01:01-DQA1*01:02				Internacional, multicêntrico
Ximelagatrana	LHID	DRB1*07, DQA1*02				Suecos
Diclofenaco	LHID	HLA-B11, C24T, UGT2B7*2, IL-4 C-590-A				Europeus
Flucloxacilina	LHID	B*57:01, DRB1*01:07-DQB1*01:03	0,12%	99,99%	13.819	Europeus
Lapatinibe	LHID	DRB1*07:01-DQA2*02:01-DQA1*02:01				Internacional, multicêntrico

SH: síndrome de hipersensibilidade; EMP: exantema maculopapular; LHID: lesão hepática induzida por droga; VPP: valor preditivo positivo; VPN: valor preditivo negativo; NNT: número necessário testar para prevenir 1 caso de RAD.

Beta-lactâmicos são os grupos de fármacos mais importantes que induzem reações de hipersensibilidade pelo mecanismo IgE-mediado. Estudos genéticos nas reações imediatas aos beta-lactâmicos têm procurado genes candidatos, analisando principalmente receptor IgE, IL-4 e IL-13 pelos importantes papéis regulatórios na alergia e atopia. No caso do receptor IgE, o E237G (variante do gene FCεRIβ), tem sido relacionado ao desenvolvimento de alergia à penicilina. Também, uma variante genética na STAT6 (fator de transcrição para sinalização IL-4) tem sido descrita na alergia à penicilina.

A respeito das citocinas, diferentes associações têm sido encontradas para polimorfismos de nucleotídeo único (SNP) em IL-4 e IL-13 em populações asiática e europeia. O alelo Q576 na cadeia α do receptor de IL-4 foi relacionado ao aumento do nível sérico de anticorpos IgE específicos para os determinantes benzilpeniciloil, fenoximetilpenicilanil ou ampicilanil em chineses com alergia à penicilina. Em recente investigação, a combinação do alelo menor de polimorfismo IL-13 com predomínio de genótipo homozigoto de 3 SNP em IL-4RA foi mais associada ao risco de alergia aos beta-lactâmicos, com níveis de IgE sérica total maior do que qualquer polimorfismo isolado.

O potencial dos transcriptômicos em desvendar os mecanismos básicos relacionados a atopia e alergia foi abordado em pesquisas que utilizaram a análise RT-PCR na monitorização da fase aguda das reações de hipersensibilidade às drogas, descrevendo o padrão de citocinas e a expressão do fator de transcrição, dependendo do mecanismo envolvido.

Nas reações IgE mediadas, uma suprarregulação de IL-4 e GATA-3 foi observada concomitantemente a uma sub-regulação de IFN-γ, revelando uma resposta TH2. Por outro lado, em reações mediadas por células T um aumento de IFN-γ e IL-12 foi encontrado concomitantemente a uma diminuição de IL-4 e GATA-3, indicando um padrão TH1. Outros estudos têm investigado a expressão gênica na pele, o órgão mais acometido nas RAD, e revelaram que células T presentes no infiltrado celular são ativadas e expressam os receptores originais CLA, assim como marcadores citotóxicos como perforinas e granzima-B, que se correlacionam a reações graves. Com relação a SSJ e NET, a apoptose maciça de queratinóticos é induzida por linfócitos CD8 citotóxicos. Essas reações graves podem ser mais bem estudadas por meio de microensaios de expressão gênica. Embora SSJ e NET pertençam ao mesmo espectro de reação, elas representam diferentes níveis de gravidade, e algumas diferenças podem ser esperadas no ponto de vista de transcriptomas e genomas.[19] Uma importante revisão sistemática de preditores genéticos das reações alérgicas IgE-mediadas e não alérgicas à drogas selecionou 42 estudos, 19 dos quais identificaram determinantes genéticos das reações imediatas aos beta-lactâmicos, 12 em reações não alérgicas à aspirina e outros anti-inflamatórios não esteroidais e 8 em reações imediatas aos biológicos 3.[20] Nas reações imediatas aos beta-lactâmicos foram identificados os seguintes preditores genéticos: HLA-DRA, ILR4, NOD2, LGALS3 (genes HLA tipo 2, ligados à produção de IgE, atopia e inflamação), todos validados por replicação. Nas reações não alérgicas aos anti-inflamatórios não esteroidais foram identificados: FCER1A, MS4A2, FCER1G (genes da 4ª família transmembrana); HNMT (gene da via produção de histamina); TGFB1, TNF, IL-18 (gene de produção de citocinas inflamatórias); ALOX5, LTC4S, TBXA2R, PTGER4 (genes da via do metabolismo do ácido araquidônico). Nas reações não alérgicas aos AINEs e à aspirina: HLA-DRB1, HLA-B44, e HLA-Cw5, e relacionados à via do metabolismo do ácido araquidônico ALOX5, ALOX5AP, ALOX15, TBXAS1, PTGDR, CYSLTR1. Preditores das reações alérgicas aos biológicos infliximabe e EGFR: HLA-A; e via produção de citocinas inflamatórias: FASLG, TNFRSFIB. Apesar da relevância do papel de preditores genéticos nas reações de hipersensibilidade às drogas demonstrado nessa revisão sistemática, limitações estão presentes, pois a maioria dos estudos utilizou o desenho de apenas 1 gene candidato e poucos foram validados por replicação.

CONCLUSÕES

Determinadas RAD são fortemente associadas com variações em genes HLA, como a associação de carreadores do alelo HLA-B*57:01 e síndrome de hipersensibilidade ao abacavir, alelos HLA-B*15:02 e SSJ e NET induzidas pela carbamazepina, e alelos HLA-B*58:01 e SSJ e NET induzidas pelo alopurinol. Muitas dessas associações são caracterizadas por elevados valores preditivos negativos (aproximadamente 100%), permitindo realizar *screenings* para os alelos de risco e excluir as drogas suspeitas em determinadas populações suscetíveis na prática clínica.

A descoberta de potenciais genes implicados nas reações adversas graves às drogas ajudará nas medidas preventivas e na sua utilização segura.

Vários fatores relacionados ao paciente e aos fármacos, ainda não conhecidos, possuem efeitos na frequência e na gravidade das hipersensibilidades às drogas. A complexa interação entre a variabilidade genética e a exposição ambiental reflete a necessidade de se realizar estudos colaborativos amplos e multicêntricos em consideração às variações da frequência de alelos em todo o mundo, interações gene-gene e situações diferentes de exposições ambientais.

A compreensão dos mecanismos patológicos e a predisposição genética permitirão num futuro próximo desenvolvermos melhores estratégias de prevenção, manejo clínico e métodos terapêuticos.

REFERÊNCIAS BIBLIOGRÁFICAS

1. Pirmohamed M, James S, Meakin S, Green C, Scott AK, Walley TJ, et al. Adverse drug reactions as cause of admission to hospital: prospective analysis of 18820 patients. BMJ 2004;329:15-19.
2. Uetrecht J, Naisbitt DJ. Idiosyncratic adverse drug reactions: current concepts. Pharmacol Rev 2013;65:779-808.

3. Pirmohamed M. Personalized pharmacogenomics: predicting efficacy and adverse drug reactions. Annu Rev Genomics Hum Genet 2014;15:349-70.
4. Pirmohamed M, Ostrov DA, Park K. New genetic findings lead the way to a better understanding of fundamental mechanisms of drug hypersensitivity. J Allergy Clin Immunol 2015;136:236-44.
5. Yip VL, Marson AG, Jorgensen AL, Pirmohamed M, Alfirevic A. HLA genotype and carbamazepine-induced cutaneous adverse drug reactions: a systematic review. Clin Pharmacol Ther 2012;92:757-65.
6. Mallal S, Phillips E, Carosi G, Molina JM, Workman C, Tomazic J, et al. HLA B*5701 screening for hypersensibilidade to abacavir. N Eng J Med 2008;358:568-79.
7. Gueant JL, Romano A, Cornejo-Garcia JA, Oussalah A, Chery C, Blanca-López N, et al. HLA-DRA variants predict penicillin allergy in genome-wide fine-mapping genotyping. J Allergy Clin Immunol 2015;135:253-9.
8. Rauch A, Nolan D, Martin A. Prospective genetic screening decreases the incidence of abacavir hypersensitivity reactions in the Western Australian HIV cohort study. Clin Infect Dis 2006;43:99-102.
9. Chung WH, HungSI, Hong HS, Hsih MS, Yang LC, Ho HC, et al. Medical genetics: a marker for Stevens-Johnson syndrome. Nature 2004;428-86.
10. Andrews E, Daly AK. Flucoxacillin-induced liver injury. Toxicology 2008;254:158-63.
11. Hung SI, Chung WH, Liou LB, Chu CC, Lin M, Huang HP, et al. HLA-B*58:01 allele as a genetic marker for severe cutaneous adverse reactions caused by allopurinol. Proc Nati Acad Sci USA 2005;102:4134-9.
12. Saag M, Balu R, Philips E, Brachman P, Martorell C, Burman W, et al. High sensitivity of HLA-B*57:01 as a marker for immunologicaly confirmed abacavir hypersensitivity in white and black patients. Clin Infect Dis 2008;46:1111-8.
13. White KD, Chung W-H, Hung S-L, Mallal S, Phillips EJ. Evolving models of the immunopathogenesis of T cell--mediated drug allergy: The role of host , pathogens, and drug response. J Allergy Clin Immunol 2015;136:219-34.
14. Zhang Y, Wang J, Zhao LM, Peng W, Shen GQ, Xue L, et al. Strong association between HLA-B*15:02 and Carbamazepine-induced Stevens-Johnson syndromeans toxic epidermal necrolysis in mainland Han Chinese patients.Eur J Clin Pharmacol 2011;67:885-7.
15. Martin MA, Klein TE, Dong BJ, Pirmohamed M, Haas DW, Kroetz DL, et al. Clinical pharmacogenetics implementation consortiuim guidelines for HLA-B genotype and abacavir dosing. Clin Pharmacol Ther 2012;91:734-8.
16. Ferrell PB Jr, MacLeod HL. Carbamazepine, HLA-B*1502 and risk of Stevens-Johnson syndrome and toxic epidermal necrolysis: US FDA recomendations. Pharmacogenomics 2008;9:1543-6.
17. Karlin E, Phillips E. Genotyping for severe drug hypersensitivity. Curr Allergy Asthma Rep 2014;14(418):1-11.
18. Sukasem C, Puangpetch A, Medhasi S, Tassaneeyakul W. Pharmacogenomics of drug-induced hypersensitivity reactions: challenges, opportunities and clinical implementation. Asian Pac J Allergy Immunol 2014;32:111-23.
19. Fernandez TD, Mayorga C, Guéant JL, Blanca M, Cornejo-García JA. Contributions of pharmacogenetics and transcriptomics to understanding of the hypersensitivity drug reactions. Allergy 2014;69:150-58.
20. Oussalah A, Mayorga C, Blanca M, Barbaud A, Nakonechna A, Cernadas J, et al. Genetic variants associated with drugs-induced immediate hypersensitivity reactions: a PRISMA-compliant systematic review. Allergy 2016;71:443-62.
21. Chung WH, Hung SI. Genetic markers and danger signals in Stevens-Johnson syndrome and toxic epidermal necrolysis. Allergol Int. 2010;59:325–332.

capítulo 4

Hipersensibilidade por drogas e HIV

- Antonio Abílio Motta
- Marcelo Vivolo Aun

INTRODUÇÃO

Reações de hipersensibilidade (RH) a medicamentos (RHM) são reações adversas do tipo B que clinicamente se assemelham a reações alérgicas. Podem ocorrer por um mecanismo alérgico/imunológico bem definido (classificação de Gell & Coombs), o que definiria hipersensibilidade alérgica ou "alergia ao medicamento". Porém, podem não envolver um mecanismo imunológico específico, sendo denominadas hipersensibilidade não alérgica.[1]

Pelas últimas diretrizes internacionais, as RHM são classificadas em imediatas e não imediatas, de acordo com o tempo de instalação. RHM imediatas ocorrem até 1 a 6 horas após a última dose da medicação, tipicamente dentro da primeira hora, e os sintomas clássicos incluem urticária, angioedema, rinoconjuntivite, broncoespasmo, sintomas gastrintestinais e anafilaxia. Já as RHM não imediatas ocorrem tradicionalmente de modo mais tardio e incluem desde as reações exantemáticas leves até as chamadas reações cutâneas graves a drogas (RCGD), como síndrome de Stevens-Johnson (SSJ) e necrólise epidérmica tóxica (NET).[1]

Estima-se que pacientes portadores do vírus da imunodeficiência humana (HIV) apresentem uma frequência de RHM maior do que a população geral, com risco até 100 vezes maior. Há dados que mostram que até 50% dos pacientes HIV-positivos (HIV+) em terapia antirretroviral (TARV) de introdução recente apresentem uma RH acometendo a pele.[2] Em se tratando das RCGD, calcula-se uma incidência até 1.000 vezes maior nos HIV+ em relação à população geral.[3]

Devemos lembrar que esses pacientes utilizam uma ampla gama de medicações para tratar e prevenir infecções oportunistas, além da TARV. Como muitas vezes essas drogas são introduzidas num curto espaço de tempo ou até simultaneamente, o diagnóstico de qual foi a medicação imputada numa reação se torna um desafio.[2,4] Neste capítulo, discutiremos os principais aspectos das RH nos pacientes HIV+ e destacaremos separadamente as medicações utilizadas no tratamento da infecção pelo HIV (TARV), as de uso profilático e algumas usadas no tratamento das infecções oportunistas.

PATOGÊNESE E FARMACOGENÉTICA

A patogênese envolvida nas RHM não está completamente elucidada, particularmente nos infectados pelo HIV. Algumas hipóteses para a maior frequência de RHM na população HIV+ seriam alterações no metabolismo das drogas, doses mais elevadas de medicações habituais, desrregulação do sistema imune, estresse oxidativo, coinfecções com vírus e toxoplasma e predisposição genética. Além disso, dados mostram que a ocorrência de RHM é maior quanto menor é o nível de células CD4 circulantes.[2]

Levando-se em consideração as RHM alérgicas, particularmente as tardias, por mecanismo de hipersensibilidade tipo IV de Gell & Coombs, há de se supor uma predisposição genética envolvida. Essas reações, sejam predominantemente de perfil TH1 ou TH2, seja pelo conceito clássico do hapteno, seja pela chamada "interação farmacológica" ("*pi concept*", ou conceito pi), envolvem uma apresentação antigênica e uma ativação mútua entre célula apresentadora de antígeno e linfócito T.[5] Isso ocorre num contexto das moléculas de histocompatibilidade principal (MHC), os antígenos leucocitários humanos (HLA).[2] Com o avanço dos conhecimentos nessa área, a predisposição genética parecia bastante plausível e foi bem demonstrada no caso do ARV inibidor de transcriptase reversa nucleosídeo (ITRN) chamado abacavir. Em 2002, foi descrita a associação entre farmacodermia induzida pelo abacavir e a presença do HLA-B*5701.[6] Desde então, diversos estudos corroboraram esses achados, e a triagem para esse alelo HLA se tornou inclusive recomendável antes da administração do abacavir em HIV+, uma vez que a frequência de RH é muito inferior nos pacientes que não apresentam HLA-B*5701.[7] Além disso, algumas dessas reações realmente envolvem células T, especialmente CD8, e podem levar à positividade de testes cutâneos de contato (*patch tests*), como no caso do abacavir.[7]

RH induzidas por várias outras drogas vêm sendo associadas a genótipos HLA. No caso da TARV, além do abacavir, a medicação inibidora de transcriptase reversa não nucleosídeo (ITRNN) nevirapina foi a mais estudada. Há estudos mostrando relação entre as reações exclusivamente cutâneas e aquelas com dano hepático associado e determinados genótipos HLA.[5] Contudo, tais estudos eram pequenos e não foram replicados em diferentes etnias.

CARACTERÍSTICAS CLÍNICAS E EPIDEMIOLÓGICAS

Conforme já citado, as RHM relacionadas ao HIV são frequentes e podem estar relacionadas à terapia antirretroviral (TARV), medicações usadas para tratamento das infecções chamadas oportunistas, como tuberculose, toxoplasmose, micoses profundas e medicações profiláticas, como o sulfametoxazol-trimetoprim. Abordaremos esses três grupos separadamente.

TERAPIA ANTIRRETROVIRAL (TARV)

As drogas usadas como TARV são classificadas em seis grupos de acordo com seu mecanismo de ação: inibidores da transcriptase reversa nucleosídeos (ITRN), inibidores da transcriptase reversa não nucleosídeos (ITRNN), inibidores de protease, inibidores da fusão, inibidores do CCR5 e inibidores da integrase. As drogas separadas de acordo com seu grupo correspondente estão resumidas na Tabela 4.1.

Inibidores da transcriptase reversa nucleosídeos (ITRN)

Dentre os ITRN, conforme já citado, o abacavir foi o mais bem estudado com relação às reações de hipersensibilidade, acometendo até 9% dos pacientes. As RH induzidas pelo abacavir são classicamente tardias, ocorrem dentro das primeiras 6 semanas após o início da medicação

Tabela 4.1: Drogas usadas como terapia antirretroviral (TARV) para tratamento da infecção pelo vírus da imunodeficiência humana (HIV)

ITRN	ITRNN	Inibidores da protease	Inibidores da fusão	Inibidores de CCR5	Inibidores da integrase
Zidovudina	Efavirenz	Lopinavir	Enfurvitide	Maraviroc	Raltegravir
Estavudina	Nevirapina	Atazanavir			Elvitegravir*
Lamivudina	Etravirina	Saquinavir			Dolutegravir*
Entricitabina		Amprenavir			
Tenofovir		Fosamprenavir			
Didanosina		Tipranavir			
Abacavir		Darunavir			
		Ritonavir			
		Indinavir			

Adaptado de Yunihastuti et al.,[2] Chaponda et al.[5] e Milpied-Homsi et al.[9]

ITRN: inibidores da transcriptase reversa nucleosídeo; ITRNN: inibidores da transcriptase reversa não nucleosídeo; IP: inibidor de protease.

** Não disponíveis no Brasil, segundo manual do Ministério da Saúde 2013.[16]*

e costumam se resolver em até 72 horas após a suspensão.[5] Definiu-se como "reação de hipersensibilidade ao abacavir" aquela em que aparecem dois ou mais dos seguintes sintomas: febre, *rash* cutâneo, náusea, vômito, cefaleia, letargia, mialgia, artralgia ou sintomas gastrintestinais. Porém, sintomas respiratórios, parestesia, edema, insuficiência hepática ou renal e até anafilaxia foram descritos.[5] O teste de contato com abacavir mostrou ser de grande valia no diagnóstico, particularmente em portadores do HLA B*5701.[8]

Reações a outros ITRN, como zidovudina, didanosina e tenofovir, são mais raras e leves, em geral caracterizadas como "*rash*". A entricitabina (FTC) pode causar máculas palmoplantares em 1,5% e aumento de enzimas hepáticas em 0,9% dos pacientes, mas não se conhece o mecanismo da lesão hepática.[5]

Inibidores da transcriptase reversa não nucleosídeos (ITRNN)

Os ITRNN delavirdina, efavirenz, nevirapina e etravirina desencadeiam *rash*, que é comumente eritematoso, maculopapular e difuso, podendo acometer 10 a 17% dos pacientes.[5]

A nevirapina é a mais frequentemente associada a RH, causando exantema em 17 a 32% dos usuários. Embora a maioria das RH seja leve, pode haver acometimento sistêmico, com casos de DRESS (*Drug Rash with Eosinophilia and Systemic Symptoms*) em até 5% e síndrome de Stevens-Johnson em até 0,3% dos pacientes.[3,9] Há também hepatotoxicidade pela nevirapina, mais frequentemente do que com efavirenz.[5] Reações cutâneas exclusivas mais leves nem sempre exigem a suspensão da nevirapina, que pode até ser mantida. Em caso de suspensão por exantemas leves, reintrodução com dose escalonada (100 a 200 mg 1 vez ao dia até atingir os 200 mg 2 vezes ao dia – dose terapêutica) reduz a incidência de recidiva.[2] Logicamente, reações mais graves, com sintomas sistêmicos, lesões mucosas, purpúricas, descamativas ou bolhosas, implicam a imediata suspensão da nevirapina e contraindicam reintrodução. Um dado relevante com relação às RH induzidas por essa droga é que elas parecem ser associadas a níveis mais elevados de CD4, tanto que parecem ser mais frequentes em indivíduos HIV-negativos que usam a medicação como profilaxia pós-exposição do que nos soropositivos.[5] Além disso, parece haver um maior risco de acordo com alelos HLA, tanto para reações cutâneas quanto para hepatotoxicidade.[5]

Exantemas leves induzidos pelo efavirenz costumam aparecer na segunda semana de uso da droga e geralmente se resolvem em até 4 semanas com o uso de anti-histamínicos e corticosteroides tópicos, mesmo mantendo a medicação. De todo modo, atualmente sugere-se que o efavirenz é uma boa opção para pacientes que reagiram à nevirapina, e, do mesmo modo, a nevirapina pode ser usada quando o efavirenz desencadeou uma reação e teve que ser substituído.[2]

Quanto aos ITRNN mais novos, a etravirina é comumente associada a *rashes* leves, mas apenas 2% dos pacientes necessitam suspender a medicação. De qualquer modo, reações graves já foram descritas. Já a rilpivirina parece ser menos associada a RH do que os outros membros do grupo.[2,9]

Inibidores da protease

Todos os inibidores de protease podem desencadear exantemas leves, em frequências que variam de 6% (atazanavir) a 28% (amprenavir); geralmente começam nas primeiras 2 semanas do início e não costumam exigir descontinuação das drogas. Reações graves são incomuns.[2,9]

Inibidores da fusão

Enfuvirtide é o único representante dessa classe; é de uso subcutâneo e age inibindo a fusão do HIV com as células CD4. RH são raras, em menos de 1% dos usuários. Reações mais graves, com hepatite, sintomas sistêmicos e febre, podem aparecer 1 semana depois do início e indicam suspensão imediata da droga.[2,9]

Inibidores de CCR5

O maraviroc é o único medicamento dessa classe, impedindo a entrada do HIV nas células CD4. Reações costumam incluir exantemas pruriginosos e hepatotoxicidade, mas são incomuns.[2,9]

Inibidores da integrase

Os inibidores da integrase impedem a integração do material genético do HIV ao DNA humano. Nos ensaios clínicos, RH ao raltegravir foram caracterizadas por exantemas leves a moderados, sem necessidade de suspensão da droga. O dolutegravir, mais recentemente aprovado em alguns países, não tem sido associado a *rash*.[9]

MEDICAÇÕES USADAS NO TRATAMENTO DE INFECÇÕES OPORTUNISTAS

Drogas antituberculose

O tratamento antituberculose (TB) baseia-se em regimes de múltiplas drogas simultaneamente, muitas vezes em apresentação combinada. A primeira linha inclui rifampicina, isoniazida, pirazinamida, etambutol (esquema RIPE) e, na sequência, estreptomicina. Por serem várias drogas, a apresentação clínica das RH é muito variada. A pele é o órgão mais comumente acometido, desde prurido isolado e exantemas leves até as RCGD (DRESS, SSJ, NET, pustulose exantemática generalizada aguda – PEGA). Essas RH são de importância particular na população HIV-positiva, na qual a frequência é muito maior.[10] Em torno de 5% dos pacientes tratados para TB desenvolvem alguma farmacodermia.[11]

Reações não imediatas são mais comuns que imediatas com drogas anti-TB. Essas RHM aparecem em torno de 15 dias após o início das medicações, e as manifestações clínicas mais comuns são exantema maculopapular, seguido por eritema multiforme, urticarial, angioedema, eritrodermia, SSJ e NET.[2] Dentre as drogas de primeira linha, a pirazinamida e a rifampicina são as drogas mais relacionadas às RH, dependendo da casuística apresentada.[2,11]

O manejo desses casos é difícil, pois elas são introduzidas simultaneamente e não há apresentação clínica característica da reação por alguma dessas drogas. Desse modo, a exclusão das drogas seguida pelo teste de provocação com cada uma separadamente acaba sendo importante para diagnóstico. Contudo, como as reações costumam ser não imediatas, muitas vezes não há tempo hábil para essa abordagem gradual, pois pode atrasar o tratamento da TB. Assim, na prática, manter o esquema e tratar as reações, quando são leves, é a melhor estratégia. Outra possibilidade quando o esquema já foi suspenso é a dessensibilização com as drogas combinadas, que não permitirá o diagnóstico de qual foi a imputada na reação, mas sim a rápida instituição do tratamento da TB. Obviamente que reexposição às drogas suspeitas só pode ser aventada em reações não graves.

Drogas antitoxoplasmose

O esquema para tratamento da toxoplasmose, que frequentemente acomete o sistema nervoso central no paciente HIV, inclui sulfadiazina, pirimetamina e ácido folínico (leucovorin), este último para inibir os efeitos hematológicos deletérios da pirimetamina. Esse esquema (sulfadiazina e pirimetamina) pode desencadear *rash* em 39% dos pacientes HIV, em geral associado à sulfadiazina. A substituição dessa droga por clindamicina é associada a menor frequência de reações.[2]

Drogas antifúngicas

As principais infecções fúngicas que acometem os pacientes com HIV são candidíase, criptococose, histoplasmose, aspergilose, dermatofitose, coccidioidomicose, blastomicose, esporotricose, peniciliose e a pneumocistose, esta última pelo recém-renomeado *Pneumocystis jiroveci*.[2] A pneumocistose será abordada a seguir, a propósito das medicações profiláticas no HIV.

As drogas do grupo triazol (fluconazol, cetoconazol, itraconazol, voriconazol e posoconazol) são as mais usadas para tratar micoses. O fluconazol é o mais comumente usado e é bastante eficaz, particularmente na meningite criptocócica. Ele é associado a RH mais comumente leves, como exantemas, mas pode acarretar SSJ.[2] Parece não haver reatividade cruzada digna de nota entre fluconazol e itraconazol ou voriconazol, podendo servir como substitutas, desde que a infecção seja suscetível a esses antifúngicos.[12] No caso da meningite criptocócica, se a reação tiver sido leve, a dessensibilização com o próprio fluconazol parece ser a melhor conduta.[13]

MEDICAÇÕES USADAS NA PROFILAXIA DE INFECÇÕES OPORTUNISTAS

A principal medicação usada como profilaxia de infecções oportunistas nos pacientes com HIV é o sulfametoxazol-trimetoprim (SMX-TMP), também conhecido como cotrimoxazol. É considerada a droga de escolha para profilaxia da pneumonia por *Pneumocystis jiroveci* e encefalite por toxoplasma em pacientes com HIV com número baixo de células T CD4.[2,14]

A incidência de reações de hipersensibilidade ao cotrimazol é alta nos pacientes com HIV, cerca de 40 a 80%, quando comparados com pacientes saudáveis (3 a 5%). O risco de reações cutâneas graves pelas sulfonamidas nesses pacientes está crescendo devido a fatores imunológicos e à frequente exposição a esses quimioterápicos (antibióticos). Sexo masculino, história prévia de sífilis, relação CD4/CD8 < 0,10 e linfopenia absoluta de CD4 são considerados fatores de risco para a hipersensibilidade ao SMX-TMP.

As reações graves em geral iniciam-se após o sétimo dia do início do tratamento. As manifestações clínicas podem se apresentar como: urticária, exantema maculopapular, eritema pigmentar fixo, eczema, eritema multiforme, SSJ ou NET. As manifestações mais comuns são: erupção maculopapular, seguida pela SSJ, DRESS/SHID e o eritema pigmentar fixo.[2,14]

A fisiopatologia da hipersensibilidade ao SMX-TMP ainda não está completamente estabelecida. O papel do metabolismo, de fatores tóxicos e do sistema imunológico nos indivíduos predispostos pode levar a RCG. O papel do nitrogênio quatro (N4) das aminas aromáticas é fundamental para o desenvolvimento de reações adversas tardias às sulfonamidas. Nos indivíduos sadios, uma pequena fração do sulfametozaxol sofre oxidação pelo citocromo P450, formando o sulfametoxazol hidroxilamina, que é o metabólito reativo, podendo espontaneamente levar à formação do nitrossulfametoxazol. Este metabólito liga-se a proteínas plasmáticas, causando diretamente toxicidade (dano) celular. Esse dano celular (necrose) pode determinar um "sinal de alerta" aos linfócitos T sensibilizados, ativando a "cascata" do sistema imune, com a consequente liberação de várias citocinas. A deficiência da glutationa com a consequente diminuição da inativação desses metabólitos tóxicos pode levar os pacientes a um maior risco de hipersensibilidade. Alguns estudos demonstraram que o polimorfismo da enzima envolvida na biossíntese (glutamato cisteína) é significativamente associado à hipersensibilidade ao sulfametoxazol.[2]

Por não possuírem o radical arilamina, as demais sulfonamidas não antibióticas, como diuréticos tiazídicos e hipoglicemiantes orais sulfonilureias, são toleradas por mais de 90% dos pacientes alérgicos ao SMX-TMP.[14]

As reações cutâneas adversas ao cotrimoxazol são em geral causadas pelo SMX, embora já tenham sido relatados aparecimento de *rash*, eritema pigmentar fixo e exantemas generalizados com o TMP.[2]

Como o SMX é considerado uma pró-droga, do ponto de vista imunológico é considerado um pró-hapteno. Desse modo, não é recomendável a realização de testes cutâneos com o SMX nas suas apresentações comerciais, por uma baixíssima sensibilidade.

A profilaxia com o cotrimoxazol pode ser administrada ou readmistrada depois de dessensibilização com protocolos adequados nos casos de reações adversas não imediatas, como: *rash* moderado, sem lesões mucosas e sem sintomas extracutâneos.[2,14] Há vários protocolos descritos na literatura, de diferentes durações.[14] Contudo, estudos mais recentes vêm descrevendo que os protocolos mais lentos, para reações tardias (mais comuns com essa medicação), são mais eficientes, tanto nos HIV- positivos como negativos, e para doses tanto profiláticas como terapêuticas.[15,16]

CONSIDERAÇÕES FINAIS

Pacientes HIV-positivos estão expostos a grande quantidade de medicações antimicrobianas, com finalidade tanto profilática como terapêutica, e, associadas a um sistema imune desregulado, acabam vítimas de grande número de RH. Tais reações devem ser avaliadas com cautela e de maneira multidisciplinar, com apoio do infectologista e do imunoalergologista, de modo a evitar evicções maléficas ao paciente, mas também para minimizar os riscos e melhorar a qualidade de vida dos mesmos.

REFERÊNCIAS BIBLIOGRÁFICAS

1. Demoly P, Adkinson NF, Brockow K, Castells M, Chiriac AM, Greenberger PA, et al. International Consensus on Drug Allergy. Allergy 2014;69:420-37.

2. Yunihastuti E, Widhani A, Karjadi TH. Drug hypersensitivity in human immunodeficiency virus-infected patient: challenging diagnosis and management. Asia Pac Allergy 2014;4:54-67.
3. Rotunda A, Hirsch RJ, Scheinfeld N, Weinberg JM. Severe cutaneous reactions associated with the use of human immunodeficiency virus medications. Acta Dermatol Venereol 2003;83:1-9.
4. Kong HH, Myers SA. Cutaneous effects of highly active antiretroviral therapy in HIV-infected patients. Dermatol Ther 2015;18:58-66.
5. Chaponda M, Pirmohamed M. Hypersensitivity reactions to HIV therapy. Br J Clin Pharmacol 2011;71:659-71.
6. Mallal S, Nolan D, Witt C, Masel G, Martin AM, Moore C, et al. Association between presence of HLA-B*5701, HLA-DR7, and HLA-DQ3 and hypersensitivity to HIV-1 reverse-transcriptase inhibitor abacavir. Lancet 2002; 359:727-32.
7. Mallal S, Phillips E, Carosi G, Molina JM, Workman C, Tomazic J, et al. HLA-B*5701 screening for hypersensitivity to abacavir. N Engl J Med 2008;358:568-79.
8. Saag M, Balu R, Phillips E, Brachman P, Martorell C, Burman W, et al. High sensitivity of human leukocyte antigen-b*5701 as a marker for immunologically confirmed abacavir hypersensitivity in white and black patients. Clin Infect Dis 2008;46: 1111-8.
9. Milpied-Homsi B, Moran EM, Phillips EJ. Antiviral drug allergy. Immunol Allergy Clin North Am 2014; 34:645-62.
10. Rezakovic S, Pastar Z, Kostovic K. Cutaneous adverse drug reactions caused by antituberculosis drugs. Inflamm Allergy Drug Targets 2014;13:241-8.
11. Tan WC, Ong CK, Kang SC, Razak MA. Two years review of cutaneous adverse drug reaction from first line anti--tuberculous drugs. Med J Malaysia 2007;62:143-6.
12. Pinto A, Chan RC. Lack of allergic cross-reactivity between fluconazole and voriconazole. Antimicrob Agents Chemother 2009;53:1715-6.
13. Craig TJ, Peralta F, Boggavarapu J. Desensitization for fluconazole hypersensitivity. J Allergy Clin Immunol 1996;98:845-6.
14. Geller M, Malaman MF, Chavarria ML, Reis AP, Ensina LF. Alergia a sulfas. Rev Bras Alergia Imunopatol 2008;31:102-7.
15. Pyle RC, Butterfield JH, Volcheck GW, Podjasek JC, Rank MA, Li JT, et al. Successful outpatient graded administration of trimethoprim-sulfamethoxazole in patients without HIV and with a history of sulfonamide adverse drug reaction. J Allergy Clin Immunol Pract 2014;2:52-8.
16. Protocolo clínico e diretrizes terapêuticas para manejo da infecção pelo HIV em adultos. Disponível em http://www.aids.gov.br/sites/default/files/anexos/publicacao/2013/55308/protocolo_final_31_7_2015_pdf_30707.pdf (Acesso em 12 jun.2016).

capítulo 5

Hipersensibilidade por drogas em crianças

• Eva Rebelo Gomes

INTRODUÇÃO

A hipersensibilidade a fármacos em crianças tem muito em comum com a mesma patologia no adulto, partilhando mecanismos patogênicos, abordagem clínica e terapêutica. Existem, no entanto, algumas particularidades na idade pediátrica no que diz respeito à epidemiologia, fármacos implicados, fatores de risco, manifestações clínicas e mesmo na abordagem diagnóstica. Neste capítulo, será feita uma revisão da hipersensibilidade a fármacos na criança com chamadas de atenção pontuais para as diferenças encontradas em relação à população de adultos.

ASPECTOS EPIDEMIOLÓGICOS E FÁRMACOS IMPLICADOS

As reações adversas a fármacos (RAF) em crianças são bastante frequentes e estima-se que até 17% das crianças internadas sejam atingidas. As RAF são também uma causa frequente de recurso as urgências hospitalares em idade pediátrica e estão implicadas em 0,4% a 10,3% dos internamentos. Com relação às RAF, as crianças com idade inferior a 5 anos são as que apresentam maior risco em vários estudos epidemiológicos e de meta-análise.[1] Em Portugal, cerca de 10% das notificações de reações adversas ao instituto português de farmacovigilância dizem respeito a menores de 18 anos, sendo as vacinas e os fármacos antimicrobianos as classes farmacológicas mais envolvidas, o que é sobreponível a dados de farmacovigilância provenientes de outros países.[2]

As reações adversas a vacinas são bastante frequentes e são descritas, sobretudo, em idades pediátricas, o que se explica facilmente pelo fato de serem as crianças abaixo dos 5 anos a receberem a maior quantidade de imunizações obrigatórias. No entanto, a incidência de reações a vacinas suspeitas de hipersensibilidade é extremamente baixa, tendo em conta a elevada cobertura vacinal existente, estando descrita uma incidência de reações inferior a 1/100.000 para a maioria das vacinas, razão pela qual essas reações não são abordadas de modo específico neste capítulo, referindo-se apenas que as reações IgE mediadas têm sido, sobretudo, descritas para constituintes não farmacológicos das vacinas, tais como proteínas do ovo, látex e gelatina.

A verdadeira prevalência da hipersensibilidade a fármacos em crianças não é conhecida, embora seja habitualmente referido que as reações de hipersensibilidade representam cerca de 20 a 30% das RAF em geral. Estudos transversais em diversas populações pediátricas revelam que a prevalência de autodeclaração de alergia a fármacos se situa entre os 3 e 6%, sendo a prevalência reportada em Portugal de 4 a 6%.[3]

Apesar de que qualquer classe de drogas possa associar-se ao aparecimento de reações de hipersensibilidade, nas crianças há um claro predomínio das reações atribuídas aos antibióticos, sobretudo beta-lactâmicos, aos AINEs e paracetamol. Tal fato deriva claramente dos hábitos de prescrição em idade pediátrica, sendo principalmente as crianças acometidas de doenças de carácter agudo e de causa majoritariamente infecciosa.[3]

De um modo geral, a incidência de reações de hipersensibilidade em crianças é inferior à incidência em adultos, tendo em conta a exposição, sendo também inferior a taxa de confirmação de suspeita de alergia a fármacos.[4] Assim, por exemplo, a incidência de reações a produtos de contraste radiológico em crianças é inferior à reportada em adultos, variando entre os 0,38% (reações leves) e os 0,08% (reações moderadas), aumentando com a idade, e também a incidência de reações perianestésicas nas crianças é inferior à dos adultos, embora incidências elevadas (1:2.100) estejam descritas em crianças com malformações congênitas submetidas a várias intervenções cirúrgicas prévias. Com relação à anafilaxia perioperatória, observa-se que, enquanto os miorrelaxantes musculares são os principais responsáveis pelas reações no adulto, no caso das reações em idade pediátrica, o látex é o agente mais vezes implicado nas reações IgE mediadas.[5,6]

MANIFESTAÇÕES CLÍNICAS E FATORES DE RISCO

As principais manifestações clínicas de reações de hipersensibilidade a fármacos (RHF) em idade pediátrica são as cutâneas, sobretudo os exantemas maculopapulares e a urticária. Tais manifestações estão presentes em cerca de 90% dos doentes que recorrem à consulta de imunoalergologia por suspeita de RHF. Reações respiratórias ou digestivas isoladas acontecem raramente em idade pediátrica, mas reações sistêmicas como a anafilaxia representam cerca de 10% dos casos estudados em consultas especializadas.[4]

Com menor frequência na criança, surgem as reações cutâneas graves como pustulose exantemática generalizada aguda (AGEP, do inglês *Acute Generalized Exanthematous Pustulosis*), reação cutânea associada à eosinofilia e sintomas sistêmicos (DRESS, do inglês *Drug Rash with Eosinophilia and Systemic Symptoms*) e Síndrome de Stevens-Johnson/necólise epidérmica tóxica (SSJ/TEN, do inglês Stevens-Johnson *Syndrome/Toxic Epidermal Necrolysis*) que, no entanto, merecem especial atenção pela importante morbidade e mortalidade que acarretam. Os fármacos mais vezes envolvidos nestas reações são os anticonvulsivantes e as sulfonamidas, mas também fármacos de uso comum como penicilinas, AINEs e o paracetamol têm sido implicados em reações cutâneas graves.[7]

Manifestações como o eritema fixo por drogas são mais frequentes em populações de adultos, mas também possíveis em crianças, sobretudo associados à sulfonamidas. Na realidade, em alguns países em que esses fármacos são ainda muito usados, como na Índia, o eritema fixo por fármacos é a segunda manifestação cutânea mais reportada em estudos de reações a fármacos. (Figura 5.1)

Por outro lado, manifestações como a doença do *soro-like* são mais frequentemente reportadas em populações pediátricas (sobretudo crianças abaixo dos 5 anos) do que em adultos. Essa entidade é usualmente autolimitada, de curso benigno e não cursa habitualmente com hipocomplementemia ou com imunocomplexos circulantes, ao contrário da doença do soro clássica. Como não existem alterações laboratoriais características, o diagnóstico é baseado sobretudo na clínica. As manifestações mais frequentes são as artralgias, febre, exantema maculopapular ou urticariforme e o angioedema, que podem surgir uma a três semanas após a terapêutica. O fármaco mais vezes implicado, segundo a literatura, é o cefaclor, mas muitos outros antibióticos beta-lactâmicos e não beta-lactâmicos se têm associado a esta patologia.[8,9] (Figura 5.2)

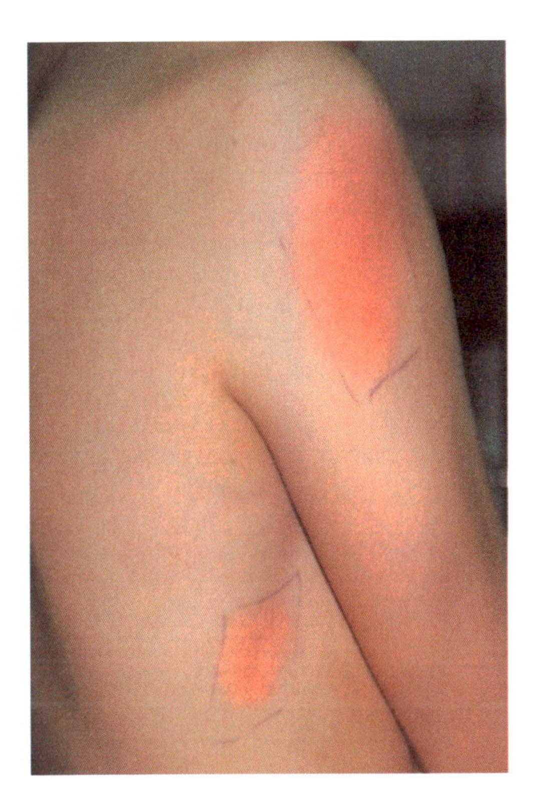

Figura 5.1: Erupção fixa a drogas em criança com teste de provocação positivo com a associação sulfametoxazol/trimetoprim.

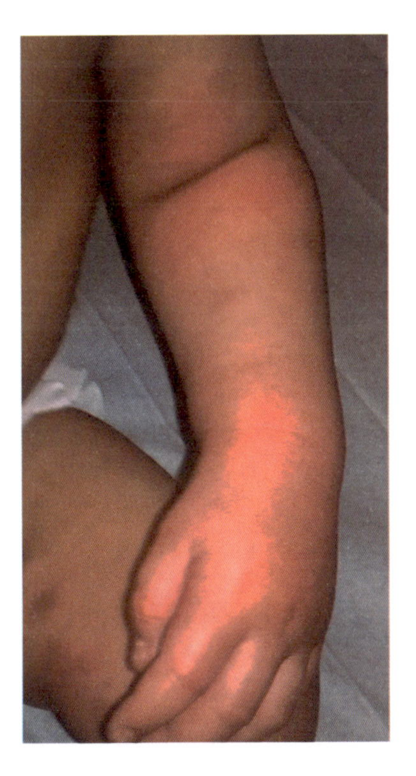

Figura 5.2: Doença do *soro-like* em criança 8 dias após tratamento com amoxicilina.

Outra manifestação clínica que tem sido descrita sobretudo em crianças e adultos jovens é o angioedema facial e periorbitário associado ao uso de AINEs. Esse quadro clínico pode surgir em crianças de qualquer idade, ser induzido por múltiplos AINEs e está descrita uma associação à atopia. Quadros de doença respiratória agravada por AINEs são menos frequentes na criança que nos adultos, mas dados recentes vieram demonstrar que cerca de um quarto das crianças com urticária crônica tem hipersensibilidade a AINEs, valores semelhantes aos referidos em populações de adultos.[10]

Os fatores de risco para reações de hipersensibilidade têm duas vertentes principais: uma depende dos fármacos em si e a outra depende do doente a quem os fármacos são administrados. Sabemos que nem todas as moléculas são igualmente imunogênicas; algumas como os antibióticos beta-lactâmicos e seus metabólitos são capazes de, com alguma frequência, induzir sensibilização e respostas IgEs específicas ou reconhecimento específico por células T, outras comportam-se como haptenos e outras, ainda, tem interações mais complexas com o sistema imune. Daí resulta que, apesar de todos os fármacos poderem induzir reações adversas, nem todos se associam a reações alérgicas. Também sabemos que a exposição repetida a alguns fármacos se associa a maior risco de reações, o que está bem documentado no caso dos quimioterápicos, por exemplo. Outros fatores de risco dependem do doente e são semelhantes no adulto e na criança; podemos citar a influência da atopia no caso das reações a AINEs, certos haplotipos HLA nas reações ao abacavir, carbamazepina e alopurinol, a existência de comorbidades como a fibrose cística nas reações a antibióticos (aqui pode-se considerar também a exposição frequente), a infecção por HIV, EBV e vírus do grupo herpes em geral nas reações a sulfonamidas e a penicilinas etc.

Na população pediátrica, no entanto, deve-se salientar a importância das infecções virais, que podem ser encaradas como cofatores nas reações a fármacos e são sobretudo importantes diagnósticos diferenciais de hipersensibilidade na idade pediátrica. As intercorrências infeciosas são muito frequentes nos primeiros anos de vida. Curiosamente, são as crianças menores aquelas com maior risco de reações a fármacos em geral e que, com maior frequência, são referenciadas à consulta de alergia a fármacos (as crianças mais velhas têm, muitas vezes, suspeita de alergia a fármacos desde os 2-3 anos) e são também aquelas que apresentam maior susceptibilidade a infecções virais e bacterianas, que se associam a manifestações cutâneas. Em um estudo realizado na Espanha nos cuidados de saúde primários que incluiu 23.237 crianças com idade inferior a 15 anos, verificou-se uma incidência de exantema maculopapular de 1,58% (excluindo infecções bacterianas e casos de infecções virais, com quadro típico como mononucleose e varicela) com uma incidência de 3,5% nas crianças com idade inferior a 4 anos.[11] Vários estudos têm demonstrado que, em cerca de 50 a 70% das crianças com um quadro de exantema maculopapular, é possível identificar uma etiologia infecciosa se houver uma investigação exaustiva, enquanto entre adultos a taxa de positividade é inferior a 40%. Há também evidência em vários estudos epidemiológicos de que as crianças de sexo masculino são mais suscetíveis à maioria dos agentes infecciosos, sobretudo antes dos 5 anos; concomitantemente, verifica-se um predomínio de pacientes de sexo masculino na maioria das séries pediátricas de doentes com suspeita de alergia a fármacos, contrariamente aos dados relativos aos adultos, em que há um claro predomínio do gênero feminino, sendo considerado o sexo feminino um fator de risco.

Em um estudo de 2011 que incluiu 110 crianças que desenvolveram, de modo não imediato, um exantema maculopapular ou urticariforme após tratamento com antibióticos beta-lactâmicos, verificou-se que em 66% dos casos foi possível identificar um provável agente infeccioso envolvido; por outro lado, apenas 6 crianças tiveram um teste de provocação positivo realizado com o antibiótico que tinha sido previamente administrado.[12]

A elevada incidência de infecções com reações exantemáticas na infância e a baixa taxa de confirmação de suspeita de alergia a fármacos nas populações pediátricas apontam para a importância do diagnóstico diferencial entre infecção e alergia a fármacos nessas idades e para a necessidade de diagnósticos bem fundamentados, de modo a não condicionar prescrições futuras e a utilização de fármacos alternativos menos adequados e habitualmente mais dispendiosos.

DIAGNÓSTICO EM IDADE PEDIÁTRICA

O estudo das RHF baseia-se na coleta de uma história clínica detalhada.[13] A anamnese deve permitir avaliar se há um fundamento para a suspeita de hipersensibilidade ou se as reações descritas poderão ser reações adversas que não necessitam de avaliação posterior na especialidade. Depende também dos dados recolhidos na história clínica a programação da investigação diagnóstica a realizar. A cronologia das reações é um dado de interesse primordial, pois enquanto uma reação dita imediata (aparecimento de sintomas nos primeiros 60 minutos após contato com o fármaco) sugere uma reação IgE mediada, as reações não imediatas estão mais vezes associadas a outros mecanismos imunopatológicos, como as reações mediadas por células T, e os meios de diagnóstico a se utilizar deverão levar em conta essas diferenças. Na infância, a coleta da história clínica, nomeadamente a cronologia da reação, pode ser difícil; nem sempre os pais estão presentes quando das manifestações iniciais e devemos levar em consideração que a capacidade de expressão das crianças pode ser limitada.

A descrição das reações e razão pela qual o fármaco foi prescrito são também dados importantes, que devem ser pesquisados antes de programar a investigação diagnóstica. Algumas doenças exantemáticas da infância têm um padrão de lesões e de evolução bastante característico (p.ex.: o exantema súbito, sarampo, varicela, escarlatina, doença de mãos, pés e boca), que poderão facilitar um diagnóstico diferencial com reações de hipersensibilidade a fármacos. No entanto, muitas outras infecções virais e bacterianas da infância são acompanhadas de manifestações cutâneas inespecíficas do tipo exantema maculopapular, levantando problemas no diagnóstico diferencial com hipersensibilidade se o doente está fazendo algum tratamento farmacológico quando do aparecimento das mesmas.

Um outro aspecto importante a ser esclarecido na história clínica é a exposição prévia e/ou posterior ao fármaco suspeito. As verdadeiras reações alérgicas, teoricamente, exigem uma exposição prévia durante a qual ocorreram sensibilização do doente e a produção de IgE específica, por isso, uma reação imediata IgE mediada é menos provável em um primeiro tratamento com determinado fármaco. Essa questão põe-se sobretudo em crianças pequenas em que, na verdade, não existe um grande histórico farmacológico. No entanto, há algumas ressalvas a fazer a esse raciocínio, já que a exposição prévia pode ter sido inaparente, ter ocorrido *in utero* ou ter ocorrido por contato com fármacos passíveis de reações cruzadas com a molécula em causa. A administração posterior do mesmo fármaco envolvido na reação suspeita, com boa tolerância, é também um fator contra o diagnóstico de alergia ao fármaco, pois as reações de hipersensibilidade alérgicas são habitualmente reprodutíveis; no entanto, mais uma vez é necessário ter em conta que a mesma substância ativa pode não se acompanhar dos mesmos excipientes e que diferentes cofatores (tais como infecção, tratamentos concomitantes, exercício físico e ingestão alimentar) possam ter estado presentes quando das reações.

Outra informação importante a se obter durante o interrogatório médico é sobre o curso das reações em si; qual o tratamento das reações efetuado e resultados, se houve necessidade de recurso a um serviço de emergência médica, necessidade de internação, qual o tempo de recuperação e se esta decorreu sem sequelas. Dados como estes permitem avaliar a gravidade das reações e são também fundamentais no planeamento diagnóstico, especialmente na proposta ou não de teste de provocação diagnóstica.

O exame objetivo é habitualmente pouco informativo se não observarmos os pacientes em fase aguda da doença, como acontece na maioria dos casos investigados em consulta específica, a não ser que a recuperação não tenha sido completa ou tenham ocorrido sequelas. Na realidade muitas vezes não é o médico alergologista que objetiva as reações em si, mas o clínico geral. Nesses casos, é necessário que o clínico que observou o paciente ou o próprio paciente possam documentar a reação por meio de fotos das manifestações cutâneas que tenham ocorrido, pois estas imagens poderão ser importantes auxiliares para a investigação posterior.

Os meios auxiliares de diagnósticos disponíveis podem ser divididos em laboratoriais *in vitro* e métodos *in vivo*, como os testes cutâneos e os testes de provocação.

Os meios laboratoriais mais usados são a pesquisa de anticorpos IgE específicos para determinadas drogas, como antibióticos beta-lactâmicos, relaxantes musculares, morfina, insulina e clorexidina. A especificidade é bastante elevada, variando a sua sensibilidade de acordo com o fármaco pesquisado e com as características das reações previamente ocorridas. A sensibilidade é maior no caso de reações imediatas e sistêmicas, que se associam com maior frequência a uma reação IgE mediada, sendo uma análise com pouco interesse no caso de uma reação não imediata. A utilização destes testes de modo preventivo, ou seja, sem que tenha havido reações prévias, não é recomendada. Estudos como a ativação de basófilos induzida por fármacos e o FlowCAST não são acessíveis na maioria dos serviços e a sua utilidade na prática clínica é ainda discutível por falta de padronização dos métodos e deficiente validação de resultados. Tais exames são usados em alguns centros, sobretudo no âmbito de protocolos de investigação, com resultados promissores no estudo de reações imediatas a beta-lactâmicos, agentes anestésicos e AINEs, mas não há ainda estudos específicos sobre a sua utilização na população pediátrica.

Para a investigação das reações não imediatas, em que há suspeição de hipersensibilidade mediada por células, a realização de testes de transformação linfocitária após incubação com drogas tem-se mostrado útil no esclarecimento etiopatogênico de algumas reações, mas mais uma vez a utilização desses exames restringe-se a alguns centros dedicados à investigação nessa área.

Os testes cutâneos são mais comumente utilizados. Os testes de puntura, por sua fácil execução, são quase sempre o primeiro passo na investigação diagnóstica em alergia a fármacos. Eles podem ser usados com quase todos os fármacos, desde que sejam respeitadas as concentrações descritas na literatura de modo a evitar reações irritativas e consequentes falsos positivos. A sua utilidade se restringe, no entanto, principalmente ao estudo das reações imediatas em que há suspeição de intervenção de IgEs específicas. A sua sensibilidade é bastante baixa e, geralmente, precedem a realização de testes intradérmicos (TID) mais informativos. Estes são possíveis para a maioria dos fármacos, desde que tenham apresentação injetável; no entanto, as concentrações usadas para muitos fármacos não estão bem definidas e não estão validadas para a maioria das moléculas, de modo que a sua utilidade na clínica se restringe a alguns grupos terapêuticos, tais como antibióticos, anestésicos gerais, pirazolonas, alguns quimioterápicos e produtos de contraste radiológico. Em 2013, foi publicado um artigo de consenso onde se reúnem informações sobre as concentrações a usar, bem como a sua utilidade no diagnóstico de alergia a fármacos, de acordo com a revisão da literatura efetuada.[14] Na criança, a sua utilização é também limitada pelo fato de serem dolorosos e exigirem colaboração para a sua execução. Por outro lado, a fraca sensibilidade desses testes, no caso de reações cutâneas não imediatas que são as mais comuns na criança, também contribuiu para que muitos autores prefiram vias alternativas para a investigação destas reações em idade pediátrica, como a realização de testes de contato e de provocação. No caso de reações imediatas, no entanto, a sua realização é preconizada e são amplamente utilizadas no estudo de reações a beta-lactâmicos, estando disponíveis, na maioria dos países europeus, extratos comerciais específicos para diagnóstico (PPL, MDM, amoxicilina e ácido clavulâmico – Diater).[15]

Os testes de contato não parecem ter sensibilidade superior à leitura tardia dos TID na maioria das reações a antibióticos, no entanto podem ser alternativas ao uso destes quando a realização dos testes intradérmicos não é possível por má colaboração dos pacientes, já que a sua execução é menos invasiva. A sua utilização tem valor acrescido em reações cutâneas não imediatas graves, como SJS e o DRESS, em que a realização de testes de provocação está contraindicada, em casos de eritema fixo por drogas, em que se sugere a sua realização em áreas do tegumento previamente afetadas, e são também úteis quando há mais do que um fármaco suspeito de estar envolvido em determinadas reações, sendo possível, neste caso, testar vários fármacos ao mesmo tempo. É importante ter em conta que os testes de contato, tal como os testes de puntura, podem causar reações sistêmicas e mesmo o recrudescimento de uma reação anterior, embora sejam poucos os casos reportados na literatura. (Figura 5.3)

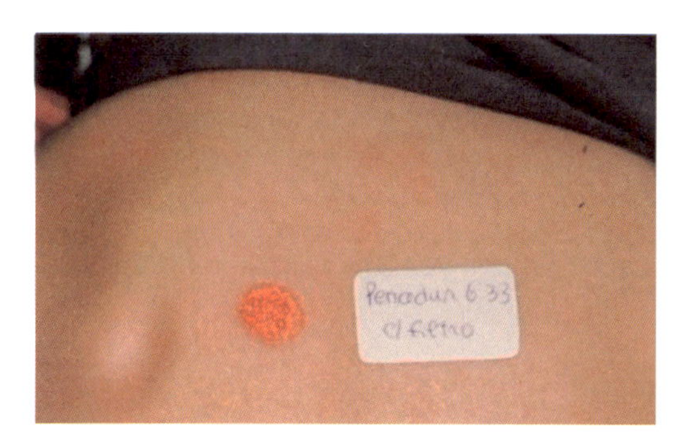

Figura 5.3: Teste *patch* positivo para penicilina em criança com reações cutâneas não imediatas, após administração de penicilina IM.

Os testes de provocação são tidos como o padrão ouro do diagnóstico de hipersensibilidade a fármacos, no entanto têm também várias limitações: são contraindicados no caso de reações prévias graves (farmacodemias graves, citopenias, envolvimento renal ou hepático prévio), há possibilidade de falsos positivos (sintomas vaso vagais, reações psicológicas) e de falsos negativos (dose não adequada, duração não adequada, existência de cofatores não considerados), não permitem tirar elações sobre um mecanismo alérgico subjacente e não são adequados ao estudo de todo o tipo de fármacos (anestésicos gerais, citostáticos). São também procedimentos morosos e que, pelo risco associado de desencadear algumas reações, necessitam de condições especiais, não se recomendando a sua execução fora de ambiente hospitalar.

A ausência de protocolos padronizados relativos aos vários grupos farmacológicos, principalmente adaptados à idade pediátrica, é outro ponto importante.

De um modo muito generalista, podemos dizer que a administração de uma dose terapêutica, calculada em função do peso e idade da criança, fracionada em 3 ou 4 doses crescentes administradas em intervalos de uma hora, é a fórmula mais frequentemente aplicada. Naturalmente, o esquema de teste de provocação deve ser personalizado, adaptado a cada doente e situação clínica particular, sendo mais uma vez realçada a necessidade de pessoal médico treinado no acompanhamento desse tipo de paciente. Se a reação prévia foi uma anafilaxia, será licito iniciar a provocação por uma dose mais baixa que aquela que poderá ser usada no caso de uma erupção cutânea sem sinais de gravidade. Também os intervalos entre as administrações poderão ser mais alargados, no caso de reações não imediatas, havendo autores que recomendam, nesses casos, a administração das diferentes doses em dias consecutivos ou mesmo a administração de uma dose por semana. É notável que a administração de múltiplas doses e a utilização de intervalos muito curtos entre administrações poderá, ao menos teoricamente, resultar em um teste falso negativo por dessensibilização do doente e não é habitualmente recomendada.

A utilização de esquemas de provocação hospitalar seguidos da administração no domicílio de doses terapêuticas durante 3, 5 e 8 dias tem sido proposta por alguns autores, em uma tentativa de aumentar a sensibilidade do teste diminuindo falsos negativos. No entanto, a realização de provocação de apenas um dia revelou um bom valor preditivo negativo para beta-lactâmicos e para AINEs, não havendo no momento estudos comparativos que permitam tirar conclusões sobre o melhor modo de atuação.

Apesar de classicamente os testes de provocação serem o topo de um protocolo de investigação, que inclui testes laboratoriais e testes cutâneos prévios, alguns autores têm sugerido a realização de testes de provocação sem a realização prévia de testes cutâneos, tendo em conta as dificuldades na sua execução em idade pediátrica e a sua baixa sensibilidade nas reações cutâneas não imediatas na infância. Essa abordagem só deverá, no entanto, ser utilizada no caso de reações não imediatas, unicamente cutâneas e em que não estejam presentes sinais de gravidade tais como: envolvimento cutâneo extenso, lesões bolhosas, atingimento das mucosas, dificuldade na resolução da reações prévia, lesões residuais, sintomas sistémicos associados ou envolvimento de outros órgãos.[16] A confirmação ou exclusão diagnóstica das reações cutâneas mais graves é difícil, pois os meios auxiliares de diagnóstico, nesses casos, são parcos e a sua utilidade está pouco fundamentada. Assim, o diagnóstico baseia-se, muitas vezes, apenas na suspeição clínica ao ser documentada uma reação relacionada temporalmente com a administração de um fármaco, que tem um risco potencial de desencadear a reação observada de acordo com a evidência da literatura científica disponível. Aplica-se, então, o princípio da evicção de futuras exposições, mesmo sem uma documentação cabal de relação causa-efeito. (Figura 5.4)

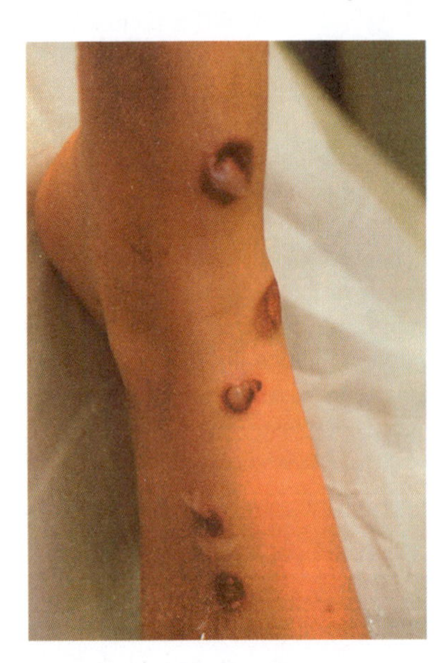

Figura 5.4: SSJ em criança atribuído a tomada de amoxicilina/ácido clavulâmico.

A taxa de confirmação da suspeita de hipersensibilidade a fármacos em pediatria depende do tipo de reação considerada e dos fármacos envolvidos. Considerando os dois grupos farmacológicos mais vezes envolvidos em idades pediátricas, que são antibióticos beta-lactâmicos e AINEs, podemos dizer que, em casos selecionados de reações imediatas graves a beta-lactâmicos em crianças, a taxa de confirmação se aproxima de 60% dos casos avaliados, sendo geralmente superior para as penicilinas do que para as cefalosporinas.[17] Com relação aos AINEs, as taxas de confirmação reportadas em populações pediátricas podem atingir os 68%, dependendo da população selecionada e consoante com os fenótipos envolvidos, sendo mais elevadas no caso de múltiplas reações prévias e de reações imediatas.[18] Se considerarmos todo o tipo de reações e os vários grupos farmacológicos, a taxa de confirmação nas crianças situa-se nos 10%, sendo inferior à reportada em adultos.[4]

Os testes de provocação, no caso de reações de hipersensibilidade a antibióticos e AINEs, demostraram ter um elevado valor preditivo negativo tanto em adultos como em crianças, na ordem dos 95%.[19]

TRATAMENTO E ORIENTAÇÃO DOS DOENTES

O tratamento das reações depende, obviamente, das características das mesmas e segue os mesmos princípios que são aplicados em doentes adultos. Em todos os casos, o fármaco suspeito deve ser retirado o mais precocemente possível. Qualquer reação suspeita de anafilaxia deve ser prontamente tratada com a administração de adrenalina, mediante dose adaptada ao paciente em questão, conforme os consensos internacionais em vigor. Reações com envolvimento respiratório, como a doença respiratória exacerbada por AINEs, têm obviamente tratamento específico com recurso a broncodilatadores por via inalatória, seguindo-se os algoritmos de tratamento de uma agudização de asma brônquica. O envolvimento articular associado à doença *soro-like* responde habitualmente à administração de anti-inflamatórios não esteroides e só ocasionalmente a administração de corticoides sistêmicos se justifica. As reações cutâneas graves não têm habitualmente tratamento específico e o seu curso errático obriga, em muitos casos, ao internamento do paciente para medidas de suporte. Felizmente, a grande maioria das reações na criança são puramente cutâneas, são autolimitadas e a recuperação ocorre sem sequelas. As manifestações mais frequentes, como os exantemas maculopapulares e a urticária, carecem apenas de tratamento com anti-histamínico oral na grande maioria dos casos e só se houver prurido ou desconforto associado. No caso de envolvimento cutâneo mais extenso ou no angioedema, é habitual a utilização de ciclos curtos de corticoide sistêmico, embora este tratamento seja majoritariamente empírico, não havendo fundamentação sólida para a sua utilização na maioria dos casos. Medidas simples, tais como hidratação e o uso de emolientes, são muitas vezes suficientes para assegurar o conforto do doente até resolução da erupção cutânea.

A prevenção de futuras reações passa pela evicção do fármaco implicado e de todas as moléculas com potencial reatividade cruzada, até investigação diagnóstica completa. O problema da reatividade cruzada ocorre para a maioria dos grupos farmacológicos implicados em reações de hipersensibilidade na criança, como antibióticos penicilínicos, cefalosporinas, macrolídeos, AINEs, anestésicos, anticonvulsivantes e quimioterápicos. No caso de investigação positiva, é necessário assegurar alternativas terapêuticas adequadas para futura utilização. As reações específicas a fármacos são relatadas cada vez com maior frequência, tanto para antibióticos beta-lactâmicos quanto para AINEs, daí a necessidade de investigar reatividades cruzadas e moléculas alternativas de modo a não retirar desnecessariamente do arsenal terapêutico futuro toda uma família de fármacos, no caso de reações específicas. Destaca-se que, entre 40 e 60% dos casos de hipersensibilidade a AINEs em crianças, se enquadram dentro do grupo de reatividade seletiva a um único fármaco (ou família de fármacos*). Com relação à alergia a antibióticos beta-lactâmicos, sabe-se hoje que são relativamente raras as respostas IgE ou de células T especificas para o anel betalactâmico, que contraindicam toda a família desses fármacos, e que a reatividade cruzada entre penicilinas e cefalosporinas é inferior a 5%, exceto no caso das aminocefalosporinas, em que se aproxima dos 20%.

Em casos excepcionais, pode-se recorrer à dessensibilização. Sendo raros os casos descritos na literatura, que envolvem sobretudo antibióticos e tuberculostáticos, não há verdadeiramente protocolos de dessensibilização para idades pediátricas, baseando-se esta prática na experiência e protocolos usados no tratamento de adultos.[20]

* Nota do editor: Estes dados não correspondem aos encontrados em populações pediátricas brasileiras.

Em termos de prognósticos da hipersensibilidade a fármacos pouco é sabido, não existindo estudos de *follow-up* de pacientes de longa duração. Acredita-se que, após um diagnóstico confirmado, a evicção dos fármacos implicados deva ser manter para sempre, embora haja casos documentados de "perda de sensibilidade" aos antibióticos beta-lactâmicos ao longo do tempo, que se traduz pela negativação de testes cutâneos e IgEs especificas anteriormente positivas. No entanto, a ressensibilização ou um *boosting* imunológico poderá ocorrer após nova exposição ao fármaco, implicado com possibilidade de nova reação, razão pela qual a manutenção da evicção é geralmente recomendada. Na criança, isso apresenta problemas especiais pois, ao terem inicialmente uma expectativa de vida mais longa, serão mais afetadas pela necessidade de exclusão de certos fármacos, sendo essa uma razão acrescida para realizar uma investigação diagnóstica aprofundada das reações de hipersensibilidade, de modo a evitar falsos rótulos de alergia.

CONCLUSÃO

As reações adversas a fármacos são muito frequentes nas crianças, mas a confirmação de hipersensibilidade só é possível em uma pequena porcentagem de casos.

As principais manifestações que levantam à suspeita de RHF são as cutâneas, que estão presentes em cerca de 90% das crianças estudadas em consulta específica de alergia a fármacos. Os principais fármacos implicados são os antibióticos beta-lactâmicos e os AINEs, tal como acontece nas populações de adultos, mas com um largo predomínio dos primeiros*. A investigação assenta fundamentalmente em uma história clínica detalhada, na realização de testes cutâneos e provas de provocação. Nas crianças, as reações cutâneas leves e não imediatas predominam, sendo de ponderar, nesses casos, a possibilidade de realização de provas de provocação sem realização prévia de outros meios auxiliares de diagnóstico. Perante a suspeita de RHF, a primeira atitude terapêutica deverá ser a retirada do fármaco envolvido. A maioria das reações tem um curso autolimitado e o tratamento, quando necessário, depende das manifestações. O principal diagnóstico diferencial a se considerar em idade pediátrica são as infecções virais. A avaliação diagnóstica de todas as situações suspeitas de RHF é muito importante na criança, pois há uma menor diversidade de fármacos alternativos às moléculas mais comumente implicadas nas reações e, também, porque permite excluir falsos diagnósticos de hipersensibilidade na maioria dos casos investigados, evitando constrangimentos em futuras prescrições.

REFERÊNCIAS BIBLIOGRÁFICAS

1. Smyth RM, Gargon E, Kirkham J, Cresswell L, Golder S, Smyth R et al. Adverse drug reactions in children – a systematic review. PLoS One. 2012;7:e24061.
2. Nogueira Guerra L, Herdeiro MT, Ribeiro-Vaz I, Clérigo MI, Rocha C, Araújo A, Pêgo A, Rebelo Gomes E. Adverse drug reactions in children: a ten-year review of reporting to the Portuguese Pharmacovigilance System. Expert Opin Drug Saf. 2015;14:1805-13.
3. Rebelo Gomes E, Fonseca J, Araujo L, Demoly P. Drug allergy claims in children: from self-reporting to confirmed diagnosis. Clin Exp Allergy 2008; 38:191–8.
4. Rubio M, Bousquet PJ, Gomes E, Romano A, Demoly P. Results of drug hypersensitivity evaluations in a large group of children and adults. Clin Exp Allergy, 2012,42:123-130.
5. Callahan MJ, Poznauskis L, Zurakowski D, Taylor GA. Nonionic iodinated intravenous contrast material-related reactions: incidence in large urban children's hospital--retrospective analysis of data in 12,494 patients. Radiology. 2009, 250:674-81.
6. Mertes PM, Alla F, Tréchot P, Auroy Y, Jougla E; Groupe d'Etudes des Réactions Anaphylactoïdes Peranesthésiques Anaphylaxis during anesthesia in France: an 8-year national survey. J Allergy Clin Immunol. 2011; 128:366-73.

* Nota do editor: no Brasil, os AINEs são a principal causa de RHF em crianças.

7. Levi N, Bastuji-Garin S, Mockenhaupt M, Roujeau JC, Flahault A, Kelly JP, Martin E, Kaufman DW, Maison P. Medications as risk factors of Stevens-Johnson syndrome and toxic epidermal necrolysis in children: a pooled analysis. Pediatrics. 2009;123:e297-304.
8. Vial T, Pont J, Pham E, Rabilloud M, Descotes J. Cefaclor –associated serum sickness -like disease: eight cases and review of the literature. Ann Pharmacother 1992;26:910-4.
9. Barreira Patrícia, Gomes Eva. Doença do soro-like associada à administração de fármacos em idade pediátrica. Rev Port Imunoalergologia. 2013; 21: 267-275.
10. Cavkaytar O, Arik Yilmaz E, Buyuktiryaki B, Sekerel BE, Sackesen C, Soyer OU. Challenge-proven aspirin hypersensitivity in children with chronic spontaneous urticaria. Allergy. 2015;70:153-60.
11. Vega Alonso T1, Gil Costa M, Rodríguez Recio MJ, de la Serna Higuera P; Red de Médicos Centinelas de Castilla y León. Incidence and clinical characteristics of maculopapular exanthemas of viral aetiology. Aten Primaria. 2003;32:517-23.
12. Caubet JC1, Kaiser L, Lemaître B, Fellay B, Gervaix A, Eigenmann PA. The role of penicillin in benign skin rashes in childhood: a prospective study based on drug rechallenge. J Allergy Clin Immunol. 2011;127:218-22.
13. Demoly P, Kropf R, Bircher A, Pichler WJ. Drug hypersensitivity questionnaire. Allergy 1999; 54:999–1003.
14. Brockow K, Garvey LH, Aberer W, Atanaskovic-Markovic M, Barbaud A, Bilo MB, et al., ENDA/EAACI Drug Allergy Interest Group. Skin test concentrations for systemically administered drugs -- an ENDA/EAACI Drug Allergy Interest Group position paper. Allergy. 2013;68:702-12.
15. Atanaskovic-Markovic M, Gaeta F, Medjo B, Gavrovic-Jankulovic M, Velickovic TC, Tmusic V, Romano A. Non-immediate hypersensitivity reactions to beta-lactam antibiotics in children - our 10 years experience in allergy work-up. Pediatr Allergy Immunol. 2016; 27:533-8.
16. Gomes ER, Brockow K, Kuyucu S, Saretta F, Mori F, Blanca-Lopez N, et al., ENDA/EAACI Drug Allergy Interest Group. Drug hypersensitivity in children: report from the pediatric task force of the EAACI Drug Allergy Interest Group. Allergy. 2016;71:149-61.
17. Atanasković-Marković M, Velicković TC, Gavrović-Jankulović M, Vucković O, Nestorović B. Immediate allergic reactions to cephalosporins and penicillins and their cross-reactivity in children. Pediatr Allergy Immunol. 2005;16:341-7.
18. Zambonino MA, Torres MJ, Munoz C, Requena G, Mayorga C, Posadas T, et al., Drug provocation tests in the diagnosis of hypersensitivity reactions to non-steroidal anti-inflammatory drugs in children. Pediatr Allergy Immunol 2013: 24: 151–159.
19. Misirlioglu ED, Toyran M, Capanoglu M, Kaya A, Civelek E, Kocabas CN. Negative predictive value of drug provocation tests in children. Pediatr Allergy Immunol. 2014;25:685-90.
20. De Groot H, Mulder WM. Clinical practice: drug desensitization in children. Eur J Pediatr. 2010;169:1305-9.

Seção 2

Apresentação Clínica e Investigação

capítulo 6

Abordagem ao paciente com hipersensibilidade a drogas: perspectiva clínica

• Luis Felipe Chiaverini Ensina

O diagnóstico das reações de hipersensibilidade a drogas é um dos maiores desafios encontrados na prática clínica do especialista em alergia e imunologia. Isso é decorrente da grande diversidade de sinais e sintomas clínicos observados nessas reações, associado a um ainda insuficiente entendimento dos mecanismos imunopatológicos envolvidos, e da disponibilidade limitada de testes e exames complementares.[1]

Existem duas situações claramente distintas em que podemos nos deparar com um paciente com uma reação de hipersensibilidade a droga (RHD): a primeira, na fase aguda, quando o paciente é atendido no hospital, pronto-socorro e, menos frequentemente, no consultório, na vigência da reação. Neste momento, o ponto principal é definir se a reação em questão é realmente uma RHD. A interrupção da(s) droga(s) suspeita(s) deve ser considerada, e é mandatória nos casos mais graves. Durante essa fase, ainda é possível avaliar o padrão das lesões cutâneas, e a presença do envolvimento sistêmico, por meio da avaliação das funções hepática e renal, alterações hematológicas, e dosagem de triptase sérica.[1,2]

A segunda situação se refere ao paciente em remissão, que chega ao consultório sem qualquer sintoma ou sinal aparente. Muitas vezes nesses casos a história é clara, mas outras vezes é bastante confusa. O paciente tem dificuldade de lembrar o nome da droga utilizada, as datas de início e término dos sintomas, o tratamento efetuado, entre outros detalhes importantes. Em ambos os casos a recomendação é de que o paciente seja investigado, uma vez que as suspeitas de hipersensibilidade a medicamentos não se confirmam em mais de 50% das vezes, quando o paciente é submetido a uma avaliação adequada.[3]

Uma anamnese bem detalhada é a base para um diagnóstico preciso. Informações sobre as drogas suspeitas, tais como via utilizada, dose, data de início e duração do tratamento, são parte indispensável da história clínica. A história de uma exposição anterior a(s) droga(s) suspeita(s), ou mesmo a drogas de grupo químico semelhante, é um ponto fundamental nesse processo. Uma história de reação prévia a um medicamento é o principal fator de risco para uma nova reação. Drogas de alto peso molecular/proteínas e drogas capazes de formar haptenos têm maior probabilidade de desencadear uma reação IgE-mediada. Outros fatores de risco também devem ser analisados (Tabela 6.1).[4]

Tabela 6.1: Fatores de risco para o desenvolvimento de reações adversas por drogas (adaptado de Mirakian et al., 2009)

Relacionados ao paciente	
Idade	Adultos jovens > crianças/idosos
Sexo	Feminino > masculino
Genética	Atopia pode predispor a reações mais graves Polimorfismo genético
Doenças concomitantes	HIV, infecções por herpesvírus, fibrose cística (pelo uso frequente de antibióticos)
Status imune	Reação prévia a droga ou teste cutâneo positivo prévio para a droga*
Relacionados a droga	
Estrutura química	Compostos de alto peso molecular e que formam hapteno são mais imunogênicos
Via de administração	Tópica > parenteral/oral para sensibilização
Dose	Frequentes ou prolongadas

** Cuidado aqui com aqueles pacientes com história de "teste positivo para a penicilina na infância" – esses testes, realizados com frequência no passado, inclusive em farmácias e sem qualquer padronização, têm pouco valor clínico.*

Considerando que boa parte das RHD envolve uma resposta imunológica específica, é esperado que o indivíduo tenha se exposto previamente e se sensibilizado em algum momento da vida. Por outro lado, as reações relacionadas com mecanismos não imunológicos, como as causadas por contrastes radiológicos ou anti-inflamatórios não esteroidais (AINEs), não exigem sensibilização prévia, podendo ocorrer na primeira exposição. O mesmo pode ocorrer com as reações cujo mecanismo envolva a interação farmacológica com receptores imunes (conceito pi), em que não é necessária uma exposição anterior para que ocorra a ativação dos linfócitos T (como na síndrome de Stevens-Johnson por anticonvulsivantes).[1,5]

A descrição clínica bem detalhada, assim como o intervalo entre exposição a droga e início dos sintomas, permite caracterizar a reação de acordo com o mecanismo envolvido, o que tem implicação direta na investigação complementar e no tratamento do paciente. É importante ressaltar que pelo menos 90% dos casos de RHD irão apresentar manifestações cutâneas, e estas podem mimetizar qualquer outra doença dermatológica conhecida.[2,6,7]

As reações imediatas, que têm início em até 1 hora após a exposição a droga, são caracterizadas frequentemente por urticária e angioedema. No entanto, sintomas como rinite, conjuntivite, broncoespasmo, náuseas, vômitos, diarreia e anafilaxia também podem ocorrer. Estas reações são geralmente mediadas por mecanismos IgE-mediados (como no caso dos antibióticos beta-lactâmicos), mas também podem ocorrer por outros mecanismos (p. ex.: alterações no metabolismo da ciclo-oxigenase, na hipersensibilidade aos anti-inflamatórios não esteroidais) (Tabela 6.2).[1]

As reações que ocorrem com intervalo superior a 1 hora, frequentemente 24-48 horas ou até alguns dias, são denominadas reações não imediatas, e se manifestam principalmente na pele (exantema maculopapular, eritema pigmentar fixo, dermatite de contato), mas podem acometer simultaneamente outros órgãos e sistemas (síndrome de Stevens-Johnson/necrólise epidérmica tóxica, síndrome de hipersensibilidade a drogas – DRESS), que também podem ser afetados de modo isolado (insuficiência renal, pneumonia, hepatite, anemia, neutropenia e trombocitopenia) (Tabela 6.2).[1,4]

Tabela 6.2: Intervalo de tempo típico entre o início do uso da droga e os primeiros sintomas (adaptado de Brockow et al., 2015)

Reação de hipersensibilidade	Intervalo de tempo
Urticária, asma, anafilaxia	Tipicamente em até 1 hora, em casos raros até 12 horas após a exposição*
Erupção maculopapular por droga	4-14 dias após o início do uso
PEGA	1-12 dias após o início do uso
SSJ/NET	4-28 dias após o início do uso
DRESS	semanas após o início do uso

** Exceto nas reações por anti-inflamatórios não esteroidais; PEGA: pustulose exantemática aguda generalizada; SSJ/NET: síndrome de Stevens-Johnson/necrólise epidérmica tóxica; DRESS:* rash *por drogas com eosinofilia e sintomas sistêmicos.*

Em ambos os tipos de reação, a presença de sinais de perigo justifica a retirada imediata da(s) droga(s) suspeita(s), tratamento de suporte apropriado e extrema cautela posteriormente durante a investigação. As Tabelas 6.3 e 6.4 mostram os sinais de perigo/gravidade que podem ser vistos clinicamente e aqueles que são observados por meio de exames complementares.[2]

Tabela 6.3: Sinais de perigo/gravidade nas RHD (adaptado de Chiriac e Demoly, 2014)

	Sinais de gravidade visíveis	Parâmetros de gravidade invisíveis
Reações imediatas	Início súbito de sintomas multissistêmicos (respiratórios, pele e mucosa) Redução da pressão sanguínea Dispneia Disfonia Sialorreia	Altos níveis de triptase sérica
Reações não imediatas	Gerais • Linfadenopatia • Febre > 38,5° C Órgão-específicas • Pele dolorosa • Acometimento cutâneo > 50% • Lesões em alvo atípicas • Erosão da mucosa • Bolhas e vesículas • Edema centrofacial • Pápulas purpúricas infiltradas, necrose cutânea	Alterações no hemograma • Citopenia • Eosinofilia Alteração da função hepática Alteração da função renal

Tabela 6.4: Sinais de perigo clínicos e biológicos que sugerem reações cutâneas ou sistêmicas graves (adaptado de Demoly et al., 2014)

Sinais de alerta	Procurar rapidamente por	
	Sinais, medições	Diagnóstico
Início súbito de sintomas multissistêmicos (respiratório, pele e mucosa)	Diminuição da pressão arterial	Anafilaxia
Dispneia inspiratória Disfonia Sialorreia		Edema de laringe
Pele dolorosa Lesões em alvo atípicas Erosões de mucosa (≥ 2 mucosas)	Bolhas e vesículas na pele Sinal de Nikolsky Hemograma (leucopenia, trombocitopenia) Função renal (aumento de ureia e creatinina)	SSJ/NET
Febre > 38,5 °C Acometimento cutâneo > 50% Edema centrofacial	Linfadenopatia (> 2 locais) Hemograma (eosinofilia, linfócitos atípicos) Função hepática (aumento das transaminases) Proteinúria	DRESS/SHD
Pápulas purpúricas infiltradas Necrose	Hemograma (excluir trombocitopenia) Função renal (proteinúria, aumento de ureia e creatinina) Hipocomplementemia	Vasculite

SSJ/NET: síndrome de Stevens-Johnson/necrólise epidérmica tóxica; DRESS/SHD: rash por drogas com eosinofilia e sintomas sistêmicos/síndrome de hipersensibilidade a drogas.

A presença de comorbidades também deve ser considerada. Doenças graves como cardiopatias, nefropatias ou doenças hepáticas podem se agravar durante uma reação de hipersensibilidade. Do mesmo modo, algumas doenças podem piorar com o uso de medicamentos, como na asma induzida por AAS e na urticária crônica exacerbada por AINEs. Infecções crônicas, especialmente a infecção pelo vírus HIV, estão diretamente relacionadas às reações de hipersensibilidade tardias a determinadas classes de medicamentos.[2]

As RHD são mais comuns em adultos do que em crianças, e o tipo de droga envolvida na reação pode variar, embora os AINEs e antibióticos beta-lactâmicos sejam os mais frequentemente imputados em todas as faixas etárias.[8] Assim, a idade em que ocorreu a primeira reação deve ser verificada corretamente. Esse dado também é importante no planejamento da investigação, especialmente naquele adulto que apresentou uma reação durante a infância, em que seria questionada a validade dos testes diagnósticos, já que poderia ter ocorrido uma "perda da sensibilização". No entanto, o que se observa é que a positividade dos testes cutâneos não é diferente ao se comparar adultos que tiveram a reação na infância com aqueles que apresentaram o quadro durante a vida adulta.[9]

O conhecimento de todas as drogas utilizadas pelo paciente no momento da reação é fundamental, uma vez que qualquer droga está sujeita a apresentar efeitos adversos. No entanto, existem drogas com maior ou menor risco de desencadear uma reação de hipersensibilidade.

Cada classe de medicamentos está, de certo modo, relacionada a determinados padrões de reação (Tabela 6.5), e isso também deve ser considerado. Quando a reação ocorre durante o uso de duas ou mais drogas simultaneamente, uma "linha do tempo" é um recurso bastante útil para ajudar a definir quais as drogas que podem estar mais ou menos relacionadas. Uma RHD pode ocorrer após o uso de uma medicação por vários anos, mas também dias após a descontinuação de determinada droga. As reações a múltiplos medicamentos são pouco frequentes, e na maioria das vezes existe apenas uma droga ou uma classe diretamente relacionada aos sintomas.[4]

Tabela 6.5: Padrões clínicos das reações adversas a drogas imunológicas e não imunológicas (adaptado de Mirakian et al., 2009)

Reações sistêmicas	
Anafilaxia	Antibióticos, bloqueadores neuromusculares, contrastes radiológicos, proteínas recombinantes, vitamina B intravenosa (p. ex.: tiamina), extratos alergênicos
Doença do soro	Antibióticos, alopurinol, tiazidas, pirazolonas, vacinas, fenitoína
Lúpus-*like*	Procainamida, hidralazina, isoniazida, minociclina, clorpromazina, infliximabe, etanercept, antibióticos beta-lactâmicos, propranolol, estreptoquinase, sulfonamidas, AINEs
Esclerodermia-*like*	Bleomicina
Poliangeíte microscópica	Anfetaminas
DRESS (*rash* por drogas com eosinofilia e sintomas sistêmicos) ou síndrome de hipersensibilidade a drogas (SHD)	Anticonvulsivantes (particularmente carbamazepina, fenobarbital e fenitoína), alopurinol, sulfonamidas, dapsona, minociclina, sais de ouro
Necrólise epidérmica tóxica	Anticonvulsivantes, AINEs, alopurinol, corticosteroides, moxifloxacino
Síndrome de Stevens-Johnson	Sulfonamidas, nevirapina, anticonvulsivantes, alopurinol, corticosteroides, AINEs (especialmente piroxicam), lamotrigina, minociclina
Reações órgão-específicas	
Cutâneas	
Urticária/angioedema	Antibióticos, proteínas recombinantes, inibidores da ECA, anticonvulsivantes, AINEs, bloqueadores neuromusculares, estatinas, analgésicos narcóticos, antifúngicos azóis
Pênfigo foliáceo	Penicilamina
Púrpura	AINEs, sulfonamidas, alopurinol, carbamazepina, varfarina, corticosteroides, minociclina, fenobarbital
Rash maculopapular	Ampicilina, outros antibióticos e diversas outras drogas
Dermatite de contato	Antibióticos tópicos, anti-histamínicos tópicos, corticosteroides, excipientes (p. ex.: parabenos)
Fotodermatite	Griseofulvina, sulfonamidas, tetraciclina, amiodarona, isotretinoína, furosemida, todos os antipsicóticos, barbitúricos, inibidores da ECA, nifedipino, piroxicam

Continua

Continuação

Reações órgão-específicas	
Cutâneas	
Pustulose exantemática aguda generalizada	Antibióticos, antimicóticos (p. ex.: griseofulvina, nistatina, itraconazol), AAS, paracetamol, alopurinol, bloqueadores de canais de cálcio
Erupção fixa por droga	Agentes antibióticos (p. ex.: sulfonamida e tetraciclina), AINEs (p. ex.: ibuprofeno, paracetamol, AAS), sedativos (p. ex.: barbitúricos e benzodiazepinas), dapsona, quimioterápicos, citocinas, anticonvulsivantes, agentes psicotrópicos, anestésicos locais do grupo amida
Eritema multiforme	Carbamazepina, fenitoína, abacavir
Pulmonar	
Asma	AINEs/AAS, beta-bloqueadores, inibidores da ECA, opiáceos
Tosse	Inibidores da ECA
Pneumonite intersticial	Bleomicina, metotrexato, ciclofosfamida, ouro, penicilamida, nitrofurantoína, AINEs, amiodarona, inibidores da ECA, beta-bloqueadores, fenitoína, GM-CSF
Eosinofilia pulmonar	AINEs, penicilina, minociclina, nitrofurantoína, metotrexate, sulfassalazina, amiodarona, inibidores da ECA, beta-bloqueadores, fenitoína, bleomicina, sulfonamidas, contrastes iodados
Hepático	
Colestase hepática	Fenotiazinas, carbamazepina, eritromicina, drogas antituberculose
Hepatite hepatocelular	Metildopa, halotano, isoniazida, ouro, alopurinol
Renal	
Nefrite intersticial	Meticilina, AINEs, sulfonamidas, inibidores de bomba de prótons
Nefrite membranosa	Ouro, penicilamina, inibidores da ECA, AINEs, ciclosporina, gentamicina
Hematológico	
Anemia hemolítica	Penicilina, cefalosporinas, ácido mefenâmico, metildopa
Trombocitopenia	Heparina, sulfonamidas, quinino, cefalosporinas, tiazidas, sais de ouro
Neutropenia	Penicilina, cefalosporinas, anticonvulsivantes, tiouracil, sais de ouro
Cardíaco	
Doença valvular	Ergotamina, agonistas de dopamina
Musculoesquelético/neurológico	
Polimiosite	Tiouracil
Miastenia grave	Penicilamina
Meningite asséptica	AINEs, antimicrobianos, vacinas

O uso de um questionário padronizado auxilia na coleta das informações mais importantes, enfatizando o *status* clínico (envolvimento cutâneo e sistêmico) e incluindo marcadores laboratoriais (hemograma, funções hepática e renal) e testes cutâneos e de provocação. Embora pareça complicado num primeiro momento, seu preenchimento não demora mais do que 5 minutos, e a sua utilização torna o raciocínio clínico diante desses casos mais fácil e lógico. Além disso, o uso de um questionário padronizado permite a comparação de dados de diferentes centros e de pacientes atendidos por diferentes médicos, o que pode ser extremamente útil ao se estudar determinado padrão de reação.[10]

Dentre os dados que devem ser obtidos com o questionário, estão os antecedentes familiares do paciente. Embora nem sempre valorizadas, essas informações são de extrema importante. Hoje já se conhece uma série de padrões de reações em que pode existir um componente genético associado. Assim, devemos considerar que, em alguns casos, uma história familiar de RHD a determinada droga poderia aumentar o risco de uma reação semelhante nos descendentes (ver Capítulo 3 – Genética das Reações de Hipersensibilidade às Drogas). Além disso, a ocorrência de doenças importantes na família nos obriga a avaliar a presença das mesmas no paciente investigado, uma vez que as comorbidades podem tanto estar relacionadas diretamente com a reação, como mencionado anteriormente, mas também interferir na execução dos procedimentos diagnósticos.[1]

Mesmo com o auxílio de ferramentas específicas, como o questionário padronizado, na prática clínica muitas vezes nos deparamos com situações difíceis, como por exemplo quando o paciente chega ao consultório com o quadro em remissão e sem apresentar qualquer lesão. Recentemente, com o advento dos *smartphones*, que permitem o registro da reação por meio de fotos ou pequenos filmes, conseguimos ter uma boa ideia do que aconteceu. Outras vezes, no entanto, não temos qualquer registro visual das lesões, e dependemos apenas da descrição realizada pelo paciente, o que em boa parte das vezes não nos permite chegar a conclusão nenhuma. Conhecer o tratamento efetuado e se houve resposta ou não, e em quanto tempo, também ajudam a definir o mecanismo possivelmente envolvido na reação.

De maneira geral, com todas as informações obtidas na história clínica, é possível definir as hipóteses diagnósticas, os mecanismos envolvidos, e planejar a investigação (Quadro 6.1). Diversos estudos já demonstraram que a história clínica isolada, embora de suma importância, na maior parte das vezes não é suficiente para se confirmar uma RHD.[1,2] Devemos ter o máximo cuidado de não "rotular" o paciente como alérgico a um determinado medicamento sem antes proceder com a investigação adequada. Um diagnóstico equivocado pode elevar o custo do tratamento com o uso de medicações alternativas. Além disso, as alternativas disponíveis nem sempre podem ser as mais adequadas para o tratamento daquela doença, podendo apresentar menor eficácia ou maior frequência de eventos adversos.[1]

Quadro 6.1: Informações que devem ser obtidas na avaliação clínica (baseado em Brockow et al., 2015)

A. Manifestações clínicas
• Documentação das manifestações clínicas e/ou órgãos/sistemas acometidos (pele, respiratório, cardiovascular, gastrintestinal, rins, fígado) • Descrição precisa dos achados clínicos e morfológicos (particularmente nas reações com manifestações em pele/mucosas), além da documentação fotográfica • Sintomas gerais: febre e fadiga • Curso da reação (relação temporal do início dos sintomas com o uso da droga, duração da reação, alterações morfológicas da reação) • Exames laboratoriais (alterações no hemograma, como eosinofilia, neutrofilia, trombocitopenia; alterações nas funções renal e hepática; alterações nos níveis de triptase) • Quando apropriado, achados histológicos (principalmente nas reações cutâneas)

Continua

Continuação

B. Fatores adicionais associados com a reação • Doença aguda no momento da reação (p. ex.: infecções) • Cofatores para doenças alérgicas (estresse, exercício, ingestão de alimentos, consumo de álcool, exposição a luz ultravioleta)
C. Documentação das drogas utilizadas relacionadas temporalmente com a reação • Indicação para o uso da droga • Nome comercial e genérico • Via de administração • Ingredientes (substâncias ativas e excipientes) • Duração do uso • Dose • Tolerância no caso de uso pregresso ou repetido
D. História geral do paciente e achados clínicos • Dados básicos (gênero, idade, profissão) • Reações de hipersensibilidade conhecidas • Reações semelhantes na ausência da droga suspeita • Atopia, alergia/intolerância alimentar • Doenças predisponentes (asma, polipose nasal, urticária crônica, mastocitose, infecções) • Outras doenças atuais ou prévias • Tabagismo, etilismo, uso de drogas ilícitas • Medicações em uso
E. Cronologia da RHD • Intervalo em relação ao uso da droga • Primeiros sintomas • Curso e resolução • Medidas terapêuticas e resposta em relação ao curso clínico
F. Diagnóstico e classificação fisiopatológica em relação a reação clínica considerada • Morfologia e sintomas • Tempo e curso da reação

A investigação de uma RHD deve ter como objetivo a confirmação do diagnóstico, identificando-se a droga responsável pela reação, ou então a definição de uma alternativa terapêutica eficaz e segura.[1] Para isso, exames laboratoriais, testes cutâneos e testes de provocação poderão ser realizados (ver Capítulos 10 – Testes Cutâneos nas Reações Imediatas e Tardias, e 11 – Testes de Provocação nas Reações de Hipersensibilidade a Drogas) (Quadro 6.2). Em casos específicos, principalmente naqueles em que a droga imputada é de extrema importância e não existem alternativas eficazes, a dessensibilização é indicada (ver Capítulo 27 – Dessensibilização).[1,6]

Quadro 6.2: Critérios para investigação de uma suspeita de reação de hipersensibilidade a droga (baseado nas informações de Demoly et al., 2014)

Quando a investigação deve ser realizada?
A. Quando existe uma história prévia de RHD e a droga é necessária, não havendo uma alternativa igualmente eficaz e estruturalmente não relacionada, e a razão risco/possível benefício é positiva a. Para a maioria dos pacientes com RHD por beta-lactâmicos, AINEs e anestésicos locais b. Para outros quando as drogas são necessárias (dependendo de uma necessidade médica individual)
B. Quando existe uma história prévia de RHD grave para outras drogas (o melhor modo de proteger o paciente é encontrando os agentes culpados pela reação)
Quando a investigação não deve ser realizada?
A. Casos sem causalidade com a RHD: a. Sintomatologia não compatível b. Cronologia não compatível c. Droga voltou a ser usada sem reação d. Reação semelhante sem o uso da droga e. Diagnósticos alternativos (p. ex.: erupção por herpesvírus, urticária crônica)

Para provocação com drogas, sempre que a reação for muito grave: reações não controláveis e reações graves com risco de vida

REFERÊNCIAS BIBLIOGRÁFICAS

1. Demoly P, Adkinson NF, Brockow K, Castells M, Chiriac AM, Greenberger PA, et al. International Consensus on DRUG Allergy. Allergy 2014; 69:420–37.
2. Chiriac AM, Demoly P. Drug Allergy Diagnosis. Immunol Allergy Clin N Am 2014; 34:461–71.
3. Messaad D, Sahla H, Benahmed S, Godard P, Bousquet J, Demoly P. Drug provocation tests in patients with a history suggesting an immediate drug hypersensitivity reaction. Ann Intern Med 2004; 140:1001–6.
4. Mirakian R, Ewan PW, Durham SR, Youlten LJF, Dugué P, Friedmann PS, et al. BSACI guidelines for the management of drug allergy. Clin Exp Allergy 2009; 39:43–61.
5. Pichler WJ, Daubner B, Kawabata T. Drug hypersensitivity: Flare-up reactions, cross-reactivity and multiple drug hypersensitivity. J Dermatol 2011; 38:216–21.
6. Brockow K, Przybilla B, Aberer W, Bircher AJ, Brehler R, Dickel H, et al. Guideline for the diagnosis of drug hypersensitivity reactions. Allergo J Int 2015; 24:94–105.
7. Ensina LF, Fernandes FR, Di Gesu G, Malaman MF, Chavarria ML, Bernd LAG. Reações de hipersensibilidade a medicamentos. Rev Bras Alergol Imunopatol 2009;32:42–7.
8. Jares EJ, Sanchez-Borges M, Cardona-Villa R, Ensina LF, Arias-Cruz A, Gómez M, et al. Multinational experience with hypersensitivity drug reactions in Latin America. Ann Allergy Asthma Immunol 2014; 113:282–9.
9. Rubio M, Bousquet PJ, Gomes E, Romano A, Demoly P. Results of drug hypersensitivity evaluations in a large group of children and adults. Clin Exp Allergy 2011; 42:123–30.
10. Demoly P, Kropf R, Bircher A, Pichler WJ. Drug hypersensitivity: questionnaire. EAACI interest group on drug hypersensitivity. Allergy 1999; 54:999–1003.

capítulo 7

Síndrome de hipersensibilidade induzida por droga (DRESS)

• André de Castro Pinho
• Margarida Gonçalo

APRESENTAÇÃO CLÍNICA E INVESTIGAÇÃO

Introdução

A síndrome de hipersensibilidade induzida por droga (SHID) é uma reação adversa medicamentosa rara e potencialmente fatal, caraterizada por uma erupção cutânea generalizada, febre, adenopatias, alterações hematológicas como hipereosinofilia e linfocitose atípica, além de dano multiorgânico.[1]

Muito provavelmente, a constelação de achados clínicos e laboratoriais que caraterizam essa reação idiossincrásica resulta de interações entre fármaco(s) e a reativação de herpesvírus (HHV-6, HHV-7, EBV e CMV). Assim, a SHID pode ocorrer nos indivíduos mais suscetíveis à imunossupressão induzida por alguns fármacos, e/ou à reativação viral farmacoinduzida, ou em indivíduos geneticamente suscetíveis para determinados fármacos (tais como o HLA-B*58:01 e o alopurinol e o HLA-B*57:01 e o abacavir).[2,3]

A SIHD tem um período de latência superior ao da maioria das toxidermias, habitualmente entre 2 e 6 ou 8 semanas, e cursa frequentemente com reativações tardias, mesmo após a suspensão do fármaco imputável.[1,2]

Os primeiros relatos dessa entidade remontam ao início da década de 1930, associados ao uso de fenitoína ou seus derivados, seguindo-se nas décadas seguintes descrições de casos induzidos pela carbamazepina, motivo pelo qual ficou conhecida como *síndrome de hipersensibilidade aos anticonvulsivantes*.[4]

Uma vez que, a par de uma eritrodermia esfoliativa, as adenopatias com um aspecto histológico linfomatoide eram um achado constante e na pele se observava frequentemente um infiltrado cutâneo linfomononuclear denso, por vezes com células atípicas, Saltztein propôs também a designação *pseudolinfoma induzido por fármacos*.[4,5]

A posterior constatação de que outros fármacos, tais como sulfonamidas, alopurinol e antirretrovirais, podiam desencadear erupções cutâneas semelhantes às dos anticonvulsivantes e que, frequentemente, coexistiam hipereosinofilia e sintomatologia sistémica aguda, levou Bocquet a propor, em 1996, a designação *Drug Rash with Eosinophilia and Systemic Symptoms* (DRESS) e a definir os primeiros critérios para essa entidade.[5,6]

Dado que o grau de envolvimento cutâneo é variável e que uma reação inflamatória multiorgânica está frequentemente presente, o *R* do acrônimo DRESS passou a significar *reaction*, em vez de *rash.* Esta foi a terminologia adotada pelo grupo RegisSCAR (International Registry of Severe Cutaneous Adverse Reactions) para designar essa entidade.[7]

Uma outra denominação mais abrangente, utilizada sobretudo pelo grupo de consenso Japonês (J-SCAR, Japanese Research Committee on Severe Cutaneous Adverse Reaction) é a de síndrome de hipersensibilidade induzida por droga (do inglês, *Drug-Induced Hypersensitivity Syndrome*), sendo esse o termo adotado neste capítulo.[8]

A panóplia de termos utilizados para definir esse padrão de toxidermia grave denota, assim, a variabilidade da sua expressão clínica e, consequentemente, a dificuldade em estabelecer critérios diagnósticos uniformes.

Este capítulo tem como objetivos

1. Discutir os aspectos mais relevantes das manifestações clínicas e alterações laboratoriais da SHID;
2. Apresentar os critérios de diagnóstico mais utilizados pela comunidade científica; e
3. Realçar os métodos de investigação inicial e complementares, com a finalidade de estabelecer um nexo de causalidade entre fármaco e toxidermia.

Apresentação

Manifestações gerais e cutaneomucosas

A apresentação clínica do SHID é heterogênea e inclui tipicamente, mas não invariavelmente, atingimento cutâneo e sistêmico. Pelo longo período de latência das alterações clínicas e laboratoriais, o diagnóstico é muitas vezes tardio, requerendo um alto índice de suspeição.

Sintomas prodrômicos como prurido, mal-estar e febre (38-40 °C) podem preceder em vários dias as alterações cutâneas.[2,4]

A pele é primariamente afetada por um exantema composto por máculas e pápulas eritematosas e confluentes, como exantema morbiliforme, que tipicamente se inicia pela face, tronco e raiz dos membros (Figura 7.1A e B). Nesta fase, o exantema pode ser indistinguível dos exantemas virais ou das erupções máculo-papulares (EMP) por drogas, menos severas e bem mais frequentes.[9]

A par das lesões cutâneas, observa-se deterioração do estado geral e surgem as primeiras adenopatias periféricas, com tumefação e dor cervical, axilar ou inguinal, por vezes acompanhadas de sinais de artrite.[10] O exantema pode posteriormente generalizar, com lesões mais edematosas ou urticariformes e infiltradas, com acentuação folicular, levando a uma eritrodermia (Figura 7.2), quando mais de 90% da superfície corporal está afetada, e a descamação.[4,9,10]

O edema da face com acentuação periorbitária e o edema dos pavilhões auriculares (Figura 7.3) e das extremidades são outros sinais que se deve evocar o diagnóstico de SHID.[4,5]

Além das lesões máculo-papulares, outras lesões podem estar presentes, como alvos típicos (semelhantes ao do eritema multiforme clássico) (Figura 7.4) e atípicos, pústulas monomórficas (Figura 7.5), lesões purpúricas (Figura 7.6) ou descolamentos bolhosos de dimensões variáveis (Figura 7.7A), o que pode dificultar o diagnóstico diferencial com outras toxidermias, como Síndrome de Stevens-Johnson/Necrólise Epidérmica Tóxica (SSJ/NET) (Figura 7.8), pustulose exantemática aguda generalizada (Figura 7.9) ou vasculite de pequenos vasos.[4,10]

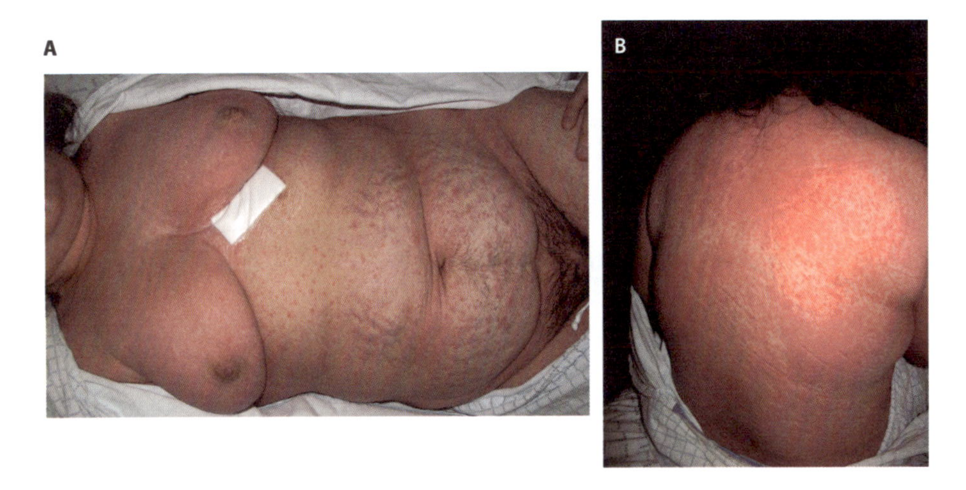

Figura 7.1: A: SHID induzido pela carbamazepina com exantema morbiliforme ao nível do tronco e raiz dos membros inferiores; B: Lesões maculopapulares com tendência para confluência no dorso.

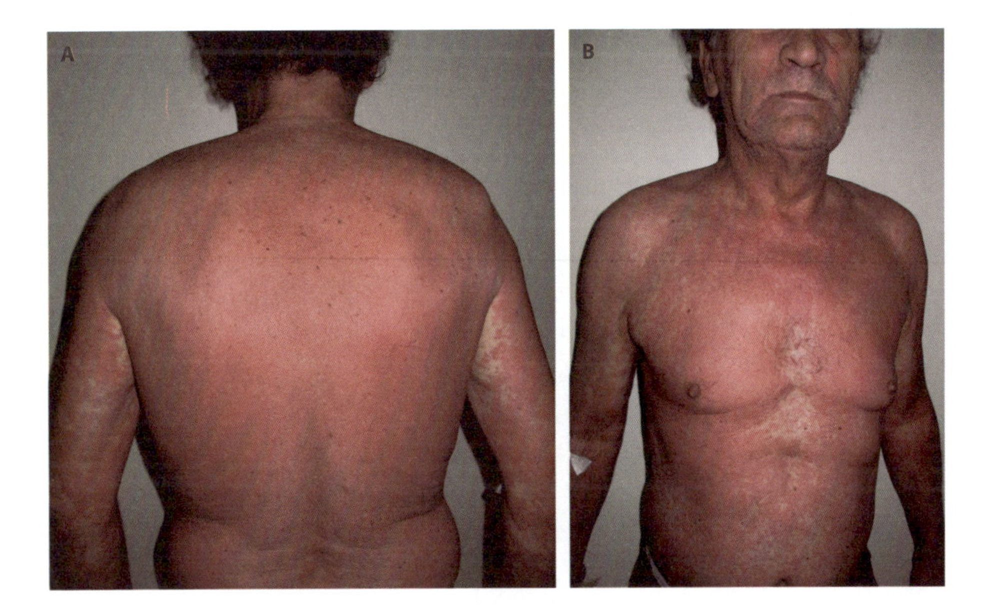

Figura 7.2: A: SIHD induzido por alopurinol, com exantema máculo-papular em progressão para eritrodermia; B: Lesões infiltradas e edematosas ao nível do tórax e abdômen.

Ainda assim, perante um quadro de exantema morbiliforme que afete mais de 50% da superfície corporal, combinado com pelo menos dois dos seguintes achados: edema facial, lesões infiltradas, descamação e púrpura, o índice de suspeição de SHID deve ser alto.[2,5]

As mucosas podem ser afetadas na SHID, com dor e inflamação, mas ao contrário do SSJ/NET, apenas uma localização costuma ser atingida, mais frequentemente sob a forma de queilite (Figura 7.7B) ou eritema faríngeo, e sem progressão para erosão franca.[10]

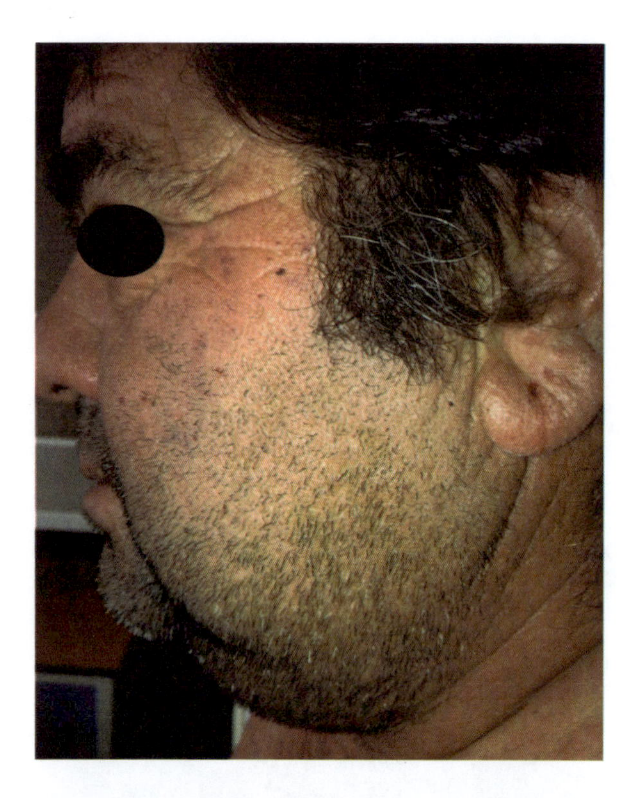

Figura 7.3: Edema da face e dos pavilhões auriculares, com descamação, no contexto de SHID ao alopurinol.

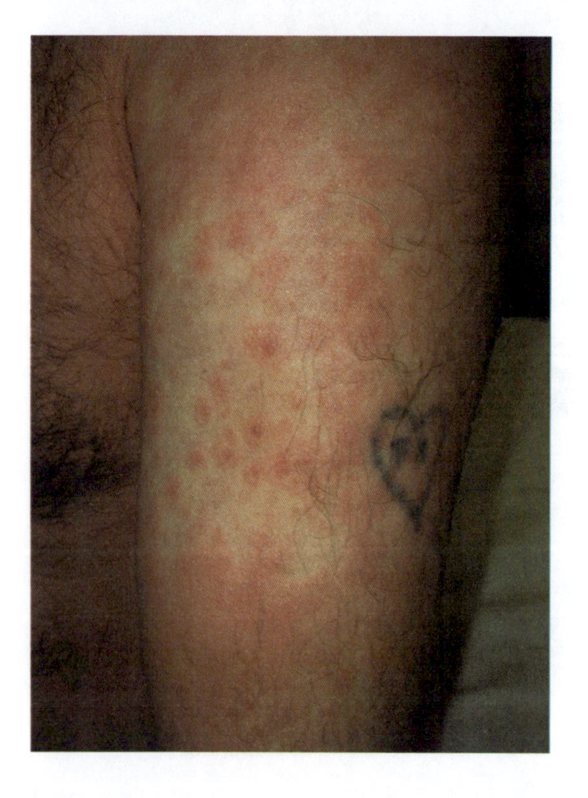

Figura 7.4: Detalhe de alvos típicos e atípicos no braço esquerdo de paciente com SHID à carbamazepina.

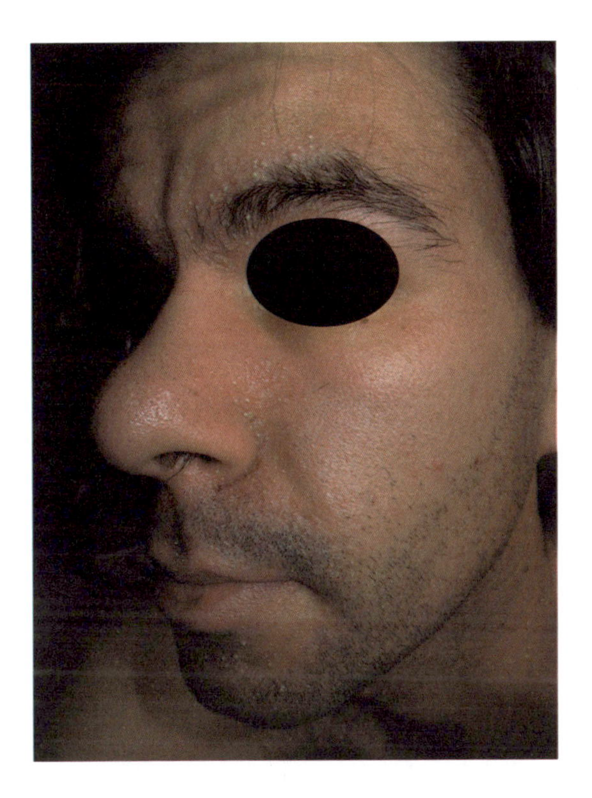

Figura 7.5: Pústulas monomórficas ao nível da face em paciente com SHID ao alopurinol.

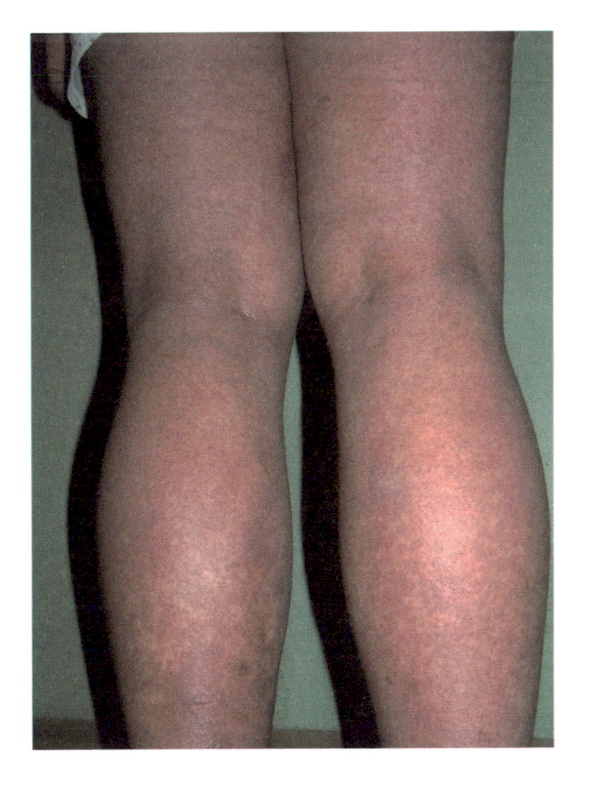

Figura 7.6: Lesões com caráter purpúrico ao nível dos membros inferiores em SHID ao alopurinol.

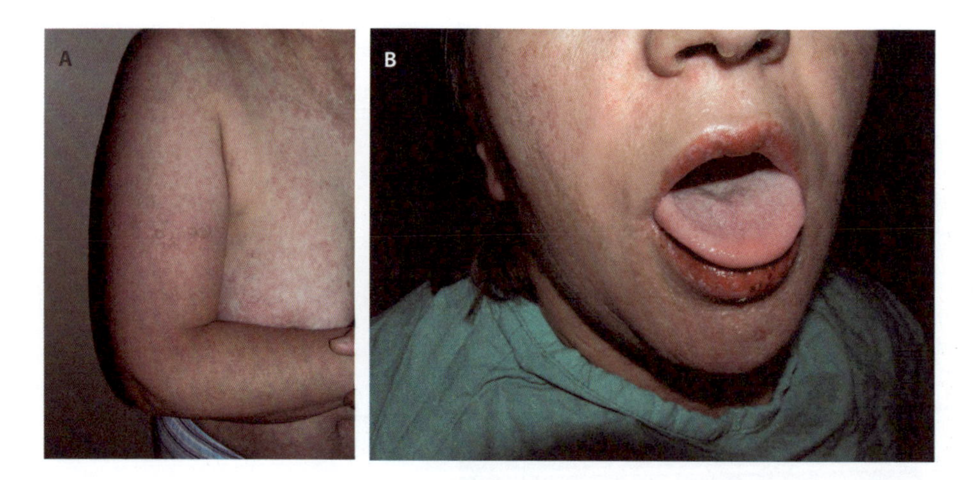

Figura 7.7: A: Pequenos descolamentos bolhosos na face externa do braço direito que surgiram apenas no final da segunda semana de evolução do exantema; B: Erosões superficiais no vermelhão dos lábios, mas que poupam a língua e a mucosa oral, no mesmo caso de SHID ao alopurinol.

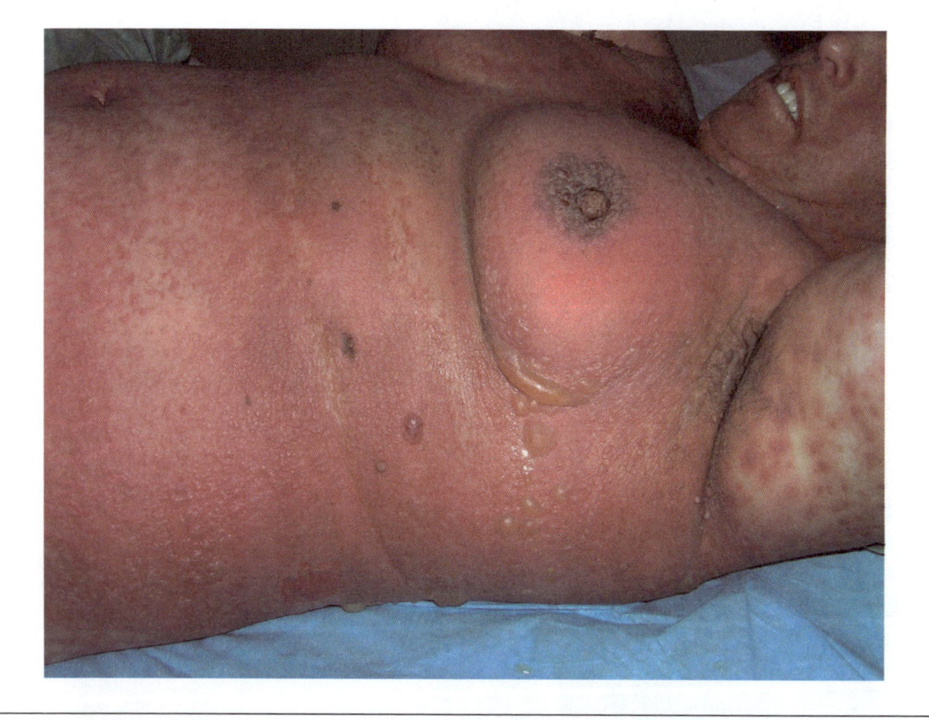

Figura 7.8: Necrólise epidérmica tóxica em pacinte, tratada com carbamazepina, após cirurgia a meningioma. Descolamentos bolhosos extensos e pequenas áreas desnudadas da pele ao 3º dia de evolução da NET e que se associam a alvos atípicos à periferia das áreas com necrólise epidérmica e erosões da mucosa oral e ocular.

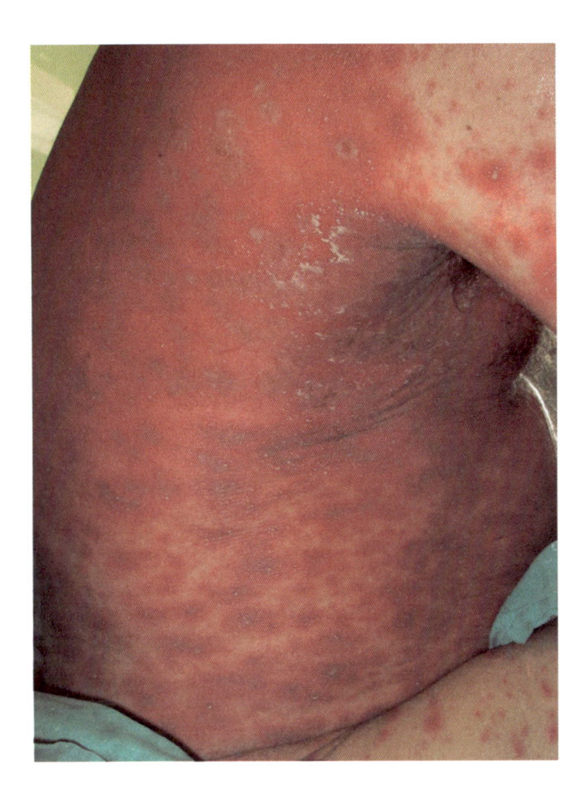

Figura 7.9: Pustulose exantemática aguda generalizada à ciprofloxacina. Pústulas confluentes formando lagos de pus anulares ao nível das axilas e tronco.

Uma vez interrompidos os fármacos suspeitos de causar SHID e iniciada terapia tópica e/ou sistêmica, o exantema tende a remitir com descamação generalizada, mas *flares* das lesões cutâneas podem surgir tardiamente, com relação com o desmame de corticosteroides, reativação viral ou administração de outros fármacos, aparentados ou não com o fármaco imputável.[1,10]

Manifestações extracutâneas

O envolvimento multiorgânico é um aspeto distintivo da SHID, sendo a principal causa de morbidade e levando a uma mortalidade estimada de 10-20%.[5] A par das alterações no sistema hematológico e linfático, por ordem decrescente de frequência, o fígado, os rins, os pulmões e o coração são os órgãos sólidos mais atingidos. Menos frequentemente, pode ocorrer atingimento neurológico, digestivo e endocrinológico, comportando risco de complicações tardias graves.[2,4]

Em nível hematológico, a linfocitose com linfócitos circulantes atípicos (ativados, semelhantes aos encontrados na mononucleose infecciosa) e a eosinofilia (> 700 eosinófilos/µL ou > 10% do total de leucócitos circulantes), são observados, respetivamente, em 25-63% e 48-95% dos casos.[10,11] No entanto, o aumento nas contagens de eosinófilos geralmente só se observa tardiamente no curso da SHID, sendo essas células as responsáveis por grande parte do dano visceral, pela toxicidade das suas proteínas granulares. No entanto, nos estádios inicias do SHID pode ser detectada linfopenia (em até 52% dos casos) e hipogamaglobulinemia e trombocitopenia transitórias, o que sugere um estado de imunossupressão induzido por fármacos (como anticonvulsivantes) e que pode favorecer a reativação e replicação viral, com dano a outros órgãos.[1] Excepcionalmente, a SHID pode ser complicada por síndrome hemofagocitário, 2 semanas após a erupção medicamentosa. A pancitopenia está associada a mau prognóstico.[1]

Como previamente referido, as adenopatias são um achado comum na SHID, estando presentes em até 75% dos casos, seja de modo limitado a um só território ou generalizado. Do ponto de vista histológico, o padrão de reação pode ser o de hiperplasia linfoide benigna, em que a arquitetura global do gânglio está preservada, ou um padrão em pseudolinfoma; neste último, há disrupção da normal arquitetura, à custa de um infiltrado polimórfico com figuras mitóticas de células atípicas, com plasmócitos, histiócitos e eosinófilos, e áreas de edema e necrose. Estes achados podem dificultar a distinção com o verdadeiro linfoma.[6,12]

O atingimento hepático pode ser observado em 50 a 87% dos casos, com incidência superior nas populações asiáticas em relação às europeias, e nos casos relacionados com a fenitoína, a dapsona e a minociclina. Caracteriza-se clinicamente como hepatomegalia palpável e (raramente) icterícia. O dano hepático pode ser do tipo hepatocelular (19%), colestático (37%) ou misto (27%), sendo mais comum aumentos da alanina aminotransferase (70 a 95%), fosfatase alcalina e da gama-glutamiltransferase, enquanto a hiperbilirrubinemia e aumento no tempo de protrombina, mais raros, são preditivos de falência hepática aguda.[13,14] Na maioria dos casos, as alterações analíticas são ligeiras e transitórias, havendo recuperação da hepatite sem medidas específicas. Excepcionalmente, pode ocorrer progressão para necrose hepática, com necessidade de transplante. Na verdade, a principal causa de morte na SHID é a falência hepática aguda.[5] A instalação da hepatite tem sido associada à reativação da infeção viral, sobretudo por HHV-6.[15] A biópsia hepática, típica no SHID, evidencia necrose de hepatócitos com infiltrado granulomatoso contendo eosinófilos.[4]

O rim é afetado em 11 a 53% dos casos, geralmente sob a forma de nefrite intersticial aguda, sendo menos comum a ocorrência de necrose tubular.[11] A idade avançada e os antecedentes de doença renal crônica são fatores predisponentes para atingimento renal e o alopurinol e, menos frequentemente, a carbamazepina e a dapsona são os fármacos mais vezes imputáveis. O envolvimento renal apresenta-se como aumento da creatinina sérica, proteinúria de novo, ou eosinófilos no sedimento urinário. Na maioria dos casos, observa-se apenas um agravamento ligeiro da função renal, mas em casos raros a nefrite intersticial pode progredir para falência renal, com necessidade de suporte dialítico.[10,11]

O envolvimento pulmonar manifesta-se por dispneia, polipneia, tosse não produtiva e redução da saturação arterial de oxigénio e pode ser complicado por pneumonite intersticial aguda, pneumonia intersticial linfocítica, pleurite e, em casos extremos, por síndrome de dificuldade respiratória aguda, necessitando de suporte ventilatório mecânico.[4] A minociclina é o fármaco que mais frequentemente leva a dano pulmonar. No lavado broncoalveolar podem ser encontrados eosinófilos e linfócitos T CD8+, específicos para o fármaco imputável.[4,16]

As complicações cardíacas da SHID incluem miocardite, pericardite e alterações da condução auriculoventricular. Clinicamente, o dano cardíaco manifesta-se por toracalgia, taquicardia, dispneia e hipotensão e pode observar-se o aumento do índice cardiotorácico na radiografia de tórax, alterações no eletrocardiograma (alterações no segmento ST-T, taquicardia, arritmia), aumento dos marcadores de necrose miocárdica e redução da fração de ejeção ventricular com eventual derrame pericárdico no ecocardiograma. A ampicilina e a minociclina são as principais causas de miocardite, que pode surgir meses após a descontinuação do fármaco causal. A miocardite de hipersensibilidade é uma variante com melhor prognóstico, geralmente autolimitada e responsiva à terapêutica imunossupressora. Pelo contrário, a miocardite necrosante eosinofílica aguda acarreta uma mortalidade superior a 50%, em virtude da disfunção severa da função ventricular, espessamento das paredes cardíacas e derrame pericárdico marcados.[4,17]

Raramente, sintomas neurológicos como cefaleias, convulsões, afasia, paresia de nervos cranianos, défices motores ou mesmo o coma podem estar presentes no contexto de meningite ou encefalite, que surgem habitualmente 2-4 semanas após o início da SHID, em provável relação com a reativação de HHV-6.[14]

A SIHD pode acometer o trato digestivo, com quadros de gastroenterite e desidratação. A ulceração digestiva por CMV pode ser responsável por hemorragia digestiva aguda, com necessidade de tratamentos endoscópicos (injetáveis, térmicos ou mecânicos). Raramente a SHID pode ser complicada por colite, enteropatia crônica ou pancreatite.[18]

Do sistema endocrinológico, a glândula tireoide pode ser envolvida sob o modo de tireoidite autoimune e "*sick euthyroid syndrome*". Deve, por isso, fazer-se doseamento seriado de T4 livre e hormônio tireoide estimulante (TSH) em doentes com SHID. Secreção inadequada de hormônio antidiurético e *diabetes mellitus* tipo 1 são outras complicações endocrinológicas raras, mas possíveis da SHID.[4]

O espectro das reações adversas cutâneas a fármacos (EMP-SHID)

Embora classicamente o SHID e as EMP por drogas fossem consideradas condições distintas, a evidência mais recente aponta para que essas duas entidades representem os extremos de um espetro de reações adversas cutâneas a fármacos.

Assim, se compreende que até ¼ dos doentes internados em um serviço de Dermatologia por toxidermia (dados do serviço dos autores) apresente um exantema morbiliforme, sintomatologia sistêmica e alterações laboratoriais que mais se aproximam daquelas observadas na SHID do que com o EMP por drogas, mas que, ainda assim, não são suficientes para ser classificadas como SHID de acordo com os critérios RegiSCAR.[19]

Estes casos podem ser categorizados como sobreposição SHID/EMP, ou mini-SHID e tanto podem ser induzidos por fármacos tipicamente responsáveis por SHID, como por EMP, nomeadamente alopurinol, anticonvulsivantes e antimicrobianos. Estes casos de sobreposição caraterizam-se por um tempo de latência intermédio entre EMP e SHID, um menor grau de envolvimento hepático, menor eosinofilia e achados histológicos (dermatite de interface, exocitose e espongiose) menos exuberantes que no SHID. Do ponto de vista cutâneo, a incidência de eritrodermia esfoliativa ou de edema da face é inferior àquela observada no SHID, mas superior às EMP por drogas sem envolvimento sistêmico.[19]

CRITÉRIOS DE DIAGNÓSTICO

Como constatado anteriormente, a heterogeneidade na forma de apresentação e no grau de envolvimento visceral na SHID têm dificultado a definição de critérios de diagnóstico fácil e universalmente aceitos e aplicáveis na prática clínica diária. Desde os primeiros critérios de SHID estabelecidos por Bocquet, dois grupos de consenso procuraram refinar os parâmetros necessários para confirmar o diagnóstico desta toxidermia, destacando-se o grupo internacional RegiSCAR e o grupo de consenso Japonês J-SCAR.[6-8]

O grupo RegiSCAR sugeriu que pacientes hospitalizados com quadros compatíveis com toxidermia têm que apresentar pelo menos 3 de 4 alterações, na ausência de outra causa, para ser evocada a possibilidade do diagnóstico de SHID:

- exantema agudo persistindo mais de 3 semanas;
- febre superior a 38 °C;
- adenopatias periféricas em pelo menos 2 localizações distintas;
- envolvimento de pelo menos 1 órgão interno (fígado, rim, pulmão, coração/músculo); e
- anomalias hematológicas (linfocitose, linfopenia, eosinofilia, ou trombocitopenia).

Posteriormente, de acordo com a classificação obtida num escore criado por esse grupo, em que alterações clínicas e laboratoriais são pontuadas de acordo com a sua magnitude, os pacientes podem ser classificados como casos de SHID definitivo (escore > 5), provável (escore 4-5), possível (escore 2-3), ou excluído (escore < 2) (Tabela 7.1). A principal vantagem desses critérios é permitir a inclusão de pacientes com quadros polimórficos, ao mesmo tempo que se tenta excluir outras condições que possam ser responsáveis pelo quadro clínico (hepatite viral, infeções por *Chlamydia* ou *Mycoplasma*, ou quadros de autoimunidade). Como desvantagens, pressupõem internação hospitalar e implicam informação ou dados laboratoriais que, por vezes, só tardiamente estão disponíveis, sendo mais prática a sua utilização no diagnóstico retrospectivo de SHID do que no contexto de urgência.

Tabela 7.1: Sistema de pontuação do RegiSCAR para diagnóstico de SHID/DRESS

Variável Escore	-1	0	1	Comentário
Febre ≥ 38,5 °C	Não/?	Sim		Episódios agudos
Adenopatias palpáveis		Não/?	Sim	> 1 cm, ≥ 2 localizações em lados diferentes
Eosinofilia ≥ 700/µL ou ≥ 10% se leucócitos < 4.000/µL		Não/?	Sim	Pontuar 2 se eosinófilos ≥ 1.500/µL ou ≥ 20% se leucócitos > 4.000/µL
Linfocitose atípica		Não/?	Sim	
Erupção cutânea				Início < 21 dias antes da hospitalização
Extensão > 50%		Não/?	Sim	
Sugestiva de SHID	Não	?	Sim	≥ 2 sintomas: Lesão purpúricas (que não pernas), edema facial, infiltração, descamação psoriasiforme
Resolução ≥ 15 dias	Não/?	Sim		
Biópsia sugestiva de SHID	Não	Sim/?		Contar -1 se compatível com outro diagnóstico histológico
Envolvimento visceral				Escore máximo 2, após exclusão de outras causas
Fígado: ≥ 1 critério		Não/?	Sim	ALT > 2 × LSN, em 2 ocasiões sucessivas BiL-D > 2 × LSN, em 2 ocasiões sucessivas AST, Bil-T, FA > 2 × LSN, numa ocasião
Rim: ≥ 1 critério		Não/?	Sim	Cr > 1,5 × valor base do doente, em 2 ocasiões sucessivas Proteinúria > 1 g/dia, hematúria, redução TFG
Pulmão: ≥ 1 critério		Não/?	Sim	Evidência de doença interstício pulmonar (TC, radiografia) Lavado broncoalveolar anormal Gases do sangue anormais
Coração/músculo: ≥ 1 critério		Não/?	Sim	CPK > 2 × LSN Aumento CPK-MM, CPK-MB Aumento da Troponina T (> 0,01 µg/L) ECG, EMG, radiografia, CT, RM anormais
Pâncreas		Não/?	Sim	Amílase/lipase > 2 × LSN
Outros órgãos		Não/?	Sim	Baço, tiroide, sistema nervoso central, trato digestivo
Exclusão de outras causas		Não/?	Sim	Escore 1 se ≥ 3 testes realizados forem negativos
Hepatite A, B, C				Se ≥ 2 testes negativos e 1 desconhecido: negativo

Continua

Continuação

Variável	Escore	-1	0	1	Comentário
Exclusão de outras causas			Não/?	Sim	Escore 1 se ≥ 3 testes realizados forem negativos
Mycoplasma/Chlamydia					Se ≥ 1 teste negativo e 1 desconhecido: negativo
Anticorpos antinucleares					
Hemoculturas					Colhidas dentro de 3 dias após admissão

Classificação final: < 2: caso excluído; 2-3: caso possível; 4-5: caso provável; > 5: caso definitivo; Legenda: ALT: alanina aminotransferase; AST: aspartato aminotransferase; Bil-D: Bilirrubina direta; Bil-T: bilirrubina total; CPK – creatina fosfocínase; CPK-MB: CPK tipo músculo/cérebro; CPK-MM – CPK tipo musculo; ECG: eletrocardiografia; EMG: eletromiografia; FA: fosfatase alcalina; LSN: limite superior do normal; TC: tomografia computorizada; TFG: taxa de filtração glomerular; ?: desconhecido/não avaliável;

O grupo de consenso Japonês estabeleceu 7 critérios diagnóstico de SHID, alguns similares aos do RegiSCAR, mas em que a reativação do HHV-6 é um aspeto distintivo. Quando os 7 critérios estão presentes o diagnóstico de SIHD típico é estabelecido; o diagnóstico de SHID atípico ou provável é estabelecido nos casos com a apresentação clínica típica, (equivalente aos 5 primeiros critérios), mas nos quais a reativação de HHV-6 não foi detetada. Os critérios deste grupo são mais facilmente aplicáveis em contexto extra-hospitalar, ainda que nem sempre seja fácil documentar a reativação de HHV-6. Adicionalmente, esses critérios são validados apenas para um número limitado de fármacos (Tabela 7.2).

Tabela 7.2: Critérios diagnóstico de SHID do grupo de consenso japonês

1	Exantema maculo-papular com evolução > 3 semanas após início de um dos seguintes fármacos (carbamazepina, fenitoína, fenobarbital, zonisamida, mexiletine, dapsona, sulfassalazina e alopurinol)
2	Curso clínico prolongado, 2 semanas após descontinuação do fármaco causal
3	Febre > 38 °C
4	Alterações hepáticas (alanina aminotransferase > 100 U/L)**
5	Alterações leucocitárias (pelo menos 1 presente) Leucocitose (11.000/μL) Linfocitose atípica (> 5%) Eosinofilia (> 1.500/μL)
6	Adenopatias palpáveis
7	Reativação de HHV-6

*O diagnóstico é confirmado pela presença dos 7 critérios (SIHD típico) ou pela presença de 5 critérios (SHID atípico); Legenda: **: Pode ser contabilizado o dano de outro órgão, nos casos em que o fígado não foi acometido (por exemplo rim).*

INVESTIGAÇÃO

O objetivo da investigação nos casos de SHID é não só confirmar o diagnóstico desta toxidermia, excluindo outras condições que possam mimetizar SHID, mas também ajudar a estabelecer um nexo de causalidade entre o fármaco imputável e o quadro de hipersensibilidade medicamentosa.

Da investigação inicial dos quadros suspeitos de SHID, tendo em conta o exposto nas secções anteriores, os autores sugerem a realização dos seguintes exames:

- Hemograma com leucograma e exame do esfregaço sanguíneo;
- Marcadores inflamatórios: velocidade de hemossedimentação (VHS) e proteína C reativa;
- Provas de função hepática, creatinina sérica, exame sumário de urina, marcadores de dano muscular/cardíaco (CPK, CPK-MB, troponina I);
- Sorologias de hepatite A, B e C;
- Anticorpos antinucleares (ANAs);
- Teste para infeções por herpes vírus: Sorologias seriadas para HHV-6, HHV-7, EBV, CMV e pesquisa repetida de ADN de HHV-6 no sangue;
- Biópsia cutânea;
- Radiografia torácica, eletrocardiograma;
- O estudo adicional (p. ex.: TC torácica, ultrassonografia abdominal, RMN cranioencefálica, endoscopia digestiva, ecocardiograma) deve ser realizado em função das alterações clínicas ou laboratoriais.

Biópsia cutânea

Embora do ponto de vista da histologia cutânea o SHID não apresente nenhuma caraterística distintiva, quando comparado com a EMP por drogas, alguns achados histológicos têm sido detetados mais frequentemente na SHID.

Tal como na EMP, também na SHID é habitual encontrar-se um infiltrado inflamatório linfomononucleado ao nível da derme superficial e média, com distribuição perivascular, acompanhado de uma densidade variável de eosinófilos e extravasamento de eritrócitos. Ocasionalmente, o infiltrado inflamatório pode conter linfócitos atípicos e ser denso o suficiente para ser confundido com linfoma cutâneo epidermotrópico (Figura 7.10). Na epiderme, pode ser observada dermatite de interface com vacuolização da membrana basal, espongiose e exocitose de linfóticos levando à formação de vesículas, além de acantose e queratinóticos apoptóticos ou necróticos (Figura 7.11).[4,5,15]

Do mesmo modo que do ponto de vista clínico, parece existir um *continuum* entre a EMP por drogas e a SHID; também do ponto de vista histológico isso parece acontecer. Assim, a dermatite de interface e um infiltrado inflamatório mononucleado denso são mais comuns na SHID, do que na sobreposição EMP/SHID e na EMP por drogas.[19,20] Curiosamente, a intensidade do infiltrado inflamatório na pele e a necrose dos queratinócitos parecem correlacionar-se com a intensidade da citólise hepática.[20,21]

Nexo de causalidade

Os fármacos iniciados há menos de 2 semanas, ou mais do que 3 meses antes do início do quadro cutâneo, serão pouco provavelmente responsáveis pela SHID. Pelo contrário, os fármacos administrados, e sobretudo iniciados, 2 a 8 semanas antes do início do SHID são os que podem ser imputáveis com maior probabilidade e devem ser descontinuados.

Historicamente, os anticonvulsivantes (fenitoína, carbamazepina, fenobarbital e lamotrigina, sobretudo quando combinada com valproato de sódio), as sulfonamidas (dapsona, sulfassalazina e cotrimoxazol) e o alopurinol são os principais fármacos causadores de SHID. No entanto, a SHID tem sido atribuída a outros medicamentos, tais como antirretrovirais (abacavir, raltegravir), antibióticos (ampicilina, minociclina, vancomicina), ou anti-inflamatórios não esteroides (ibuprofeno, naproxeno), sendo expectável que a lista continue a aumentar, com a maior sensibilidade dos clínicos para esta entidade (Tabela 7.3).[1,4]

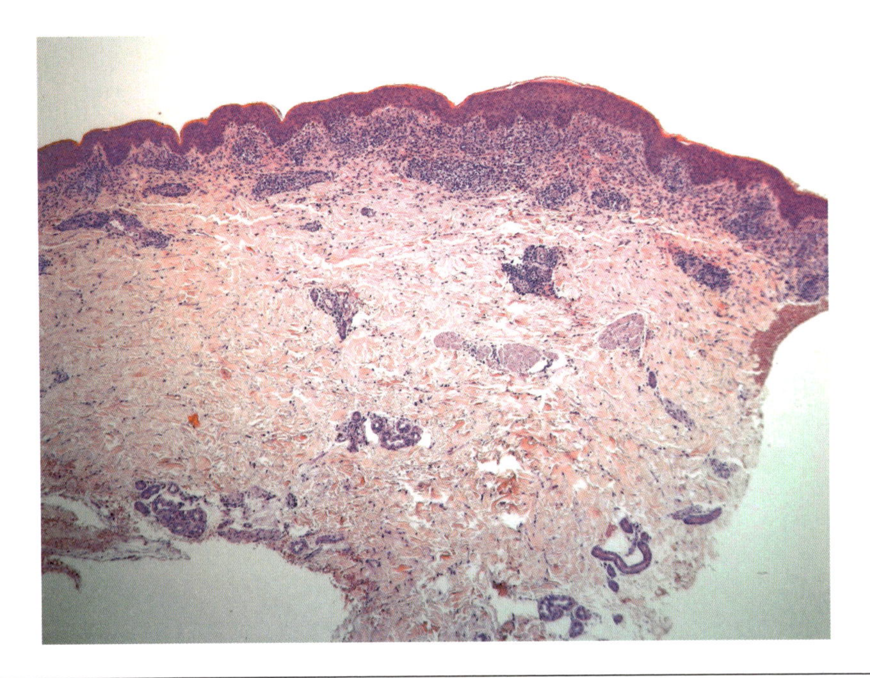

Figura 7.10: Biópsia cutânea de SHID mostrando um padrão de pseudolinfoma, com infiltrado denso linfomononucleado em banda, contendo linfócitos atípicos, ao nível da derme superficial e perivascular (H&E: 10 ×).

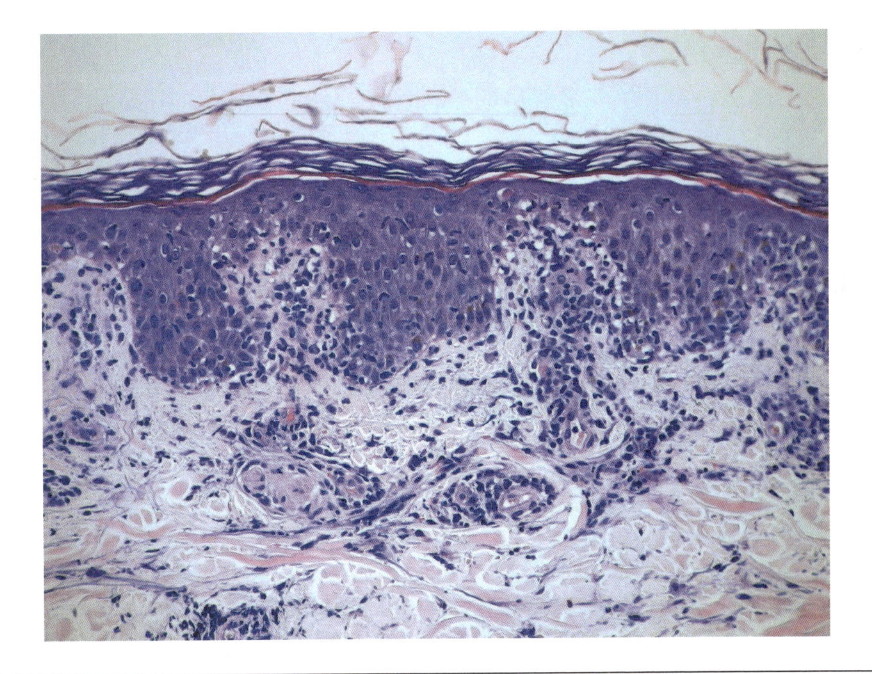

Figura 7.11: Biópsia de exantema mostrando infiltrado linfócitário perivascular com linfócitos em exocitose para a epiderme, vacuolização ao nível da membrana basal e alguns queratinócitos apoptóticos dispersos nas várias camadas da epiderme (H&E: 40 ×).

Tabela 7.3: Fármaco mais frequentemente implicados na SIHD[1,4]

Anticonvulsivantes	Carbamazepina, lamotrigina, etossuximida, fenobarbital, fenitoína, valproato de sódio e zonisamida
Antibióticos	Ampicilina, cefotaxime, ceftriaxona, doxiciclina, espiramicina, etambutol, isoniazida, linezolida, metronidazol, minociclina, neomicina, nitrofurantoína, piperacilina-tazobactan e vancomicina
Antivirais	Abacavir, ciofovir, nevirapina, telaprevir e zalcitabina
Antidepressivos	Amitriptilina, bupropiona, desipramina e fluoxetina
Inibidores da enzima de conversão da angiotensina	Captopril e enalapril
β-bloqueadores	Atenolol e celiprolol
Anticorpos monoclonais	Efalizumab e imatinib
Anti-inflamatórios não esteroides	Celocoxib, diclofenac, ibuprofeno e naproxeno
Sulfonamidas	Dapsona, sulfasalazina, cotrimoxazol
Miscelânea	Alopurinol, amlodipina, diltiazem, epoetina alfa, hidroxicloroquina, mexiletina, ranitidina, repaglinida e terbinafina

A causalidade pode ser suportada por investigações complementares, por meio da realização de testes *in vivo* (testes epicutâneos) e/ou testes *in vitro* (testes de estimulação linfocitária, ELISPOT). A tipagem do HLA pode ajudar a confirmar a suscetibilidade para SHID induzido por alguns fármacos.

Testes epicutâneos

Os testes epicutâneos são um procedimento diagnóstico *in vivo*, inicialmente utilizado para estudo da dermatite de contacto alérgica, mas que foi posteriormente aplicado à investigação das reações medicamentosas de hipersensibilidade retardada.

A explicação dos detalhes desta técnica está fora do âmbito deste capítulo mas, resumidamente, os fármacos suspeitos (e outros aparentados) são geralmente manipulados em vaselina, colocados em câmaras individuais (*patch test chambers*) e aplicados no dorso no dia (D) 0, onde permanecem em oclusão durante 2 dias. Ao fim deste período, as câmaras são removidas e uma primeira leitura é realizada (em D2), com leituras subsequentes em D3 ou D4 e, idealmente, uma leitura adicional em D7. A ocorrência de pelo menos eritema e infiltração de toda a área em que o alérgeno contatou define o teste como positivo. Para o estudo das toxidermias, recomenda-se que os testes sejam realizados de 6 semanas a 6 meses após a erupção cutânea.[22]

A sensibilidade destes testes é variável, não só em função do padrão de toxidermia, (parecendo ser superior no SHID, em relação às EMP por drogas), mas também do fármaco imputável. Em estudo prévio com 56 pacientes, a sensibilidade dos testes epicutâneos na SHID foi de 51,5%, quando testados anticonvulsivantes em geral e 72,2% para a carbamazepina em específico.[23] Em um outro estudo sobre SHID por antibióticos, a sensibilidade global dos testes epicutâneos foi de 31,6%, sendo 44,4% para a amoxicilina.[24] Isso contrasta com os resultados obtidos com alopurinol, em que nenhum teste foi positivo.[23] Apesar de moderadamente sensíveis, a ocorrência de reações falsamente positivas é excepcional. Um resultado positivo permite, por isso, confirmar imputabilidade, mas um resultado negativo não a exclui. Os testes intradérmicos, recomendados para o estudo de toxidermias não imediatas em que os testes epicutâneos são negativos, e a prova de provocação oral (*rechallenge*) considerada o padrão ouro no diagnóstico de toxidermias, são completamente desaconselhados no SHID, dado o risco de reativação dessa reação de hipersensibilidade potencialmente grave e para a qual não há tratamento completamente eficaz.

Os testes *in vitro* que reconhecem uma resposta linfocitária específica a um fármaco (testes de ativação linfocitária, testes de transformação linfocitária e *enzyme-linked immunospot* (ELISpot)) podem ser utilizados tanto na fase aguda da SHID como, tardiamente, para um diagnóstico retrospetivo, com resultados variáveis.[25] Os primeiros avaliam nos linfócitos do paciente expostos ao fármaco *in vitro*, por exemplo, a expressão de marcadores da ativação linfocitária (CD 69) por citometria de fluxo. Os testes de transformação linfocitária medem a incorporação linfocitária de ^{3}H-timidina durante a sua proliferação na presença do fármaco. O ELISpot avalia, por métodos imunoenzimáticos, o número de *spots* coloridos numa placa de Petri, que correspondem a células produtoras de citocinas linfocitárias (INF-γ, IL-2, IL-5, IL-13) ou moléculas efetoras (granulisina, ganzima-B) em resposta à exposição a um fármaco.

Esses testes usam linfócitos do sangue periférico do doente incubados em diferentes concentrações do fármaco imputável. No entanto, apresentam sensibilidade e especificidade altamente variáveis, em relação com a falta de padronização das técnicas utilizadas, das concentrações ideais para testar cada fármaco, assim como o *cut-off* de estimulação para considerar o resultado positivo.[25] Apesar da utilização crescente, continuam a ser testes disponíveis apenas em alguns centros de investigação. Pelo fato de as fases iniciais da SHID se caraterizarem por um estado imunossupressor com aumento relativo dos linfócitos T reguladores, quando executados muito precocemente, esses testes podem originar resultados falsamente negativos.[26]

Para os fármacos em que está comprovada uma associação preferencial a certos haplotipos de HLA (HLA B*58:01 e alopurinol, HLA A*31:01 e carbamazepina, e HLA B*13:01 e dapsona e sulfassalazina) a presença de um genótipo HLA típico em um paciente com SHID pode ser um fator adicional para reforçar a imputabilidade ao fármaco, sobretudo quando não existem outros exames complementares para confirmar o diagnóstico, como é o caso do alopurinol em que tanto os testes epicutâneos como os testes *in vitro* são habitualmente negativos.[3,27]

Em resumo, o estabelecimento de um nexo de causalidade continua a assentar em dados cronológicos e clínicos, sobretudo aquando do início do quadro, podendo ser complementado por testes *in vitro* ou testes *in vivo*, dias a meses mais tarde.

CONCLUSÃO

O SHID representa um efeito adverso grave de fármacos relativamente frequente na prática clínica, cujo diagnóstico é por vezes tardio. O tempo de exposição ao fármaco causal, habitualmente superior a outras toxidermias, e a demora na sua suspensão agravam o prognóstico dessa reação adversa. Deve, assim, haver um alerta para essa entidade e perante qualquer EMP generalizada com envolvimento facial exuberante, febre e sintomas sistêmicos, deve ser obrigatório realizar hemograma e estudo bioquímico do sangue periférico para descartar rebate hematológico, hepático ou renal. Esse estudo deverá ser repetido durante as primeiras semanas pois, ocasionalmente, tanto a eosinofilia como a hepatite ocorrem tardiamente.

Perante a possibilidade desse diagnóstico, é mandatório suspender de imediato o(s) fármaco(s) imputáveis e, mais tarde, tentar comprovar a sua causalidade com exames complementares, cuja sensibilidade é reduzida, exceto no caso dos anticonvulsivantes como a carbamazepina, em que os testes epicutâneos podem reproduzir a reação em cerca de dois terços dos casos. Atualmente, com a identificação de indivíduos suscetíveis para alguns fármacos, a tipificação HLA antes da administração do fármaco pode ser uma medida preventiva eficaz, como se tem revelado em relação ao HLA-B*57:01 e abacavir usado no tratamento da infeção VIH.

REFERÊNCIAS BIBLIOGRÁFICAS

1. Criado PR, Avancini J, Santi CG, Medrado AT, Rodrigues CE, de Carvalho JF. Drug reaction with eosinophilia and systemic symptoms (DRESS): a complex interaction of drugs, viruses and the immune system. The Israel Medical Association journal: IMAJ. 2012;14:577-82.
2. Descamps V, Ranger-Rogez S. DRESS syndrome. J Bone Spine. 2014;81(1):15-21.
3. Goncalo M, Coutinho I, Teixeira V, Gameiro AR, Brites MM, Nunes R, et al. HLA-B*58:01 is a risk factor for allopurinol-induced DRESS and Stevens-Johnson syndrome/toxic epidermal necrolysis in a Portuguese population. Br J Dermatol. 2013;169(3):660-5.
4. Husain Z, Reddy BY, Schwartz RA. DRESS syndrome: Part I. Clinical perspectives. J Am Acad Dermatol. 2013;68(5):693 e1-14; quiz 706-8.
5. Walsh SA, Creamer D. Drug reaction with eosinophilia and systemic symptoms (DRESS): a clinical update and review of current thinking. Clin Exp Dermatol. 2011;36(1):6-11.
6. Bocquet H, Bagot M, Roujeau JC. Drug-induced pseudolymphoma and drug hypersensitivity syndrome (Drug Rash with Eosinophilia and Systemic Symptoms: DRESS). Sem Cut Med Surg. 1996;15(4):250-7.
7. Kardaun SH, Sekula P, Valeyrie-Allanore L, Liss Y, Chu CY, Creamer D, et al. Drug reaction with eosinophilia and systemic symptoms (DRESS): an original multisystem adverse drug reaction. Results from the prospective RegiSCAR study. Br J Dermatol. 2013;169(5):1071-80.
8. Shiohara T, Iijima M, Ikezawa Z, Hashimoto K. The diagnosis of a DRESS syndrome has been sufficiently established on the basis of typical clinical features and viral reactivations. Br J Dermatol. 2007;156(5):1083-4.
9. Lee HY, Walsh S, Creamer D. Initial presentation of DRESS: often misdiagnosed as infections. Arch Dermatol. 2012;148(9):1085-7.
10. Chen Y-C, Cho Y-T, Chang C-Y, Chu C-Y. Drug reaction with eosinophilia and systemic symptoms: A drug-induced hypersensitivity syndrome with variable clinical features. Dermatol Sinica. 2013;31(4):196-204.
11. Hiransuthikul A, Rattananupong T, Klaewsongkram J, Rerknimitr P, Pongprutthipan M, Ruxrungtham K. Drug-induced hypersensitivity syndrome/drug reaction with eosinophilia and systemic symptoms (DIHS/DRESS): 11 years retrospective study in Thailand. Allergol Int. 2016;65(4):432-8.
12. Bachot N, Roujeau JC. Differential diagnosis of severe cutaneous drug eruptions. Am J Clin Dermatol. 2003;4(8):561-72.
13. Lin IC, Yang HC, Strong C, Yang CW, Cho YT, Chen KL, et al. Liver injury in patients with DRESS: A clinical study of 72 cases. J Am Acad Dermatol. 2015;72(6):984-91.
14. Chen Y-C, Cho Y-T, Chang C-Y, Chu C-Y. Drug reaction with eosinophilia and systemic symptoms: A drug-induced hypersensitivity syndrome with variable clinical features. Dermatol.31(4):196-204.
15. Chen YC, Chiu HC, Chu CY. Drug reaction with eosinophilia and systemic symptoms: a retrospective study of 60 cases. Arch Dermatol. 2010;146(12):1373-9.
16. Guillon JM, Joly P, Autran B, Denis M, Akoun G, Debre P, et al. Minocycline-induced cell-mediated hypersensitivity pneumonitis. Ann Int Med. 1992;117(6):476-81.
17. Bourgeois GP, Cafardi JA, Groysman V, Pamboukian SV, Kirklin JK, Andea AA, et al. Fulminant myocarditis as a late sequela of DRESS: two cases. J Am Acad Dermatol. 2011;65(4):889-90.
18. Kano Y, Ishida T, Hirahara K, Shiohara T. Visceral involvements and long-term sequelae in drug-induced hypersensitivity syndrome. Med Clin N Amer. 2010;94(4):743-59, xi.
19. Pinto Gouveia M, Gameiro A, Coutinho I, Pereira N, Cardoso JC, Goncalo M. Overlap between maculopapular exanthema and drug reaction with eosinophilia and systemic symptoms among cutaneous adverse drug reactions in a dermatology ward. Br J Dermatol. 2016;175(6):1274-83.
20. Walsh S, Diaz-Cano S, Higgins E, Morris-Jones R, Bashir S, Bernal W, et al. Drug reaction with eosinophilia and systemic symptoms: is cutaneous phenotype a prognostic marker for outcome? A review of clinicopathological features of 27 cases. Br J Dermatol. 2013;168(2):391-401.
21. Goncalo MM, Cardoso JC, Gouveia MP, Coutinho I, Gameiro AR, Brites MM, et al. Histopathology of the Exanthema in DRESS Is Not Specific but May Indicate Severity of Systemic Involvement. Am J Dermatopathol. 2016;38(6):423-33.
22. Johansen JD, Aalto-Korte K, Agner T, Andersen KE, Bircher A, Bruze M, et al. European Society of Contact Dermatitis guideline for diagnostic patch testing – recommendations on best practice. Contact dermatitis. 2015;73(4):195-221.
23. Santiago F, Gonçalo M, Vieira R, Coelho S, Figueiredo A. Epicutaneous patch testing in drug hypersensitivity syndrome (DRESS). Contact dermatitis. 2010;62(1):47-53.
24. Pinho A, Coutinho I, Gameiro A, Gouveia M, Goncalo M. Patch testing – a valuable tool for investigating non--immediate cutaneous adverse drug reactions to antibiotics. J Eur Acad Dermatol Venereol. 2017;31:280-287.
25. Gonçalo M, Bruynzeel D. Mechanisms in cutaneous drug hypersensitivity reactions. Dermatotoxicology, Eighth Edition: CRC Press; 2012. p. 78-92.

26. Shiohara T, Kano Y, Takahashi R, Ishida T, Mizukawa Y. Drug-induced hypersensitivity syndrome: recent advances in the diagnosis, pathogenesis and management.
27. Chem Immunol Allergy. 2012;97:122-38.Yun J, Adam J, Yerly D, Pichler WJ. Human leukocyte antigens (HLA) associated drug hypersensitivity: consequences of drug binding to HLA. Allergy. 2012;67(11):1338-46.

capítulo 8

Fisiopatologia e quadro clínico das reações cutâneas bolhosas graves por drogas: síndrome de Stevens-Johnson e necrólise epidérmica tóxica

- Fátima Rodrigues Fernandes
- Chayanne Andrade de Araújo

INTRODUÇÃO

Reações adversas a medicamentos são comuns, e a pele é o principal órgão acometido, podendo apresentar um espectro variável de formas e gravidade. Dentre todas as reações cutâneas, cerca de 2% são graves, implicam risco relevante de mortalidade e morbidade e requerem intervenção adequada.[1] Estima-se que essas síndromes ocorram raramente; entretanto, em pacientes internados, essa prevalência pode chegar a 19:100.000 pacientes/ano.[2] O passo inicial mais importante é identificar e interromper o fármaco implicado, além das medidas de suporte necessárias de acordo com a gravidade.

As reações cutâneas graves a medicamentos (RCGM) se caracterizam por mecanismo de resposta imunológica tardia, com envolvimento de linfócitos T, e, neste grupo, descrevem-se diferentes síndromes: síndrome de Stevens-Johnsons (SSJ), necrólise epidérmica tóxica (NET), síndrome de hipersensibilidade induzida por drogas (SHID, também conhecida pelo acrônimo DRESS: *Drug Reaction with Eosinophilia and Systemic Symptoms*) e pustulose exantemática generalizada aguda (PEGA).

Diante da suspeita de reação cutânea a um medicamento, existem alguns sinais de alerta para reações graves que devem ser monitorados e incluem[3] (Figura 8.1).

- presença de erupção cutânea com extensão superior a 60% da superfície corpórea;
- presença de edema facial, úvula ou língua;
- lesões em alvo, purpúricas, vesiculares ou com necrose;
- presença do destacamento cutâneo (sinal de Nikolsky);
- acometimento de mucosas;

- sinais e sintomas sistêmicos como febre, taquipneia, hipotensão, fraqueza, icterícia;
- presença de adenomegalia, artralgia ou hematúria;
- alterações laboratoriais: eosinofilia, linfocitose com atipia, alterações da função hepática.

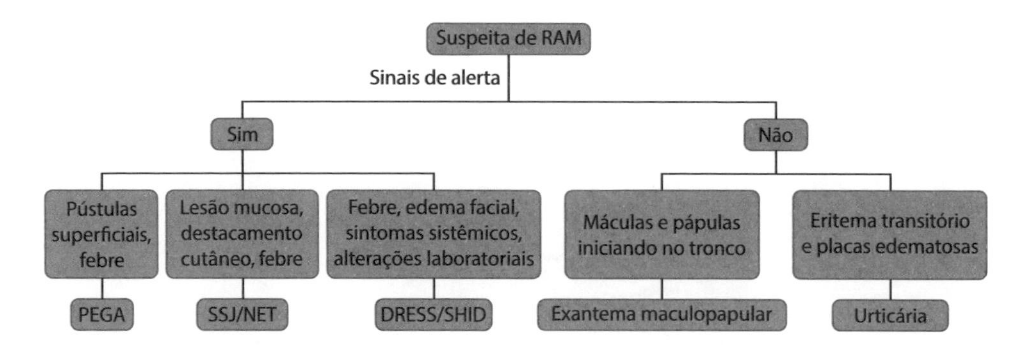

Figura 8.1: Algoritmo de classificação das reações cutâneas a medicamentos.

As RCGM possuem essas características em decorrência do mecanismo fisiopatológico implicado, que permitem inferir o diagnóstico sindrômico. Entretanto, muitas vezes observa-se uma sobreposição entre as formas de apresentação da doença[4] (Tabela 8.1).

Tabela 8.1: Dados comparativos entre as principais reações cutâneas graves a medicamentos

Características	SSJ / NET	SHID / DRESS	PEGA
Início das lesões	1 a 3 semanas	2 a 8 semanas	48 h
Febre	+++	+++	+++
Edema facial	-	+++	++
Pústulas	-	+	+++
Bolhas	+++	+	+
Lesões mucosas	+++	+/-	+/-
Adenomegalia	-	+++	+
Acometimento de outros órgãos	+++	+++	+
Relação com medicamentos	50 a 80%	> 90%	?
Histopatologia	Necrose de queratinócitos	Infiltrado linfocitário	Pústula subcorneal
Taxa de mortalidade	5 a 40%	10%	?

O tempo de surgimento das lesões após o início do uso do medicamento também auxilia na suspeita do diagnóstico e da causa (Figura 8.2).

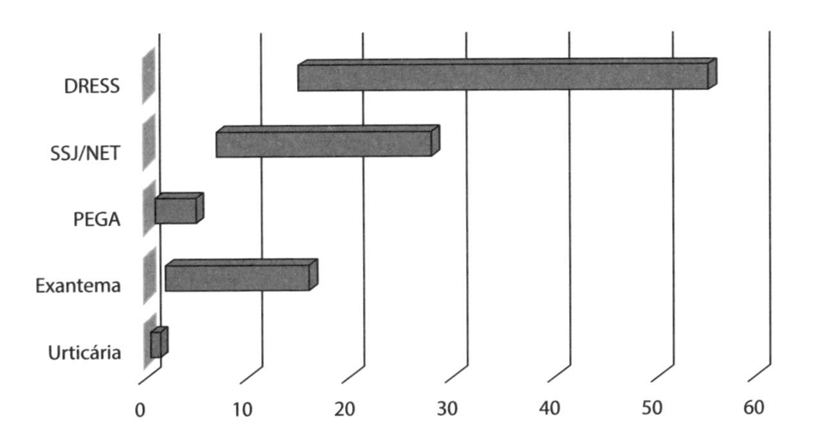

Figura 8.2: RCGM: Cronologia entre início do uso do medicamento e início das lesões.

FISIOPATOLOGIA

O espectro da doença definida pela síndrome de Stevens-Johnson (SJS), a necrólise epidérmica tóxica (NET) e sua interposição (SJS/NET) caracteriza uma grave afecção dermatobolhosa, imunologicamente mediada, com alta mortalidade e morbidade significativa a longo prazo. É consequência de uma reação de hipersensibilidade de tipo IV mediada por células T e pode ser considerada como uma "queimadura imunológica". Os pacientes afetados mostram uma resposta exuberante na reexposição ao agente ofensor, e, ao contrário de outros tipos de reações de hipersensibilidade, anticorpos citotóxicos, complexos imunes e ativação do complemento, todos os componentes das reações de hipersensibilidades tipo II ou III raramente são encontrados.

Caracteriza-se por morte generalizada de queratinócitos e necrose epidérmica, resultando na separação de camadas subepidérmicas, com perda de tecido nas superfícies da pele e da mucosa. O diagnóstico de SJS / TEN é feito por meio de reconhecimento de sinais clínicos e biópsia cutânea demonstrando necrose da espessura total da epiderme e apoptose dos queratinócitos, com mínimo envolvimento da derme subjacente.

A apoptose ocorre pela ativação de células CD8+ droga-induzida com exocitose e liberação de granzima B, perforina e granulosina e também pela ativação da via do Fas/Fas ligante e do fator de necrose tumoral alfa (TNF-α).[5,6] O receptor solúvel de IL-2 (sIL-2R), marcador de ativação de células T, encontra-se aumentado no soro e no fluido das bolhas, e seu nível correlaciona-se com a atividade da doença.[7]

A patogênese da SSJ / NET é iniciada por uma interação direta não covalente do antígeno de um fármaco com um alotipo específico do complexo de histocompatibilidade principal (HLA-I) ou por uma ligação covalente de um metabólito do fármaco a um peptídeo celular para formar uma molécula imunogênica.[8] Certos alotipos de HLA levam a um risco aumentado de SSJ/NET causadas por determinados fármacos, incluindo alopurinol e agentes anticonvulsivantes aromáticos[9] (Figura 8.3).

QUADRO CLÍNICO

As manifestações clínicas no início do quadro variam um pouco entre os pacientes afetados, mas, em geral, sinais prodrômicos de febre, mal-estar, tosse, rinorreia e anorexia precedem o surgimento das lesões em mucosas (ocular, oral e genital). Após o início da mucosite, desenvolve-se uma erupção vesiculobolhosa e eritematosa, generalizada e dolorosa.

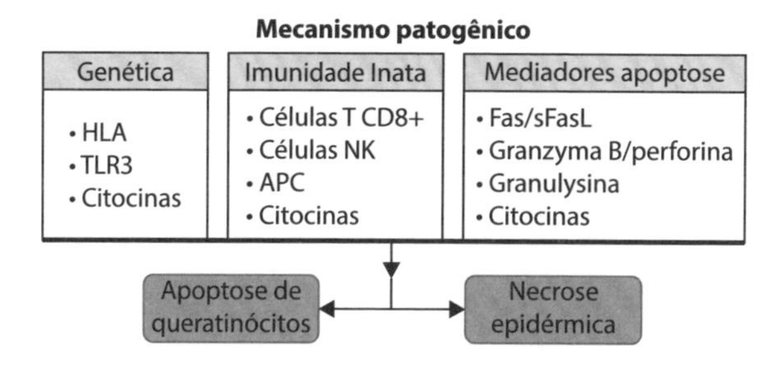

Figura 8.3: Mecanismos patogênicos envolvidos na SSJ-NET.

Mais de 200 medicamentos foram implicados como desencadeantes de SJS/TEN; entretanto, as causas comuns incluem antibióticos derivados de sulfonamida (sulfametoxazol/trimetoprim), anticonvulsivantes aromáticos (fenitoína, fenobarbital e carbamazapina), antibióticos beta-lactâmicos, nevirapina, abacavir, medicamentos anti-inflamatórios não esteroidais, alopurinol, lamotrigina, tetraciclinas, quinolonas e outros. Também há relatos dessa síndrome após uso de medicamentos nasais e oculares.[7,9]

Não há evidências de que SJS/TEN em resposta a uma classe de medicação aumente o risco de SJS/TEN com uma classe de medicamentos bioquimicamente diferente. No entanto, pode haver reatividade cruzada entre diferentes antibióticos beta-lactâmicos, tais como penicilinas e cefalosporinas, e entre os agentes antiepilépticos, carbamazepina, fenitoína e fenobarbital.[7]

O diagnóstico da SSJ/NET é fundamentalmente clínico, e deve-se tentar estabelecer uma relação causal cronológica com os medicamentos em uso e o tipo de lesão para inferir a droga implicada.[10] O teste HLA para avaliar predisposição genética não é rotineiramente realizado antes de iniciar a maioria dos novos medicamentos. Estudos que utilizaram o teste de contato para tentar confirmar a droga implicada na resposta imunológica tardia encontraram resultados decepcionantes, com baixa sensibilidade na SSJ/NET.[11] Os testes de provocação são perigosos e não devem ser realizados nesta síndrome. Em nível de pesquisa, realiza-se um ensaio de linfoproliferação de linfócitos incubados com a droga *in vitro,* porém sem utilidade na prática clínica até o momento.[12,13]

CLASSIFICAÇÃO

Em 1993, Bastuji-Garin et al. dividiram o espectro SJS/NET em três categorias maiores: SJS, definido pelo desprendimento epidérmico de < 10% da superfície corpórea em associação com máculas eritematosas ou purpúreas generalizadas ou alvos planos atípicos; superposição SJS/NET, definida pelo desprendimento epidérmico de 10% a 30% de superfície corpórea com máculas purpúreas generalizadas ou alvos atípicos planos; e NET, definida pelo desprendimento epidérmico de > 30% da superfície corpórea, juntamente com máculas purpúreas generalizadas ou alvos atípicos planos[14] (Tabela 8.2).

Tabela 8.2: Classificação do espectro SSJ/NET, segundo o grau de comprometimento

Classificação	SSJ	*Overlap* SSJ/NET	NET
Descolamento área corpórea	< 10%	- 30%	> 30%
Comprometimento de mucosas	Sim	Sim	Sim
Gravidade	Moderada	Moderada a grave	Grave
Relação com medicamentos	Frequente	Frequente	Alta

Síndrome de Stevens-Johnson

A síndrome de Stevens-Johnson caracteriza-se por acometimento cutâneo e mucoso múltiplo, em especial boca e olhos. É uma doença grave, potencialmente fatal e que acomete preferencialmente crianças e adultos jovens. Sua incidência varia de 1,2 a 3 casos por ano para cada milhão de pessoas.[15]

A erupção cutânea é precedida por sinais prodrômicos como febre, cefaleia, coriza, mialgia e artralgia por até 2 semanas. A pele torna-se pruriginosa ou dolorosa principalmente em dorso das mãos, palmas e plantas, antebraços, face, cotovelos e joelhos. Erosões com membrana de fibrina podem ser observadas em lábios, orofaringe e regiões nasal, conjuntival, vulvar e anal. Em 90% dos casos surgem bolhas com conteúdo hemorrágico ou purulento que se rompem, deixando áreas erosivas recobertas por crostas vermelho-escuro (Figura 8.4). O descolamento cutâneo promovido pelo rompimento das bolhas não deve ultrapassar 10% da superfície corpórea. Pode haver comprometimento de pulmões, manifestando-se com traqueobronquite até fibrose pulmonar. O comprometimento ocular caracteriza-se por uma fase aguda em que ocorre inflamação intensa de conjuntiva, córnea e limbo, uveíte anterior, podendo evoluir com formação de membranas e úlceras na córnea (Figura 8.5). Na fase crônica podem ocorrer simbléfaros, triquíase e entrópio ciliar com formação de cicatrizes levando a opacidade corneana e cegueira (Figura 8.6).

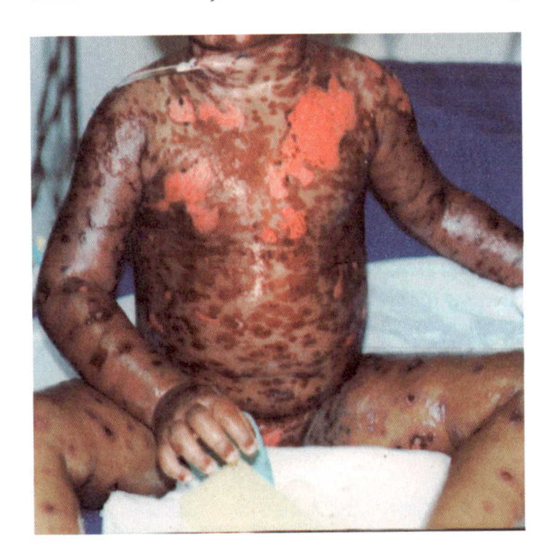

Figura 8.4: Paciente com síndrome de Stevens-Johnson após uso de dipirona: lesões bolhosas que se rompem, deixando áreas desnudas.

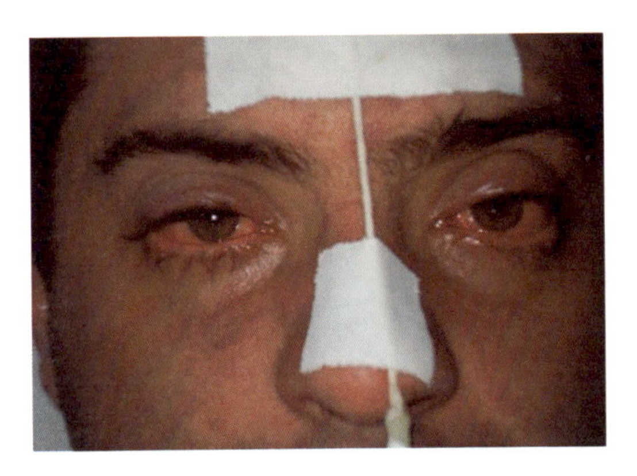

Figura 8.5: Paciente com comprometimento ocular agudo devido à síndrome de Stevens-Johnson por ingestão de AINH.

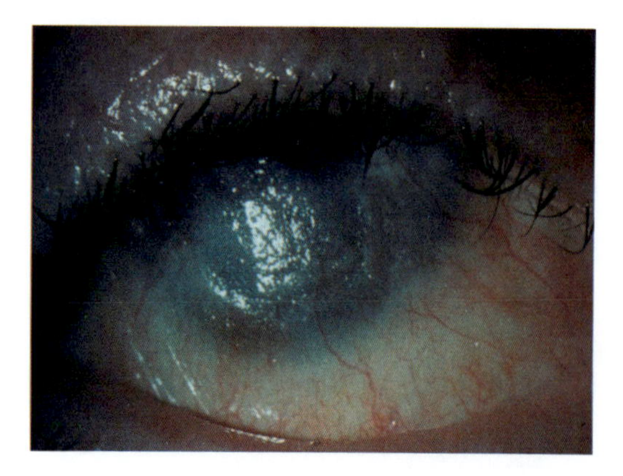

Figura 8.6: Sequela ocular crônica: opacidade corneana e entrópio dos cílios.

Cerca de 50% dos casos estão associados à exposição a algum medicamento, em especial as sulfas, alopurinol, hidantoína, carbamazepina, fenilbutazona, piroxicam e aminopenicilinas. A taxa de mortalidade dessa síndrome está em torno de 5%. Porém, caso a droga não seja suspensa, a doença pode evoluir para um espectro mais grave, a necrólise epidérmica tóxica.[16]

NECRÓLISE EPIDÉRMICA TÓXICA (NET)

Representa o extremo de gravidade desse espectro, quando o descolamento cutâneo ultrapassa 30% da superfície cutânea. Estima-se uma incidência em 0,4 a 1,2 casos da doença por milhão de habitantes ao ano, e mais de 80% têm associação com drogas.[16]

As lesões cutâneas iniciais podem ser atípicas (Figura 8.7), manifestando-se por lesões papuloeritematosas disseminadas ou eritema nas pregas cutâneas que rapidamente se estendem, seguidas de necrose explosiva da pele e desprendimento de grandes retalhos cutâneos, conferindo ao doente o clássico aspecto de um grande queimado (Figura 8.8). O sinal de Nikolsky (Figura 8.9), descolamento da epiderme por compressão digital nas proximidades das bolhas, está presente apenas nas áreas envolvidas. Concomitantemente, desenvolvem-se lesões em mucosas, febre

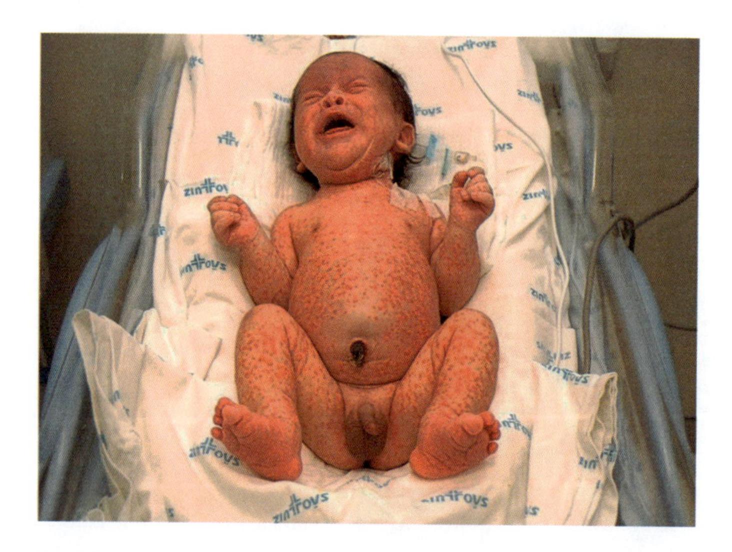

Figura 8.7: Lesões maculopapulares iniciais de um quadro de NET em recém-nascido.

alta, toxemia intensa, podendo acometer outros órgãos. Os pacientes podem apresentar necrose tubular renal, insuficiência renal aguda, erosões dos tratos respiratório inferior e gastrintestinal.

Na NET pode haver comprometimento dos principais sistemas. Pode haver inflamação grave das mucosas internas, incluindo tratos gastrintestinal e respiratório. As possíveis complicações envolvem anormalidades metabólicas, acometimento renal, sepse, falência multiorgânica, embolia pulmonar e hemorragia gastrintestinal. A anemia e a linfopenia são comuns, e

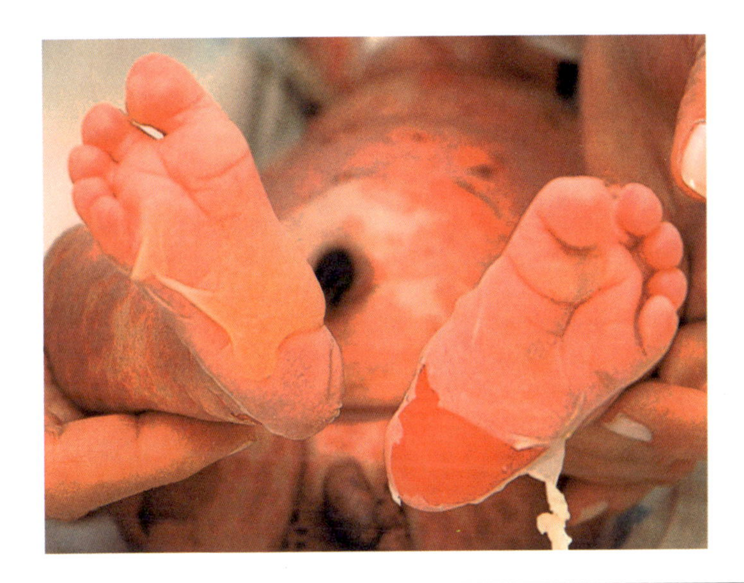

Figura 8.8: Evolução para destacamento cutâneo em grande parte da área corpórea.

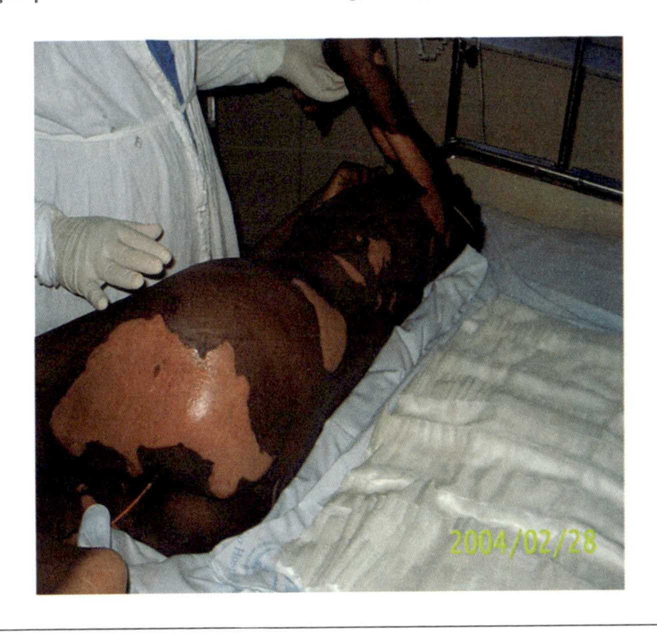

Figura 8.9: NET grave por carbamazepina, com destacamento de mais de 50% da área corpórea. Presença do sinal de Nikolsky.

a neutropenia é um sinal de prognóstico reservado. Doença pulmonar grave pode estar presente, mesmo na ausência de alterações radiológicas evidentes, ocasionando dispneia, taquipneia e hipoxemia que podem levar a sequelas crônicas e debilitantes que afetam permanentemente a qualidade de vida.[17]

Uma complicação rara da SSJ/NET é o surgimento de lesão hepática caracterizada por icterícia e colestase prolongada, conhecida por síndrome ductopênica, na qual se observa destruição de ductos biliares intra-hepáticos.[18,19] Diante dessa complicação o prognóstico torna-se ainda mais sombrio, mesmo com a suspensão do fármaco que iniciou o processo (Figura 8.10).

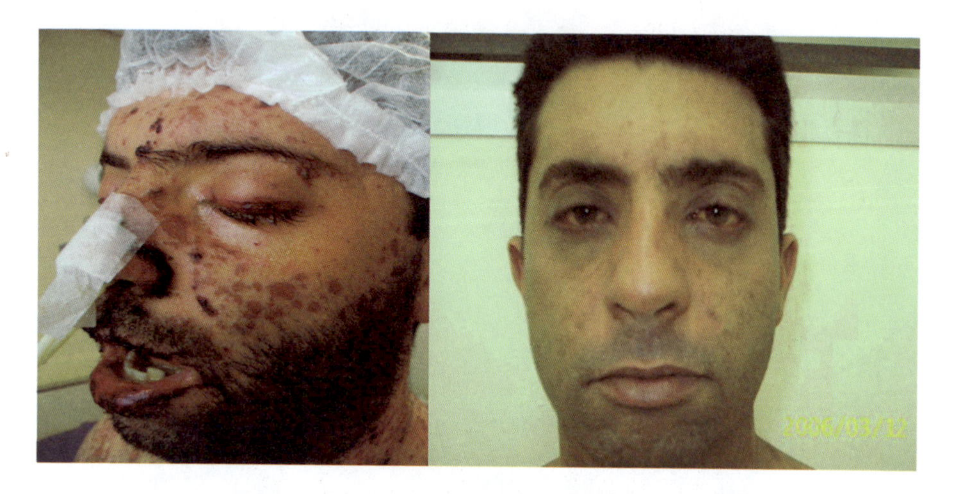

Figura 8.10: Paciente com quadro de NET após uso de AINH, apresentando comprometimento de mucosas e colestase com icterícia.

Após o desencadeamento do quadro, a reepitelização começa logo em seguida à suspensão da droga e dura cerca de três semanas (Figura 8.11).

O prognóstico depende da extensão da necrose cutânea. Podem ocorrer complicações como distúrbios metabólicos, infecção secundária da pele, além de estado hipermetabólico e pneumonite intersticial difusa. Também podem ocorrer acometimento do trato gastrintestinal, anemia, neutropenia e plaquetopenia. A principal causa de óbito é sepse.[17] Pelo alto risco de complicações

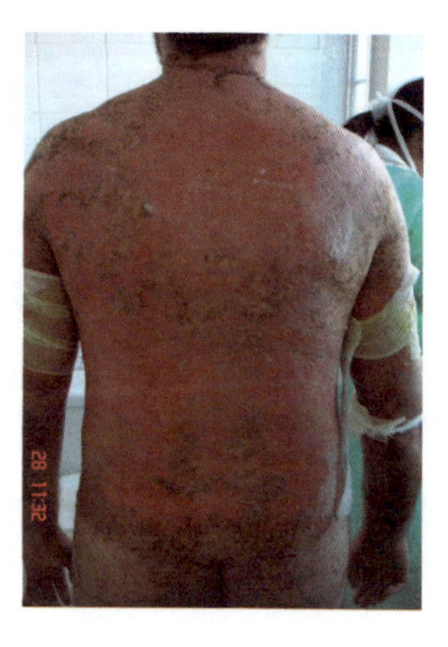

Figura 8.11: NET – fase de reepitelização.

e taxa de mortalidade superior a 30%, sugere-se manter o paciente em unidade de terapia intensiva ou unidade de queimados.

O tratamento da SSJ/NET envolve a retirada de drogas não essenciais, isolamento do paciente, monitorização em unidade de cuidados intensivos, proteção gástrica e anticoagulação para prevenir fenômenos tromboembólicos. Na NET, o paciente deve ser tratado como um grande queimado, considerando-se a manutenção do equilíbrio hidroeletrolítico e aporte nutricional adequado como medidas de suporte importantes para a recuperação. Os cuidados locais com a pele, com desbridamento de tecidos desvitalizados e cobertura antibiótica quando necessário, também são fundamentais.

Há grande discussão em literatura sobre o uso de corticosteroides. Estes, se indicados, deverão ser utilizados por curto período nas primeiras 48 h. Estudos iniciais sugeriram aumento das taxas de infecção e hospitalização prolongada com o uso de corticosteroides sistêmicos, embora estudos mais recentes sugiram algum benefício com esse uso.

Outros estudos sugerem a utilização de imunoglobulina humana em altas doses no início da NET, o que poderia diminuir a evolução do descolamento cutâneo e a taxa de mortalidade.[20,21,22] Porém, alguns autores relatam pouca ou nenhuma melhora dos pacientes submetidos a essa terapêutica.[23,24] O grupo de Roujeau[25,26] propõe um escore para estadiamento da doença, a fim de permitir estudos comparativos multicêntricos quanto à eficácia dos tratamentos, por tratar-se de doenças de baixa incidência (Tabela 8.3).

Outras drogas têm sido usadas na tentativa de controlar gravidade dessa doença. Foi realizado estudo duplo-cego controlado por placebo utilizando a talidomida. Entretanto, esse estudo não chegou ao final, pois se observou aumento da mortalidade no grupo talidomida em comparação ao placebo.[27]

Existem alguns relatos de casos indicando o potencial papel benéfico do anti-TNF-α no controle da doença.[28,29]

Até o momento, o tratamento com terapias sistêmicas, como corticosteroides sistêmicos, imunoglobulina humana intravenosa (IVIG) e ciclosporina, permanece controverso e os resultados dos estudos dessas intervenções carecem de evidências definitivas.

Tabela 8.3: Estadiamento segundo o SCORTEN[25]

Variáveis clínicas	Scorten
Idade > 40 anos	1
Acometimento cutâneo > 10% da SC	1
Presença de malignidade	1
FC > 120	1
Ureia > 28	1
Glicose > 252	1
Bicarbonato < 20	1
Scorten	**Risco de morte**
0 a 1	3%
2	12%
3	35%
4	58%
5 a 7	90%

Barron et al.[30] realizaram meta-análise avaliando o papel da IVIG no tratamento dessas síndromes e constataram uma diminuição significativa da taxa de mortalidade quando as doses eram superiores a 2 g/kg. Entretanto, a evidência não apoia um benefício clínico definitivo quanto ao uso de IVIG, e seriam necessários mais ensaios clínicos randomizados.

Em recente meta-análise, avaliou-se a eficácia das terapias com imunomoduladores sistêmicos: corticosteroides, imunoglobulina intravenosa, ciclosporina, plasmaférese, talidomida, ciclofosfamida e inibidores de TNF e GMCSF. Concluiu-se que os corticosteroides e a ciclosporina foram as terapias imunomoduladoras sistêmicas mais promissoras para SJS / NET. Porém são necessários mais estudos prospectivos que aumentem o poder dessas evidências.[31]

Desta forma, a avaliação desses tratamentos quanto à segurança e eficácia é limitada pela carência de estudos prospectivos, controlados e randomizados e pela heterogeneidade dos pacientes quanto à gravidade.

PROGNÓSTICO E SEQUELAS CRÔNICAS

As taxas de mortalidade variam de 5% para SSJ a 30% na NET, principalmente relacionadas a infecção. Outras causas de mortalidade incluem infarto do miocárdio, sangramento gastrintestinal, embolia pulmonar e edema pulmonar. Os pacientes com SSJ /NET têm risco aumentado de permanecer com sequelas, com prejuízo importante da qualidade de vida como: cicatrizes cutâneas, lesões oculares até perda da visão, sequelas de pele e fâneros, problemas genitourinários e pulmonares.[7,17] (Figura 8.12)

CONCLUSÕES

A patogenia das RCGM é complexa e envolve apresentação de antígenos, fatores genéticos, mecanismos imunológicos que implicam a morte celular e ainda a participação de outros fatores ambientais, como doenças associadas. Embora as estratégias terapêuticas careçam de evidências definitivas, os avanços na compreensão dos mecanismos envolvidos indicam uma progressão para melhor controle dessas enfermidades, como o uso de imunobiológicos. Evitar o uso de medicamentos implicados em pacientes geneticamente predispostos é um alvo importante para a prevenção dessas síndromes.

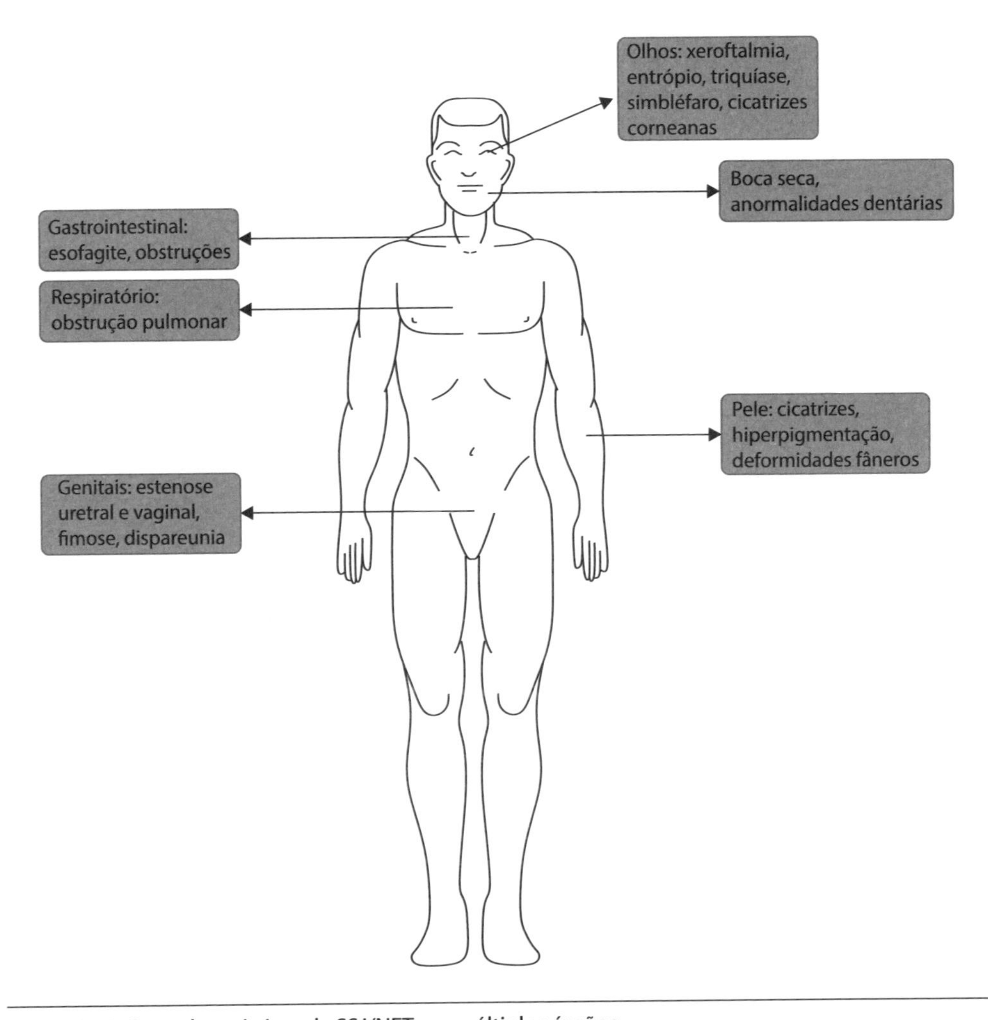

Figura 8.12: Sequelas crônicas da SSJ/NET em múltiplos órgãos.

REFERÊNCIAS BIBLIOGRÁFICAS

1. Swanson L, Colven RM. Approach to the patient with a suspected cutaneous adverse drug reaction. Med Clin N Am 2015; 99:1337–48.
2. Jeronimo CDE, Baima LP, Pereira TMBA, Moraes P, Castillo MCS, Bissi VB, et al. Experiência do serviço de alergia e imunologia do IAMSPE com farmacodermias graves. Braz J Allergy Immunol 2015;3(4):120.
3. Roujeau JC, Stern RS. Severe adverse cutaneous reactions to drugs. New Engl J Med 1994;331:1272-85.
4. Posadas SJ, Pichler WJ. Delayed drug hypersensitivity reactions – new concepts. Clin Exp Allergy 2007; 37:989–99.
5. Pichler WJ, Naisbitt DJ, Park BK. Immune pathomechanism of drug hypersensitivity reactions. J Allergy Clin Immunol. 2011 Mar;127(3 Suppl):S74-81.
6. Chung WH, Hung SI, Yang JY, Su SC, Huang SP, Wei CY, et al. Granulysin is a key mediator for disseminated keratinocyte death in Stevens-Johnson syndrome and toxic epidermal necrolysis. Nat Med 2008;14:1343-50.
7. Kohanim S, Palioura S, Saeed HN, Akpek EK, Amescua G, Basu S, et al. Stevens-Johnson syndrome/toxic epidermal necrolysis - a comprehensive review and guide to therapy. Ocul Surface 2016;14(1):2-19.

8. Chung W-H, Wang CW, DAO RL. Severe cutaneous adverse drug reactions. J Dermatol. 2016; 43: 758–66.
9. Schwartz RA, McDonough PH, Lee BW. Toxic epidermal necrolysis. Part I. Introduction, history, classification, clinical features, systemic manifestations, etiology, and immunopathogenesis. J Am Acad Dermatol 2013;69:173.e1-13.
10. Sassolas B, Haddad C, Mockenhaupt M, Dunant A, Liss Y, Bork K, et al. for the RegiSCAR Study Group ALDEN, an algorithm for assessment of drug causality in Stevens–Johnson Syndrome and toxic epidermal necrolysis: comparison with case–control analysis. Clin Pharmacol Therap. 2010; 88(1):60-8.
11. Barbaud A, Collet E, Milpied B, Assier H, Staumont D, Avenel-Audran M, et al. on behalf of the Toxidermies group of the French Society of Dermatology. A multicentre study to determine the value and safety of drug patch tests for the three main classes of severe cutaneous adverse drug reactions. Br J Dermatol. 2013;168:555–62.
12. Brockow K, Garvey LH, Aberer W, et al. Skin test concentrations for systemically administered drugs – an ENDA/EAACI Drug Allergy Interest Group position paper. Allergy 2013; 68: 702–12.
13. Muraro A, Lemanske RF Jr, Castells M, Torres MJ, Khan D, Simon HU, et al. Precision medicine in allergic disease-food allergy, drug allergy, and anaphylaxis-PRACTALL document of the European Academy of Allergy and Clinical Immunology and the American Academy of Allergy, Asthma and Immunology. Allergy. 2017 ;72(7):1006-1021.
14. Bastuji-Garin, Rzany B, Stern RS, Naldi L, Shear NH, Roujeau JC. A clinical classification of cases of toxic epidermal necrolysis, Stevens-Johnson syndrome and erythema multiforme. Arch Dermatol 1993;129:92-6.
15. Chia FL, Leong KP. Severe cutaneous adverse reactions to drugs. Curr Opin Allergy Clin Immunol 2007;7:304-9.
16. Roujeau JC. Clinical heterogeneity of drug hypersensitivity. Toxicology 2005;209:123-9.
17. Schwartz RA, McDonough PH, Lee BW. Toxic epidermal necrolysis - Part II. Prognosis, sequelae, diagnosis, differential diagnosis, prevention, and treatment. J Am Acad Dermatol 2013;69:187.e1-16.
18. Srivastava M, Perez-Atayde A, Jonas MM. Drug-associated acute onset vanishing bile duct and Stevens-Johnson syndromes in a child. Gastroenterology 1998;115:743-46.
19. Taghian M, Tran TA, Bresson-Hadni S, Menget A, Felix S, Jacquemin E. Acute vanishing bile duct syndrome after ibuprofen therapy in a child. J Pediatr 2004;145:273-6.
20. Stella M, Clemente A, Bollero D, Risso D, Damasso P. Toxic epidermal necrolysis (TEN) and Stevens-Johnson syndrome (SJS): experience with high-dose intravenous immunoglobulins and topical conservative approach. A retrospective analysis. Burns 2007;33:452-59.
21. Trent JT, Kirsner RS, Romanelli P, Kerdel FA. Analysis of intravenous immunoglobulin for the treatment of toxic epidermal necrolysis using SCORTEN. The University of Miami Experience. Arch Dermatol 2003;139:39-43.
22. Prins C, Kerdel FA, Padilla RS, Hunziker T, Chimenti S, Viard I, et al. Treatment of toxic epidermal necrolysis with high-dose intravenous immunoglobulins. Arch Dermatol 2003;139:26-32.
23. Ghislain PD, Roujeau JC. Treatment of severe drug reactions: Stevens-Johnson syndrome, toxic epidermal necrolysis and hypersensitivity syndrome. Dermatology Online 2002;8(1):5 .
24. Bachot N, Revuz J, Roujeau JC. Intravenous immunoglobulin treatment for noncomparative study showing no benefit on mortality or progression. Arch Dermatol 2003;139:33-6.
25. Bastuji-Garin S, Fouchard N, Bertocchi M, Roujeau JC, Revuz J, Wolkenstein P. SCORTEN: A severity-of-illness score for toxic epidermal necrolysis. J Invest Dermatol 2000;115:149-53.
26. Guegan S, Bastuji-Garin S, Poszepczynska-Guigne E, Roujeau JC, Revuz J. Performance of the SCORTEN during the first five days of hospitalization to predict the prognosis of epidermal necrolysis. J Invest Dermatol 2006;126(2):273.
27. Wolkenstein P, Latarjet J, Roujeau JC. Randomized comparison of thalidomid vs placebo in toxic epidermal necrolysis. Lancet 1998;352:1586-89.
28. Fischer M, Fiedler E, Marsch WC, Wohlrab J. Antitumour necrosis factor-α antibodies (infliximab) in the treatment of a patient with toxic epidermal necrolysis. Br J Dermatol 2002;146:707-8.
29. Hunger RE, Hunziker T, Buettiker U. Rapid resolution of toxic epidermal necrolysis with anti-TNF-α treatment. J Allergy Clin Immunol 2005;116:923-4.
30. Barron SJ, Del Vecchio MT, Aronoff SC. Intravenous immunoglobulin in the treatment of Stevens-Johnson syndrome and toxic epidermal necrolysis: a meta-analysis with meta-regression of observational studies. Int J Dermatol 2015;54(1):108-15.
31. Zimmermann S, Sekula P, Venhoff M, Motschall E, Knaus J, Schumacher M, et al. Systemic immunomodulating therapies for Stevens-Johnson syndrome and toxic epidermal necrolysis: a systematic review and meta-analysis. JAMA Dermatol. 2017 Mar 22. doi: 10.1001/jamadermatol.2016.5668.

capítulo 9

Diagnóstico *in vitro*: estado atual

- Bárbara Gonçalves da Silva
- Luis Eduardo Coelho de Andrade

As reações adversas a drogas (RAD) se assemelham clinicamente a alergia e representam um problema de saúde pública, seja quando subdiagnosticadas ou quando há um exagero no seu diagnóstico, levando a rótulos que limitam a correta utilização da medicação. Isso pode levar, por exemplo , ao uso de antibióticos alternativos, muitas vezes menos eficazes, mais tóxicos, mais caros e que podem induzir a resistência bacteriana.[2]

As RAD podem ser classificadas em reações do tipo A, previsíveis, e do tipo B, imprevisíveis, grupo ao qual pertence a alergia a medicamentos . Enquanto as reações do tipo A são as mais frequentes, correspondendo a cerca de 25% dos casos, as do tipo B correspondem a 10% a 15% das RAD, sendo a alergia responsável por 5% a 10%.[1,13]

Dentre os medicamentos que mais desencadeiam reação alérgica, estão os antibióticos beta-lactâmicos (30% a 50% em adultos e 50% a 70% em crianças) e os anti-inflamatórios não hormonais (AINH) (18% a 35%),* além dos relaxantes neuromusculares, dos anticonvulsivantes e dos contrastes radiológicos.[1,13]

O diagnóstico da alergia a medicamentos exige uma história clínica detalhada, e, embora a provocação seja o único teste que possa confirmar a reação, em alguns casos o laboratório pode ajudar a confirmar a participação imunológica, embora ainda não haja consenso quanto ao seu valor diagnóstico na rotina clínica.[13]

Os testes *in vitro* possuem algumas vantagens quando comparados com os testes cutâneos: não expõem o paciente ao risco, os resultados não são afetados pelo tratamento, a presença de dermografismo ou de dermatite extensa não é impeditiva e as amostras sanguíneas podem ser guardadas para futuros testes.Por outro lado, os métodos *in vitro* têm menor sensibilidade, estão disponíveis para poucas drogas e os resultados não são liberados imediatamente.[12]

Portanto, na investigação da alergia a drogas, a primeira questão que irá orientar quanto ao tipo de teste a ser solicitado será identificar se o mecanismo envolvido é mediado por IgE (hipersensibilidade tipo I) ou por célula T (hipersensibilidade tipo IV). Em ambos os casos, o teste cutâneo é o ideal, mas nos casos de reação grave ou em pacientes de risco deve-se realizar a pesquisa *in vitro*. Nesse caso, a mensuração da IgE específica e o teste de ativação do basófilo estão

* Esses dados correspondem à realidade norte-americana e europeia.

indicados na suspeita de doença IgE-mediada, enquanto o teste de proliferação dos linfócitos deve ser solicitado se houver implicação da célula T no processo.[13]

EXAMES *IN VITRO* PARA AS REAÇÕES IMEDIATAS

Os exames laboratoriais disponíveis para avaliar as reações imediatas aos medicamentos são a IgE específica (sIgE) e o teste de ativação do basófilo por citometria de fluxo (BAT).

IgE específica (sIgE)

Os imunoensaios estão baseados na detecção da IgE específica para a droga, utilizando para isso imunoensaio com conjugado droga-carreador. O mais utilizado é o fluorimunoensaio (FEIA), no qual a droga é covalentemente ligada a poli-L-lisina (PLL). Também podem ser utilizados radioimunoensaio (RIA) ou enzimaimunoensaio (ELISA), que utilizam diversos carreadores, como albumina sérica humana, PLL, assim como diferentes fases sólidas (celulose, sefarose, partículas de sílica).[13]

Uso clínico

A sIgE, quando disponível, deve ser feita antes dos testes *in vivo* nos casos de reações graves ou em pacientes de risco, estando já validada para beta-lactâmicos e agentes bloqueadores neuromusculares. Os testes apresentam alta especificidade, dependente da droga estudada e do método utilizado, se fluorenzimático, RIA ou ELISA.

Como a concentração de sIgE diminui com o tempo, recomenda-se não realizar essa pesquisa num intervalo maior do que três anos após a reação ao medicamento.[13]

- Agentes bloqueadores neuromusculares (NMBA): a alergia a este agente é mensurada indiretamente por mecanismos que medem a reatividade da IgE ao amônio quaternário (NH4+), o maior epítopo do NMBA. É importante observar que a sIgE contra NH4+ é prevalente na população geral, não podendo ser utilizada como *screening* para identificar pacientes de risco. De um modo geral, a especificidade para NMBA é maior de 90%, enquanto a sensibilidade varia entre 40% e 90%, sendo de 83% a 92% para rocurônio, 44% para suxametônio e 78% a 84% para morfina.[13]
- Beta-lactâmicos: a determinação da sIgE para estes antibióticos possui sensibilidade inferior à dos testes cutâneos e só deverá ser efetuada 6 meses após a reação alérgica. A sensibilidade, correlacionada com a gravidade dos sintomas, varia entre 12,5% a 45%, e a especificidade, entre 83,3% a 98%.[4,5]

Sabe-se que os níveis de sIgE para a penicilina diminuem com o tempo. Portanto, vários pacientes alérgicos à penicilina podem apresentar sIgE negativa, a depender do tempo da coleta de sangue em relação ao início do quadro clínico. Para alguns autores, o encontro de sIgE aumenta a chance de resultado positivo na provocação com a droga.[7]

- Quinolonas: são considerados antibióticos seguros, com prevalência de reação adversa variando entre 0,4% a 3%. Não costuma ocorrer reação cruzada entre eles. A sensibilidade da sIgE é baixa (31,6% a 54,5%), talvez pelo tipo de quinolona usada nos ensaios.[4]
- Anti-inflamatórios não esteroidais (AINEs): a hipersensibilidade a estes medicamentos tem prevalência de 3% a 5% na população geral e geralmente as reações não são IgE-mediadas, mas resultam da inibição da via da ciclo-oxigenase-1 (COX-1), envolvida no metabolismo do ácido araquidônico. Nesses casos, a pesquisa de sIgE não está indicada, embora a pirazolona possa induzir reação IgE-mediada.[4,13]
- Outras drogas: para a clorexedina, a sIgE tem sensibilidade de 91,6% e especificidade de 100% em pacientes com teste cutâneo positivo.[13]

A pesquisa de sIgE também pode ser utilizada para agentes biológicos como o cetuximabe, na qual ela é dirigida contra resíduos galactose-α-1,3-galactose (α-gal) presentes na porção Fab do anticorpo. A sensibilidade varia de 68% a 92%, e a especificidade, de 90% a 92%, dependendo da gravidade da reação. Para o infliximabe, o ImmunoCAP® tem sensibilidade de 26% e especificidade de 90%. Altos níveis de IgG e dos agentes biológicos podem interferir na identificação da sIgE.[13]

Teste de ativação do basófilo ou BAT teste

Os mastócitos e basófilos são células efetoras nas reações alérgicas. Após a ligação de duas moléculas de IgE (ligadas com o alérgeno) em seus receptores de alta afinidade, os basófilos são ativados, iniciando com alterações intracelulares, seguidas por alteração na sua membrana, com a expressão de um dos marcadores específicos de sua ativação, o CD203c. Em seguida, ocorre a desgranulação, com liberação dos mediadores , como a histamina, por exemplo. O CD63 , um outro marcador de ativação, é detectado após a fusão dos grânulos intracelulares com a membrana celular.[6,8]

Esse teste tem sensibilidade de 50% e especificidade maior que 93%, embora cerca de 10% dos pacientes com suspeita de alergia a medicamentos sejam caracterizados como não respondedores. Esse teste é útil tanto no diagnóstico da alergia quanto no monitoramento da doença alérgica.[8]

Como método diagnóstico, o BAT deve ser feito antes da provocação e está indicado:

a. na investigação da alergia a medicamentos como beta-lactâmicos, quinolonas, relaxantes musculares, contrastes radiológicos e pirazolonas;
b. na alergia alimentar, reduzindo a necessidade de provocações;
c. no diagnóstico dos alérgenos ocupacionais;
d. na detecção da alergia a veneno de *Hymenoptera*;
e. como substituto ao teste do soro autólogo (ASST) no diagnóstico da urticária autoimune;
f. no diagnóstico da rinite alérgica local.[8]

A outra utilidade clínica do BAT é no monitoramento da doença alérgica, monitorando a resolução da alergia alimentar e predizendo o sucesso da imunoterapia.[8]

Seguindo um algoritmo diagnóstico na investigação da alergia a medicamentos, de acordo com a história clínica são realizados testes cutâneos ou a mensuração da sIgE. Já o BAT deve ser realizado nas seguintes situações:

a. se o alérgeno sabidamente produzir resultados falso-positivos nos testes cutâneos;
b. se o alérgeno suspeito não está disponível para ser utilizado no teste cutâneo ou para a sIgE;
c. se não há concordância entre a história clínica e os resultados dos testes cutâneos e sIgE;
d. se os sintomas do paciente podem resultar em resposta sistêmica durante o teste cutâneo;
e. antes de considerar a provocação, na qual a utilização de medicamentos como inibidores da ECA e betabloqueadores aumenta o risco de anafilaxia.[8]

Os protocolos para esse teste não estão padronizados entre os diferentes laboratórios quanto aos marcadores, procedimentos e concentrações da droga. E, à semelhança da sIgE, esse teste não deve ser feito após 3 anos da reação, sendo o período ideal para avaliar o paciente de até 1 ano após o uso do medicamento suspeito.[13]

O BAT é recomendado e está validado para o diagnóstico das reações a beta-lactâmicos e NMBA, podendo ser complementar a outros testes *in vitro*, assim como na investigação para alergia a pirazolona, fluorquinolona e contrastes radiológicos.[13]

Técnica

A técnica do BAT se baseia no fato de que o basófilo sensibilizado pela IgE na sua superfície se torna ativado na presença de drogas às quais a IgE é dirigida, expressando marcadores como CD63 (localizado no mesmo grânulo lisossômico da histamina) e CD203c. Quando o basófilo está em repouso, o CD63 se liga aos grânulos intracelulares e quase não é expresso na superfície. Quando desgranulados, os basófilos expressam o CD63, enquanto o CD203c é expresso constitutivamente na sua superfície.[4,12] Outros marcadores podem ser utilizados, como o CD123, uma subunidade do receptor para IL-3 (também presente em células dendríticas) em combinação com HLA-DR (negativo em basófilos, positivos nas células dendríticas), CD13, CD107a, CD107b, CD164 e p38 MAPK ou *mitogen-activated protein kinase*.[4,12,14,18] A maioria dos testes BAT é baseada nos marcadores CD63 e CD203c.

Após o preparo da amostra de sangue e pré-incubação com a interleucina-3 (IL-3) (a depender do alérgeno a ser estudado, a IL-3 aumenta em 30% a liberação de CD63 e, de modo inespecífico, o CD203c), ou pré-aquecimento do sangue e dos reagentes a 37 °C, o alérgeno é adicionado e os basófilos são incubados por 10 a 40 minutos, a 37 °C, em banho-maria (novamente, a depender do alérgeno a ser estudado).[8]

Podem ser utilizados como anticoagulantes o EDTA ou a heparina, a 4 °C, por no máximo 24 horas, e, a depender do protocolo, são utilizados 50-100 μL/análise. O sangue é então incubado com o alérgeno por 15-30 minutos, a 37 °C, e depois anticorpos específicos de ativação do basófilo (CD63 e CD203c) são adicionados.[4,6]

São analisados no mínimo 200 basófilos, embora o ideal seja a análise de 600 a 1.000, de modo a minimizar erros. Cerca de 5-10% da população não desgranula após a ligação ao receptor de alta afinidade para IgE (FCεRI).[6]

As principais limitações da técnica incluem a necessidade de uma coleta correta da amostra e de seu correto armazenamento, para manter a viabilidade e funcionabilidade dos basófilos, e o tipo de amostra utilizada, se sangue total ou célula isolada. O sangue total é mais fácil de manipular e reflete melhor as condições fisiológicas, mas outros fatores podem interferir, como a presença de IgG alérgeno específica e complemento. A célula separada evita essas interferências, mas pode implicar a perda de basófilos e a manipulação pode levar a ativação inespecífica.[3,12]

Anti-histamínicos não interferem com esse exame, mas corticosteroides e ciclosporina A sistêmicos devem ser evitados. Como há variação diurna na reatividade ao CD203c, o horário da coleta deve ser observado. Isso não foi confirmado para o CD63.[8]

A seleção do alérgeno a ser utilizado nesse teste se baseia na história clínica, considerando o teste cutâneo e a sIgE, e o alérgeno deve ser padronizado. Caso ele não esteja disponível na sua forma pura, pode ser utilizada a substância da situação sensibilizante, anotando sua concentração, o fornecedor e o número do lote. Caso a resposta seja positiva, devem ser observadas as moléculas sensibilizantes individuais que possam levar a reação cruzada.[8]

Se o alérgeno não estiver disponível no modo padronizado, pode ser feito o extrato cru: 10 g do alérgeno em PBS para 100 mL, obtendo-se uma mistura homogênea. O material deve ser centrifugado 15 mL a 600 g e 4 °C por 8 minutos. Os extratos utilizados estarão nas concentrações a 10%, 1% e 0,1%. Se houver resposta, a especificidade deve ser confirmada expondo-se três doadores consecutivos ao mesmo alérgeno, nos quais não se espera qualquer resposta.[8]

Algumas drogas são instáveis e se metabolizam em solução, devendo ser preparadas para cada teste. A exposição à luz pode ser crítica, com drogas como o moxifloxacino. Um teste negativo com droga semelhante à suspeita não exclui que o paciente possa reagir ao metabólico da droga. Do mesmo modo, devem ser avaliadas a toxicidade e a ativação inespecífica.[8]

Embora o BAT tenha sido validado para várias condições IgE-mediadas, ainda há variação no desempenho deste teste. Observa-se uma diminuição na expressão de CD63 e CD203c após 4 horas de armazenamento. Por esse motivo, a amostra deve ser processada em até 3 horas após a coleta.[14]

Uso clínico

- NMBA: a sensibilidade é de 64% a 85,7% e a especificidade, de 93% a 100%, sendo mais elevada para o rocurônio, com sensibilidade de 91,7% e especificidade de 100%. Vale lembrar que BAT pode complementar os testes cutâneos nos estudos das reações cruzadas entre esses agentes e a identificação de alternativas seguras para as anestesias a serem feitas nos procedimentos cirúrgicos.[4,6,13]
- Beta-lactâmicos: para as penicilinas a sensibilidade é de 22% a 55% e a especificidade, de 79% a 96%.[13] Quando comparado à sIgE, o BAT é mais sensível e específico.[4,6]
- Contraste iodado: o contraste pode desgranular o mastócito diretamente, da mesma maneira que o complemento (C3a/C5a) ou a cinina. A reação alérgica tem baixa prevalência (0,02% para não iônicos e 0,4% para iônicos). A sensibilidade do BAT para os contrastes radiológicos é de 46% a 61,5% e a especificidade, de 88,4% a 100%.[13,14,16]
- AINEs e AAS: o valor diagnóstico do BAT na avaliação da hipersensibilidade não alérgica aos AINEs é limitado, devido à baixa especificidade, não havendo indicação para esse exame no diagnóstico da reação aos AINEs.[10,13] Para a pirazolona, porém, a sensibilidade do teste varia de 42% a 55% e a especificidade, de 86% a 100%.[13]

  Para AINEs é interessante observar que a sensibilidade aumenta quanto mais grave tiver sido a reação, assim como para os que apresentam testes cutâneos positivos, tendo valor limitado nas reações leves e nas não IgE-mediadas.[14]
- Quinolona: os resultados dos testes cutâneos têm sido contraditórios, pois indivíduos saudáveis apresentaram teste positivo. O ideal são os testes *in vitro*, com o BAT apresentando sensibilidade de 71%. O BAT para fluorquinolonas possui sensibilidade de 36% a 71%, dependendo da droga a ser testada, com especificidade de 90%.[13]
- Aditivos nas vacinas e fluidos endovenosos, como gelatina, carboximetilcelulose e albumina sérica bovina: não se sabe se estas substâncias provocam reação IgE-mediada.[4]

EXAMES *IN VITRO* PARA AS REAÇÕES TARDIAS

O diagnóstico da reação de hipersensibilidade tardia a drogas é difícil, geralmente baseado na relação entre o uso do medicamento e o período no qual os sintomas surgem. O teste de transformação linfocitária ou proliferação linfocitária (LTT) mensura a proliferação do linfócito T de memória para uma droga em particular à qual o paciente foi exposto, utilizando a droga suspeita incorporada com timidina ^{3}H como estímulo, e a leitura é feita por citometria de fluxo.[13]

Esse teste é útil na investigação das formas tardias de reação a drogas, apresentando-se positivo em mais de 50% dos casos de exantema maculopapular generalizado, exantema bolhoso, pustulose exantemática aguda generalizada (AGEP), DRESS. Ocasionalmente o LTT é positivo na hepatite e nefrite (dependendo do tipo de droga), urticária e pancreatite e raramente positivo (em menos de 10%) na NET (necrose tóxica bolhosa), na vasculite, na erupção fixa por droga e no exantema macular sem infiltração de célula T.[17]

Quanto aos medicamentos que podem ser investigados com o LTT: antibióticos (beta-lactâmicos, quinolonas, macrolídeos, sulfonamidas), anticonvulsivantes (fenitoína, carbamazepina), inibidor da ECA (enalapril), diuréticos (hidroclorotiazida), AINH (diclofenaco, celecoxibe, acetaminofen), anestésicos locais (lidocaína, bupivacaína) e relaxantes musculares.[17]

A especificidade do LTT é de 93% e a sensibilidade gira em torno de 60%a 70%,[11] embora seja menor nas reações graves.[13]

Técnica

Células mononucleares periféricas obtidas do soro de indivíduos com hipersensibilidade a drogas são separadas e colocadas em cultura com a droga suspeita na sua forma pura por 5 dias, em temperatura de 37 °C, numa incubadora ventilada com CO_2 (5%),[17] juntamente com um mitógeno (controle positivo) e tampão como controle negativo. A cultura permite a proliferação suficiente do pequeno número de células alérgeno-específicas. A proliferação é quantificada diretamente pela síntese de DNA usando nucleosídeos radioativos (timidina ^3H). A timidina ^3H é adicionada por 10 a 14 horas (*overnight*) e no sexto dia as células são coletadas. Hoje em dia existem alternativas para os nucleosídeos radioativos, como fluorocromo e 5^6 carboxifluoresceína N-succinimidil éster (CFSE).[4,11,17]

Os resultados são expressos em índice de estimulação (SI), cujo cálculo é feito utilizando-se a proliferação da droga com antígeno, dividida pela proliferação sem o antígeno. Valores de SI entre 2 e 3 são considerados fracamente positivos, e quando maiores do que 3 a resposta é positiva.[11]

Pacientes expostos a droga e não alérgicos não desencadeiam a resposta proliferativa ao medicamento, embora algumas drogas como vancomicina, paracetamol e certos contrastes possam aumentar levemente a proliferação, sem que haja explicação para esse processo.[11]

São desvantagens desse método: necessidade de cultura estéril, processamento demorado, alto custo do equipamento, dependência da qualidade do meio de cultura, além de envolver radioatividade. Nas mãos de um técnico experiente, ajuda a definir a droga que levou à reação de hipersensibilidade. Embora um teste positivo mostre a droga causadora, um resultado negativo não afasta a hipersensibilidade a droga.[11]

O uso de imunossupressores pode suprimir a resposta *in vitro*, como os corticosteroides, que causam linfopenia e alteração na composição de células mononucleares, além de inibirem a síntese de citocinas pelos linfócitos T. Portanto, apenas pacientes em utilização de corticosteroide na dose menor do que 0,2 mg/kg/dia podem fazer esse teste. Além disso, um controle positivo deve ser incluído ($SI > 5$). Metotrexate ou azatioprina interferem menos na proliferação de linfócitos, permitindo realizar o LTT, se não houver linfopenia.[11]

Como o LTT estuda a resposta do LT de memória, esse teste pode ser positivo por até 10 a 20 anos. Para certos medicamentos, a perda da reatividade ocorre após 3 a 4 anos. Por esse motivo, preconiza-se realizar o teste até 2 a 3 anos após a reação à droga.[11]

Uso clínico

A sensibilidade e especificidade são variáveis: 27% a 88,8% e 63% a 100%, respectivamente, dependendo da droga estudada e das manifestações clínicas, sendo maiores no exantema maculopapular, na erupção fixa por drogas, na pustulose exantemática generalizada aguda e na DRESS. A sensibilidade do LTT é maior do que a dos testes cutâneos no diagnóstico das reações tardias, sendo maior para os beta-lactâmicos (a sensibilidade é de 58% a 88,8% e a especificidade, de 85% a 100%) e anticonvulsivantes.[13]

Algumas drogas, como vancomicina, AINEs e contrastes radiológicos, podem aumentar a proliferação, mesmo em indivíduos não sensibilizados, assim como resultados positivos não implicam necessariamente resposta efetora, pois podem se dever a proliferação do linfócito T regulador (LTreg).

A sensibilidade do LTT pode ser aumentada pelo uso de célula apresentadora de antígeno profissional, pela inclusão de metabólitos da medicação e pela avaliação de células efetoras.[15]

Existem controvérsias quanto ao melhor período para realizar esse exame. Nos casos de erupção maculopapular e síndrome de Stevens-Johnson, o LTT deve ser feito dentro de 1 semana após o início do quadro de *rash*; nos casos de DRESS, entre 5 e 8 semanas após.[9]

REFERÊNCIAS BIBLIOGRÁFICAS

1. Çelik Gülfem E; Pichler Werner J; Adkinson NF. Drug Allergy. In: Middleton's Allergy: Principles and Practice. Philadephia, Elsevier, 2014. pp.1274-1295.
2. Demoly P; Adkinson NF; Brockow K et al. International Consensus on Drug Allergy. Allergy 2014, 69: 420-37.
3. De Weck A; Sanz ML; Gamboa PM; Aberer W; Bienvenu J; Blanca M; Demoly P; Ebo DG; Mayorga L; Monneret G; Laudy JS. Diagnostic tests based on human basophils: more potentials and perspectives than pitfalls. II. Technical issues. J Investig Allergol Clin Immunol 2008; 18(3): 143-55.
4. Ebo DG; Leysen J; Mayorga C, Rozieres A, Knol EF, Terreehorst I. The in vitro diagnosis of drug allergy: status and perspectives. Allergy 2011, 66: 1275-86.
5. Faria E. Diagnóstico de alergia a drogas: atualização. Rev Bras Alerg Imunopatol 2008, 31 (4): 133-8.
6. Hausmann OV; Gentinetta T; Bridts CH; Ebo DG. The basophil activation test in immediate-type drug allergy. Immunol Allergy Clin N Am 2009, 29: 555-66.
7. Hjortlund J; Mortz CG; Stage TB; Skov PS; Dahl R; Bindslev-Jensen C. Positive serum specific IgE has a short half-life in patients with penicillin allergy and reversal does not always indicate tolerance. Clinical and Translational Allergy 2014, 4: 34.
8. Hoffmann HJ; Santos AF; Mayorga C, Nopp A, Eberlein B, Ferrer M; et al. The clinical utility of basophil activation testing in diagnosis and monitoring of allergic disease. Allergy 2015, 70: 1393-405.
9. Kano Y; Hirahara K; Mitsuyama Y; Takahashi R; Shiohara T. Utility of the lymphocyte transformation test in the diagnosis of drug sensitivity; dependence on its timing and the type of drug eruption. Allergy 2007, 62: 1439-44.
10. Kowalski ML; Asero R; Bavbek S, Blanca M, Blanca-Lopez N, Bochenek G; et al. Classification and practical approach to the diagnosis and management of hypersensitivity to nonsteroidal anti-inflammatory drugs. Allergy 2013, 68: 1219-32.
11. Lochmatter P; Zawodniak A; Pichler WJ. In vitro tests in drug hypersensitivity diagnosis. Immunol Allergy Clin N Am 2009, 29: 537-54.
12. Mayorga C; Sanz ML; Gamboa PM; García BE; Caballero MT; García JM; et al. In vitro diagnosis of immediate allergic reactions to drugs: an update. J Investig Allergol Clin Immunol 2010, 20 (2): 103-9.
13. Mayorga C; Celik G; Rouzaire P; Whitaker P; Bonadonna P; Rodrigues-Cernadas J; et al. In vitro tests for drug hypersensitivity reactions. An ENDA/EAACI Drug Allergy Interest Group Position Paper. Allergy 2016, accepted article.
14. McGowan E; Saini S. Update on the performance and application of basophil activation tests. Curr Allergy Asthma Rep 2013, 13 (1): 101-9.
15. Naisbitt DJ; Nattrass RG; Ogese MO. In vitro diagnosis of delayed-type drug hypersensitivity. Mechanistic aspects and unmet needs. Immunol Allergy Clin N Am 2014, 34: 691-705.
16. Pinnobphun P; Buranapraditkun S; Kampitak T; Hirankarn N; Klaewsongkram J. The diagnostic value of basophil activation test in patients with an immediate hypersensitivity reaction to radiocontrast media. Ann Allergy Asthma Immunol 2011, 106: 387-93.
17. Pilcher WJ; Tilch J. The lymphocyte transformation test in the diagnosis of drug hypersensitivity. Allergy 2004, 59: 809-20.
18. Santos A; Gibbs B; Stephens A; Turcanu V; Lack G. Estudo in vitro dos basófilos é uma ferramenta diagnóstica e de investigação útil em alergologia. Rev Port Imunoalergologia 2011, 19 (2): 73-83.

capítulo 10

Testes cutâneos nas reações imediatas e tardias

• Marina Atanaskovic-Marcovic

O teste cutâneo como ferramenta diagnóstica básica é o mais comumente usado para confirmar uma sensibilização na hipersensibilidade a fármacos.[1] Há várias técnicas para o teste: puntura (SPT – do inglês *skin prick test*), intradérmico e epicutâneo (*patch test*).

TESTES DE PUNTURA (SPT)

O SPT é o teste mais seguro e mais fácil, mas apenas moderadamente sensível, para reações medicamentosas imediatas. As reações imediatas ocorrem dentro da primeira hora da administração do medicamento e são possivelmente induzidas por um mecanismo mediado por IgE. Elas geralmente se manifestam como urticária, angioedema, conjuntivite, rinite, broncoespasmo, sintomas gastrintestinais e choque anafilático.[1,2]

Um SPT é realizado picando-se a pele percutaneamente com uma agulha através de uma solução de alérgeno (forma comercializada do medicamento). Sempre que possível, tanto o fármaco puro como os excipientes devem ser testados. Os testes de puntura são realizados na face volar do antebraço. As reações são consideradas positivas quando uma pápula maior que 3 mm de diâmetro com eritema circundante está presente 20 minutos depois. Um controle negativo pode ser realizado com solução salina normal e controle positivo com histamina a 1 mg/mL.[1,2,3]

TESTES INTRADÉRMICOS (TID)

Um TID é mais sensível do que o SPT, mas também traz um risco maior de induzir uma reação irritativa e falsa positiva, quando injetado em concentrações muito altas, e pode até levar a uma reação anafilática em reações mediadas por IgE.[1,4,5]

Um TID é realizado somente quando SPT apresenta resultados negativos 20 minutos após o teste com o fármaco suspeito. É realizado na pele volar do antebraço, injetando-se 0,02 mL da solução de hapteno, por via intradérmica, o que eleva uma pequena pápula com 3 mm de diâmetro.[1,2,4,5]

É necessário obter formas estéreis do fármaco para TID. Deve-se utilizar uma preparação parenteral do fármaco suspeito. Para fármacos suspeitos de causar reações graves, devem ser utilizadas diferentes diluições de concentração crescente de drogas. Para compostos não injetáveis, pode ser usado o pó contido nas cápsulas ou obtido por meio da remoção da camada externa de comprimidos com um bisturi. Depois de pesar o pó, é possível preparar soluções (em solução salina a 0,9%) sob fluxo laminar e esterilizá-las por filtração através de dispositivos de uso único (Filtro de Seringa Minisart NML, 0,20 μm, Sartorius AG). Recomenda-se a preparação desses reagentes no máximo 2 horas antes da sua administração. Um controle negativo pode ser realizado com solução salina normal e controle positivo com histamina. TID são considerados positivos em leituras imediatas quando o diâmetro máximo da soma produzida pela injeção aumentou em 3 mm ou mais, acompanhado de eritema, 20 minutos depois.[1,2,4]

TID também são realizados em caso de reações não imediatas ao fármaco. As reações não imediatas ocorrem mais de 1 hora após a administração do fármaco e são frequentemente associadas a um tipo de mecanismo alérgico dependente das células T. As reações não imediatas mais comuns são exantemas maculopapulosos e urticária de surgimento tardio e/ou angioedema. Raramente, podem ser desencadeadas reações graves, tais como erupção fixa ao fármaco (EFF), dermatite esfoliativa, pustulose generalizada exantemática generalizada aguda (PEGA), síndrome de Stevens-Johnson (SSJ), necrólise epidérmica tóxica (NET) e reações/ou erupção cutânea com eosinofilia e sintomas sistêmicos (DRESS). A leitura de reações tardias deve ser realizada após 48 e 72 h. Reações tardias ao teste intradérmico devem ser documentadas pelo diâmetro do eritema e do infiltrado. Qualquer eritema infiltrado com um diâmetro maior que 5 mm deve ser considerado uma reação positiva.[1-4] A dor de testes intradérmicos pode limitar seu uso em crianças pequenas.[4,6]

TESTES EPICUTÂNEOS (TE)

O TE é mais específico do que o TID de leitura tardia, mas menos sensível. Em um teste epicutâneo, o fármaco suspeito geralmente é fixado na região interescapular das costas em pele não comprometida/não acometida, não tratada, usando tiras adesivas de acrilato com pequenas placas anexadas para alérgenos. O tempo de oclusão deve ser de 48 h. Os medicamentos parenterais devem ser diluídos em vaselina. Verificou-se que uma concentração de 5% em vaselina é adequada. Concentrações maiores são possíveis, mas não são mais sensíveis. Os medicamentos não injetáveis também podem ser diluídos em vaselina. A leitura do TE deve ser feita de acordo com a classificação do *European Environmental and Contact Dermatitis Research Group*, 15 min após a remoção das tiras e 24 h depois[2,4] (Figura 10.1). Atualmente, um TE positivo é um indicador altamente confiável de sensibilidade leavando a uma reação inflamatória na pele, enquanto um teste negativo não exclui uma reação de hipersensibilidade. Resultados falsos negativos em testes epicutâneos podem ser decorrentes de penetração insuficiente de reagentes na epiderme e/ou ao fato de que a concentração utilizada é muito baixa.[1,2,3,7]

REAÇÃO SISTÊMICA DURANTE O TESTE CUTÂNEO

Normalmente, os exames cutâneos são bem tolerados, mas em pacientes altamente sensibilizados com IgE algumas reações sistêmicas (urticária, anafilaxia) podem ocorrer durante o teste cutâneo. O fármaco deve ser testado inicialmente com uma diluição mais elevada das preparações de teste (p. ex.: 1/10-1/100.000). O próximo passo de concentração só deve ser aplicado se a maior diluição tiver produzido um resultado negativo. Em reações graves e não imediatas, deve-se considerar estender o intervalo de tempo entre testes e não realizar teste intradérmico com a maior concentração antes de realizar testes epicutâneos.[1,2,4]

<table>
<tr><th>Positivo extremo (+++)</th><th>Fortemente positivo (++)</th><th>Positivo fraco (+)</th><th>Irritante (IR)</th><th>Dúvida (?)</th></tr>
<tr><td colspan="5">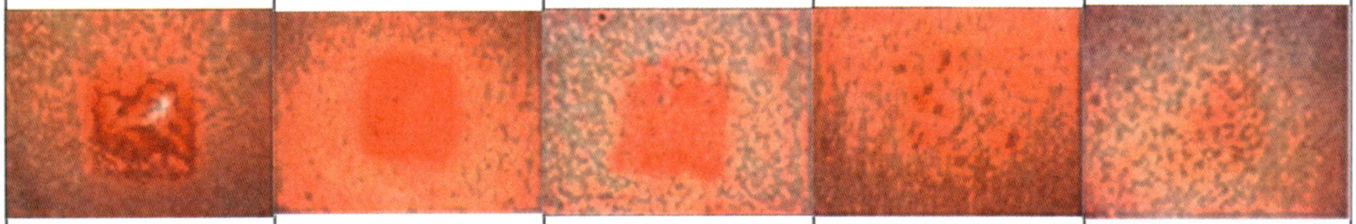</td></tr>
<tr><td>Vesículas coalescentes, reação bolhosa</td><td>Eritema, pápulas, infiltração, vesículas dispersas</td><td>Eritema, infiltração, pápulas dispersas</td><td>Eritema difuso, em placas, folicular ou homogêneo sem infiltração</td><td>Eritema macular ou homogêneo fraco sem infiltração</td></tr>
</table>

Figura 10.1: Interpretação do teste epicutâneo (*patch test*).

O INTERVALO DE TEMPO ENTRE HIPERSENSIBILIDADE E O TESTE CUTÂNEO

O melhor intervalo de tempo entre hipersensibilidade ao fármaco e o teste cutâneo deve ser idealmente dois meses depois.[8,9] Os testes cutâneos devem ser realizados após um intervalo de tempo que possibilite a resolução de sintomas clínicos e a eliminação da circulação dos medicamentos responsáveis/suspeitos e medicamentos antialérgicos. No entanto, não se sabe se a reatividade pode ser maior (p. ex.: hiper-reatividade celular) ou menor (p. ex.: depleção inicial de histamina de mastócitos ou tolerância) se os testes cutâneos forem realizados nos próximos dias após a reação. Também não se sabe até que ponto a sensibilidade a um fármaco diminui ao longo do tempo.[1,4]

INTERVALO LIVRE DE FÁRMACOS ANTES DO TESTE CUTÂNEO

Determinados medicamentos devem ser descontinuados antes do teste cutâneo (Tabela 10.1).

O paciente deve estar livre de doenças infecciosas, febre ou reações inflamatórias no momento do teste, a menos que o teste cutâneo seja urgentemente necessário. A ingestão de agentes bloqueadores beta-adrenérgicos deve ser suspensa (geralmente por 48 horas), de acordo com a meia-vida de eliminação, se o fármaco a ser testado tiver induzido reação anafilática, pois esses medicamentos podem interferir no tratamento de uma possível reação sistêmica provocada pelo teste cutâneo.[1,2,4]

Tabela 10.1: Intervalo sem drogas antes de prova de pele

Medicação	Intervalo livre
H_1-anti-histamínicos, fenotiazinas	5 dias
Drogas beta-adrenérgicas	5 dias
Glicocorticoides sistêmicos	
• Longa duração	3 semanas
• Dose alta por período curto	1 semana
• Período curto, < 50 mg pred*	3 dias
Corticosteroides tópicos**	> 2 semanas

**Prednisolona equivalente, ** no local de teste*

REAGENTES DE TESTE CUTÂNEO

Antibióticos

Reagentes específicos de teste cutâneo padronizados estão comercialmente disponíveis apenas para penicilinas. Existem: peniciloil-polilisina (PPL), mistura determinante menor (MDM), amoxicilina e ácido clavulânico (Laboratórios Diater)*. Esses reagentes foram desenvolvidos para testes cutâneos, e existem procedimentos validados.[1,4]

As concentrações de teste cutâneo não irritantes são mostradas na Tabela 10.2. O teste cutâneo continua sendo o método mais importante para confirmar a alergia beta-lactâmica. As reações imediatas de hipersensibilidade a beta-lactâmicos podem ser devidas a reatividade à porção beta-lactâmica ou à cadeia lateral. O teste com o PPL e MDM parece adequado para estabelecer o diagnóstico, quando a benzilpenicilina é o antibiótico suspeito e a reatividade é contra a porção beta-lactâmica. No entanto, a reatividade pode ser contra a cadeia lateral (p. ex.: cadeia lateral de aminopenicilina na amoxicilina), caso em que os testes para PPL e MDM são negativos, mas o beta-lactâmico suspeito é positivo. A amoxicilina substituiu PPL e MDM como o determinante mais importante da alergia à penicilina. Para uma sensibilidade ideal, recomendou-se SPT e TID com PPL, MDM, benzilpenicilina, amoxicilina e o beta-lactâmico suspeito.[10] O beta-lactâmico pode ser utilizado em combinação com uma beta-lactamase (amoxicilina e ácido clavulânico). O teste cutâneo deve ser realizado contra o fármaco original e o componente individual da combinação de antibióticos. Tal como acontece com as penicilinas, os testes cutâneos com concentração não irritante de cefalosporinas têm uma sensibilidade maior em comparação com reações de hipersensibilidade não imediatas. Para a investigação da reação adversa à cefalosporina, recomenda-se o uso da cefalosporina suspeita, PPL, MDM e beta-lactâmicos com cadeias laterais semelhantes.[1,4]

Tabela 10.2: Concentrações não irritantes de teste cutâneo para beta-lactâmicos

Fármaco	SPT	TID	TE
Peniciloil-poli-L-lisina	5×10^{-5} mM	5×10^{-5} mM	NA
Mistura determinante menor	2×10^{-2} mM	2×10^{-2} mM	NA
Benzilpenicilina	10.000 UI	10.000 UI	5%
Amoxicilina	20 mg/mL	20 mg/mL	5%
Ampicilina	20 mg/mL	20 mg/mL	5%
Cefalosporinas	2 mg/mL	2 mg/mL	5%

SPT: skin prick test; TID: teste intradérmico; TE: teste epicutâneo; NA: não aplicável ou sem concentração de teste recomendada.

Nas reações de hipersensibilidade não imediatas os testes cutâneos com penicilina PPL e MDM são pouco úteis. TID com leituras tardias geralmente tem uma sensibilidade maior que o teste epicutâneo com especificidade semelhante. O valor do teste epicutâneo, além do TID, continua controverso.[1,4]

Em reações graves (anafilaxia, sintomas sistêmicos graves) aos antibióticos beta-lactâmicos é amplamente aconselhável que o SPT seja inicialmente realizado após o teste de sIgE. Se negativo, TID deve iniciar em diluições de 1/1.000 ou 1/100.[1,4]

* Esses reagentes não estão disponíveis comercialmente no Brasil.

Para a maioria dos antibióticos não beta-lactâmicos, o valor dos testes cutâneos parece ser incerto e podem ocorrer reações falsas positivas quando o antibiótico é testado em concentrações elevadas. Testes cutâneos e TID com soluções intravenosas não diluídas para a maioria dos antibióticos não beta-lactâmicos podem ser irritantes, e diluições mais baixas devem ser utilizadas. Na literatura, os relatos sobre as maiores diluições não irritantes variam muito, e a sensibilidade parece ser baixa. As recomendações sobre concentrações atualmente não são possíveis. As reações de hipersensibilidade não imediatas a antibióticos não beta-lactâmicos, estudadas usando testes epicutâneos com diferentes concentrações de comprimidos triturados em vaselina, foram relatadas como não irritantes.[1,4]

Anti-inflamatórios não esteroidais (AINEs)

A grande maioria das reações imediatas de hipersensibilidade aos AINEs (excluindo pirazolonas) não é devida ao mecanismo mediado por IgE, mas acredita-se que estejam relacionadas a um metabolismo aberrante do ácido araquidônico. Nesses casos, SPT e TID geralmente são negativos. Portanto, não são recomendados na prática clínica de rotina testes cutâneos para AINE não pirazolona.

O potencial irritante de todos os AINEs parece ser baixo no SPT, e a especificidade é, portanto, alta (> 95%). Para TID, 0,1 mg/mL parece não irritar a pele. Todos os AINEs podem causar hipersensibilidade não imediata, e isso pode ser detectado por testes epicutâneos positivos. A incidência relativa de reações alérgicas e não alérgicas não é bem estudada. Os testes epicutâneos com até 10% de AINE na vaselina não parecem irritar a pele (Tabela 10.3).[4]

Tabela 10.3: Concentrações de teste cutâneo não irritantes para outros fármacos

Fármaco ou classe de fármaco	SPT	TID	TE
Anticoagulantes			
Heparinas	Não diluído	1/10 diluído	Não diluído
Heparinoides	Não diluído	1/10 diluído	Não diluído
Sais de platina			
Carboplatina	10 mg/mL	1 mg/mL	NA
Oxaliplatina	1 mg/mL	0,1 mg/mL	NA
Cisplatina	1 mg/mL	0,1 mg/mL	NA
AINE			
Pirazolonas	Pó	0,1 mg/mL	10%
Coxibes	Pó		10%
Outros AINE	Pó	0,1 mg/mL	10%
Biológicos			
Adalimumabe	50 mg/mL	50 mg/mL	Não diluído
Etanercept	25 mg/mL	5 mg/mL	NA
Infliximabe	10 mg/mL	10 mg/mL	NA
Omalizumabe	1,25 µg/ml	1,25 µg/mL	NA

Continua

Continuação

Fármaco ou classe de fármaco	SPT	TID	TE
Outros			
Anestésicos locais	Não diluído	1/10 diluído	Não diluído
Meio de contraste iodado	Não diluído	1/10 diluído	Não diluído
Quelatos de gadolínio	Não diluído	1/10 diluído	NA
Azul patente	Não diluído	1/10 diluído	NA
Azul de metileno		1/100 diluído	
Fluoresceína	Não diluído	1/10 diluído	Não diluído
Inibidores da bomba de prótons	Não diluído	40 mg/mL	10%
Anticonvulsivantes	NA	NA	10%
Digluconato de clorexidina	5 mg/mL	0,002 mg/mL	1%

TID: teste intradérmico; AINE: fármaco anti-inflamatório não esteroide; SPT: skin prick test; NA: não aplicável ou sem concentração de teste recomendada.

Fármacos perioperatórios

A concentração de teste cutâneo perioperatório recomendada está listada na Tabela 10.4, que é derivada da literatura publicada em 2002-2013 e provavelmente é a concentração máxima de fármaco não irritante.[4]

Tabela 10.4: Concentração de teste cutâneo perioperatório

Droga		SPT		TID	
Nome genérico	Concentração não diluída (mg/mL)	Diluição	Concentração máxima (mg/mL)	Diluição	Concentração máxima (mg/mL)
Tiopental	25	Não diluído	25	1/10	2,5
Propofol	10	Não diluído	10	1/10	1
Cetamina	10	Não diluído	10	1/10	1
Etomidate	2	Não diluído	2	1/10	0,2
Midazolam	5	Não diluído	5	1/10	0,5
Fentanil	0,05	Não diluído	0,05	1/10	0,005
Alfentanil	0,5	Não diluído	0,5	1/10	0,05
Sufentanil	0,005	Não diluído	0,005	1/10	0,0005
Remifentanil	0,05	Não diluído	0,05	1/10	0,005
Morfina	10	1/10	1	1/1.000	0,01
Atracúrio	10	1/10	1	1/1.000	0,01
Cis-atracúrio	2	Não diluído	2	1/100	0,02

Continua

Continuação

Droga		SPT		TID	
Nome genérico	Concentração não diluída (mg/mL)	Diluição	Concentração máxima (mg/mL)	Diluição	Concentração máxima (mg/mL)
Mivacúrio	2	1/10	0,2	1/1.000	0,002
Rocurônio	10	Não diluído	10	1/200	0,05
Vecurônio	4	Não diluído	4	1/10	0,4
Pancurônio	2	Não diluído	2	1/10	0,2
Suxametônio	50	1/5	10	1/500	0,1

SPT: skin prick test; *TID: teste intradérmico.*

Anestésicos locais (AL)

Recomenda-se que AL não diluídos sejam utilizados para SPT e diluição 1/10 AL para TID (Tabela 10.3).[4]

Outros fármacos

As concentrações de teste cutâneo de outros medicamentos são mostradas na Tabela 10.4.[4]

Para alguns fármacos, o valor dos testes cutâneos não foi suficientemente demonstrado (Quadro 10.1).[4]

Quadro 10.1: Drogas para as quais o valor dos testes cutâneos não foi demonstrado adequadamente

Drogas anti-hipertensivas
Biológicos (exceto drogas anti-TNF e omalizumabe)
Hormônios, corticosteroides e insulina
Antibióticos não beta-lactâmicos
Quimioterápicos (exceto platinas)
AINEs para as reações imediatas (exceto as pirazolonas)
Opioides
Soro, imunoglobulinas e vacinas

AINEs: anti-inflamatórios não esteroidais.

REFERÊNCIAS BIBLIOGRÁFICAS

1. Brockow K, Romano A, Blanca M, Ring J, Pichler W, Demoly P. General considerations for skin test procedures in the diagnosis of drug hypersensitivity. Allergy 2002; 57: 45–51.
2. Barbaud A, Goncalo M, Bruynzeel D, Bircher A. Guidelines for performing skin tests with drugs in the investigation of cutaneous adverse drug reactions. Contact Dermatitis 2001: 45: 321–8.
3. Barbaud A. Place of drug skin tests in investigating systemic cutaneous drug reactions. In: Pichler WJ, ed. Drug Hypersensitivity. Basel: Krager, 2007. pp. 366–79.

4. Brockow K, Garvey LH, Aberer W, Atakaskovic M, Barbaud A, Bilo MB, et al.Skin test concentrations for systemically administered drugs – an ENDA/EAACI Drug Allergy Interest Group Position Paper. Allergy 2013; 68(6):702-12.
5. Brockow K, Romano A, Skin tests in the diagnosis of drug hypersensitivity reactions. Cur Pharmac Design. 2008; 14, 2778-91.
6. Gomes E, Brockow K, Kuyucu S, Saretta F, Mori F, Blanca-Lopez N, et al., Drug Hypersensitivity in children: report from the pediatric task force of the EAACI Drug Allergy Interest Group. Allergy 2016;71(2):149-61.
7. Atanaskovic-Markovic M. β-lactam allergy and cross-reactivity. Pediatr Allergy Immunol 2011;22:770-5.
8. Caubet JC, Kaiser L, Lemaitre B, Fellay B, Gervaix A, Eigenmann PA. The role of penicillin in benign skin rashes in childhood: a prospective study based on drug rechallenge. J Allergy Clin Immunol 2011;127:218-22.
9. Atanaskovic-Markovic M, Gaeta F, Medjo B, Gavrovic-Jankulovic M, Cirkovic Velickovic T, Tmusic V, et al., Non-immediate hypersensitivity reactions to beta-lactam antibiotics in children - our 10 years experience in allergy work-up. Pediatr Allergy Immunol 2016 doi: 10.1111/pai.12565.
10. Blanca M, Romano A, Torres MJ, Férnandez J, Mayorga C, Rodriguez J, et al., Update on the evaluation of hypersensitivity reactions to betalactams. Allergy 2009;64:183-93.

capítulo 11

Teste de provocação no diagnóstico das reações de hipersensibilidade a drogas

- Inês Cristina Camelo Nunes
- Denise Neiva Santos de Aquino

INTRODUÇÃO

O diagnóstico das reações de hipersensibilidade a drogas (RHD) é baseado na história, nas manifestações clínicas e, quando possível, em testes *in vivo* e alguns testes biológicos *in vitro*.[1-3] No entanto, apenas algumas ferramentas clínicas e biológicas estão disponíveis e devidamente validadas. Nesse contexto, o teste de provocação no diagnóstico (TPD) deve ser a etapa final na avaliação das RHD a ser considerada, caso nenhum outro procedimento mais seguro (testes *in vivo* ou *in vitro*) esteja disponível ou não possa dar suporte ao diagnóstico.

Em linhas gerais, consiste na administração controlada e gradual de determinada droga a um paciente que relatou reação anterior a essa droga ou a droga similar, na busca do diagnóstico de hipersensibilidade.[1-3] Tem a vantagem de reproduzir sintomas alérgicos ou outras manifestações adversas, não importando o mecanismo fisiopatológico envolvido na reação.

Os TPDs são considerados o padrão ouro para o diagnóstico de RH a anti-inflamatórios não-esteroidais (AINEs), anestésicos locais, antibióticos não beta-lactâmicos e outros medicamentos, para os quais não existem testes mais seguros ou os testes disponíveis não são padronizados. Os TPDs são, também, a última etapa para o diagnóstico RH aos antibióticos beta-lactâmicos naquelas situações em que os testes cutâneos e, em alguns casos, os testes *in vitro* fornecem resultados inconclusivos. Finalmente, os TPDs assumem papel fundamental em garantir segurança e tranquilidade aos pacientes que temem uma reação futura ou sofrem de ansiedade devido à falta de confirmação diagnóstica.[4,5]

TESTE DE PROVOCAÇÃO E DESSENSIBILIZAÇÃO À DROGA – PROCEDIMENTOS DISTINTOS

É importante esclarecer aspectos que distinguem o teste de provocação com droga da dessensibilização a droga.

O TPD é procedimento diagnóstico realizado quando o paciente está em bom estado de saúde, sem nenhum sinal de atividade de doença, na busca de um composto que seja bem tolerado e potencialmente útil no futuro.[1,2,6,7]

Já a dessensibilização é procedimento terapêutico a ser realizado em paciente com maior probabilidade de ser alérgico a determinada droga, em situações que requerem tratamento imediato com a medicação em questão.[7] Este procedimento permite modificação temporária da resposta imunológica do paciente que tolerará, de modo seguro, uma droga enquanto persistir o uso contínuo dessa droga. Assim, a dessensibilização não confirma nem afasta o diagnóstico de RH. Além disso, a dessensibilização precisa ser repetida sempre que o paciente necessitar da droga em questão ou de medicação com potencial reatividade cruzada. Em geral, os candidatos à dessensibilização são aqueles com infecção por HIV, fibrose cística ou tuberculose,[8] nos quais a imediata reintrodução de antibioticoterapia/profilaxia seja necessária e em pacientes com câncer ou doenças reumatológicas que experimentaram RH imediata com quimioterapia de primeira linha ou anticorpo monoclonal, desde que não existam disponíveis medicamentos alternativos efetivos.

INDICAÇÕES E CONTRAINDICAÇÕES DO TPD

As indicações e contraindicações dos TPDs têm sido discutidas e descritas em diversas diretrizes e consensos. Foram propostas, inicialmente, em artigo de consenso da ENDA (*European Network on Drug Allergy*)[1] e, recentemente, ratificadas e aceitas em todo o mundo em um documento, também consensual, o ICON (*International Consensus on Drug Allergy*).[3]

Qualquer TPD deve ser precedido de uma avaliação individual do tipo risco *versus* benefício.[1,3] Cuidado e vigilância são imperativos em todos os casos. História clínica de reações graves, pacientes em mau estado de saúde ou de maior risco, durante tratamento de emergência, requerem avaliação extremamente cuidadosa e atenção redobrada.[9]

Como já exposto anteriormente, a regra geral é que o TPD seja realizado somente se outros testes, menos arriscados, não estiverem disponíveis ou não permitirem ao médico estabelecer ou excluir hipersensibilidade a um determinado medicamento, e desde que seu resultado possa contribuir para o diagnóstico conclusivo.[2] Quando for improvável que o paciente necessite da droga no futuro, o TPD deve ser evitado. Além disso, a droga "potencialmente culpada" deve ser insubstituível ou substancialmente mais eficaz do que as alternativas, para que se cogite testá-la.

Indicações

Na prática clínica, o TPD costuma ser indicado e realizado quando: métodos diagnósticos *in vivo* (testes cutâneos) e *in vitro* forem ineficazes (p. ex.: reações de hipersensibilidade aos AINEs), testes *in vitro* não estiverem disponíveis ou testes cutâneos não forem admissíveis, devido à potencial irritação local ocasionada pela droga (p. ex.: quinolonas) e a sensibilidade dos testes for limitada (p. ex.: para heparinas e corticosteroides).[2]

Vale lembrar que não se justifica um TPD com drogas que, atualmente, na maior parte dos casos, são consideradas obsoletas, como as sulfonamidas (exceto em pessoas HIV-positivas) ou substâncias de valor duvidoso, como produtos fitoterápicos.

Assim, as indicações para o TPD podem ser divididas em cinco grupos que se sobrepõem parcialmente. Nos dois primeiros, os testes são realizados com a própria droga suspeita para fazer diagnóstico definitivo e, nos últimos grupos, são utilizados compostos alternativos:[1]

1. Excluir hipersensibilidade na presença de história não sugestiva e em pacientes com manifestações inespecíficas, como sintomas vagais associados aos anestésicos locais.

2. Estabelecer diagnóstico conclusivo na presença de história sugestiva, diante de resultados de testes inconclusivos, negativos ou indisponíveis, como erupção maculopapular durante o tratamento com aminopenicilina, com resultado negativo dos testes cutâneos e *in vitro*.
3. Excluir alergia do tipo imediato, como em um paciente com exantema prévio após aminopenicilinas e resultados negativos do teste cutâneo e *in vitro*.
4. Fornecer medicamentos seguros ou não relacionados estruturalmente, diante de hipersensibilidade comprovada, por exemplo: fornecer alternativa antibiótica a alérgicos a beta-lactâmicos. Isso também pode ser útil para pacientes ansiosos que se recusem a tomar a droga recomendada, sem prova de sua tolerância.
5. Excluir a reatividade cruzada entre medicamentos relacionados, na presença de hipersensibilidade comprovada, por exemplo: uma cefalosporina em indivíduo alérgico à penicilina, ou um AINE alternativo em um paciente sensível à aspirina que tem asma.

Contraindicações

Como regra geral, o TPD nunca deve ser realizado em pacientes que tenham sofrido reações graves (Quadro 11.1).[1,3,10] Contudo, nesses casos, mais do que nunca é mandatória a avaliação individualizada da relação risco *versus* benefício. Existe consenso de que mesmo para reações graves, se a droga for absolutamente necessária no tratamento de uma doença com risco de vida, o TPD pode ser considerado.

Quadro 11.1: Precauções e contraindicações da realização dos testes de provocação com drogas (TPDs)

1. TPDs estão contraindicados em RHSs não controláveis ou potencialmente fatais a. Reações cutâneas graves como SSJ, NET, DRESS, vasculites, PEGA[a] b. Reações sistêmicas (p. ex.: DRESS), envolvimento de órgãos internos, reações hematológicas. c. Na anafilaxia a droga pode ser testada após avalição risco x benefício
2. TPDs não estão indicados quando: a. A probabilidade de o fármaco suspeito ser necessário é baixa e existem várias alternativas não estruturalmente relacionadas. b. Há doença grave concomitante ou gravidez (exceto se o fármaco for essencial nessa doença ou necessário durante a gravidez ou parto).
3. As provas de provocação a fármacos devem ser realizadas sob as mais elevadas condições de segurança a. Pessoal treinado: conhecedores dos testes, preparados para identificar sinais precoces de uma reação positiva e para tratar reações potencialmente fatais b. Equipamento de ressuscitação de emergência disponível

a – SSJ: síndrome de Stevens-Johnson; NET: necrólise epidérmica tóxica; DRESS: síndrome de hipersensibilidade induzida por droga; PEGA: pustulose exantemática aguda generalizada. Adaptado de Demoly et al.[3]

Assim, quando a história clínica sugere fortemente o diagnóstico de RH (duas ou mais reações anteriores reprodutíveis) ou as reações forem graves ou ameaçadoras à vida, recomenda-se a realização do TPD com droga alternativa.[1-3] As recomendações para algumas condições que acometem a pele (farmacodermias) são diversas. Em erupções fixas por drogas, o TP oral parece ser seguro, mesmo em crianças, desde que o paciente tenha manifestado apenas uma ou algumas lesões.[11] Por outro lado, o TP oral não deve ser realizado em pacientes que tenham experimentado reações bolhosas generalizadas, as quais muitas vezes são difíceis de diferenciar da síndrome de Stevens-Johnson (SSJ).

História clínica de anafilaxia não é contraindicação absoluta, desde que o TPD seja realizado em ambiente hospitalar[3] (Quadro 11.1).

A coexistência de doença grave ou de gestação costuma ser considerada contraindicação ao TPD, contudo podem existir exceções.[1,3,9] Nesse sentido, são definidos como pacientes de alto risco, devido às comorbidades, aqueles com infecção aguda, asma descontrolada ou doenças subjacentes (cardíacas, hepáticas, renais, entre outras). É fato que, nessas situações, o TPD pode ocasionar evento clinicamente incontrolável, porém, se a droga suspeita é indispensável para o paciente, como em terapia com penicilina e neurossífilis, uma exceção pode e deve ser aberta (embora a dessensibilização deva ser considerada em primeiro lugar). De maneira semelhante, na gestação, diante da suspeita de hipersensibilidade a anestésicos locais para gestante que tem programada anestesia peridural ou analgesia durante o parto, e com resultado negativo do teste intradérmico, pode-se proceder ao TPD com anestésico local. O anestésico local deve ser administrado pelo anestesista, na sala de parto, antes da inserção do cateter peridural.[1]

Mais uma vez, se a droga suspeita não for necessária para tratamentos futuros ou se existirem alternativas conhecidas com eficácia comparada, não se recomenda o TPD.

PROCEDIMENTO

Considerações gerais

Os procedimentos empregados no TPD variam, consideravelmente, de um centro para outro. Diretrizes foram propostas e protocolos publicados, para a maioria das drogas comumente utilizadas na prática diária, tais como os beta-lactâmicos,[12-14] AINEs[15,16,17] e radiocontrastes,[18,19] entre outros.

Como regra geral, os TPDs devem ser realizados no mínimo 4 semanas após a RH. A reação deve ter sido completamente sanada do ponto de vista clínico e, quando pertinente, laboratorial. Não há limite predefinido, regra ou consenso sobre o intervalo de tempo máximo permitido entre a ocorrência da RH e a realização do TPD.

Qualquer medicação utilizada no controle da RH, ou qualquer medicação que o paciente utilize rotineiramente e que possa influenciar o resultado do teste, deve ser suspensa. Por exemplo, deve-se ter certeza da ausência de uso prévio de corticosteroides, antidepressivos tricíclicos e anti-histamínicos. Os betabloqueadores devem ser suspensos pelo menos 24 horas antes da realização do TP (Tabela 11.1).

Tabela 11.1: Drogas a serem evitadas antes da realização do teste de provocação com drogas

Classe da droga	Reação imediata	Reação não imediata	Período sem a droga	Consequência na ausência de suspensão prévia (período sem droga)
Anti-histamínicos-H1	+	-	3 a 7 dias	Máscara a reação
Antidepressivos (Clássicos)	+	-	5 dias	Máscara a reação
Beta-2-agonistas • Curta duração • Longa duração	 + +	 - -	 6 a 8 horas 1 a 2 dias	 Máscara a reação
Betabloqueadores • Via oral • Via ocular	 + +	 + -	 1 a 2 dias 1 a 2 dias	 Agrava a reação Complica tratamento emergência

Continua

Continuação

Classe da droga	Reação imediata	Reação não imediata	Período sem a droga	Consequência na ausência de suspensão prévia (período sem droga)
Corticosteroides				
• Meia-vida curta/baixa dose (< 50 mg)	+/-	-	3 a 5 dias	Mascara a reação
• Meia-vida curta/alta dose (> 50 mg)	+/-	+	1 semana	
• Meia-vida longa	+/-	+	3 semanas	
Antileucotrienos	+	-	> 1 semana	Máscara a reação
Inibidores da ECA[a]	+	+	1 dia	Agrava a reação

[a] *Enzima Conversora de Angiotensina. Modificado de Aberer et al.*[9]

É fundamental que, antes do procedimento, seja obtido por escrito o termo de consentimento livre esclarecido do paciente ou responsável.

O TPD deve ser realizado de maneira simples cega, controlada por placebo, exceto em situações que envolvam possíveis fatores psicológicos, nas quais a abordagem duplo-cega controlada por placebo é a indicada.

Idealmente, o TPD deve ser realizado com a droga implicada na reação, que pode ser administrada por diferentes vias: oral, parenteral (intravenosa, intramuscular ou subcutânea) ou tópica (nasal, brônquica, conjuntival ou cutânea). Preferencialmente, a via de administração deve ser a mesma que provocou a reação, contudo, consensos e diretrizes internacionais incentivam o uso da via oral à parenteral, sempre que possível e desde que não exista diferença química importante entre elas.[1-3] A provocação pela via oral é favorecida, porque a absorção é mais lenta e as reações adversas podem ser tratadas mais precocemente, quando comparada à provocação por via parenteral. Sempre que possível, o TPD deve ser realizado com a formulação exata e a marca comercial envolvida na reação inicial. Múltiplas moléculas presentes na formulação do fármaco devem ser testadas separadamente.

No dia do teste, o paciente deve estar em boas condições de saúde, sem sinais ou sintomas de alergia ou de infecção que possam estimular a resposta imunológica.

Uma vez que a intensidade da reação após TPD não é totalmente previsível, a avaliação cuidadosa da dosagem é mandatória. A droga deve ser introduzida com cuidado para reduzir o risco de uma reação grave. Ajustes de dose, intervalos entre doses, número de doses e dose total administrada são determinados de acordo com a droga envolvida, a reação inicial, as condições do paciente e as necessidades futuras da administração dessa droga. A dosagem das preparações teste e os intervalos de tempo de administração variam entre os diversos estudos disponíveis na literatura.[18,19]

Em linhas gerais, recomenda-se que após o placebo se inicie a administração da droga em dose baixa, seguida da administração de doses sucessivas e crescentes até que sintomas ou sinais objetivos ocorram, momento em que o teste é interrompido e considerado positivo. Caso não ocorram manifestações clínicas, o que se preconiza é atingir dose cumulativa máxima da droga (a administração da dose diária preconizada é desejável). Vale ressaltar que, dependendo do tipo de droga, da gravidade da RH e de seus mecanismos, e do tempo de latência esperado entre a administração e a reação, o TPD pode demorar horas, dias ou, ocasionalmente, semanas, antes de ser concluído.[20,21]

Para reações imediatas, um período de 20 a 60 minutos de intervalo entre as doses é geralmente apropriado, e um procedimento de 1 dia costuma ser suficiente. Para reações não imediatas, a escolha entre a realização do TPD em 1 dia *versus* do TPD prolongado (para aumentar a sensibilidade diagnóstica) permanece em debate.[22]

Os TPDs podem ocasionar reações graves, o que torna necessário que sejam realizados em ambiente adequado sob a supervisão médica, com pessoal bem treinado para atendimento de emergências. As instalações para monitoramento contínuo da condição do paciente, acesso intravenoso e acesso a cuidados intensivos ou tratamento de emergência devem, também, estar disponíveis.

A abordagem das RH aos beta-lactâmicos trouxe à tona a questão da possibilidade da ressensibilização após avaliação alergológica negativa (seguida ou não de cursos terapêuticos completos), e as preocupações foram expressas principalmente em relação às reações imediatas.[14] Da mesma maneira, há muita controvérsia entre os diferentes grupos sobre se uma dose terapêutica completa (de qualquer droga testada) é suficiente para provocar reações em respondedores não imediatos. Por isso, cursos terapêuticos completos, prolongados, foram sugeridos para aumentar a sensibilidade dos TPDs. No entanto, essa indicação ainda está em discussão, devendo ser considerada com cautela, em termos de melhoria diagnóstica, custo e implicação na conduta.

PROTOCOLOS DE TESTE ESPECÍFICOS

Protocolos específicos com indicações predefinidas, contraindicações, dosagem, classificação da reação e critérios de pontuação para cada droga, ou pelo menos cada grupo de drogas, seriam extremamente úteis. Contudo, o desenvolvimento de protocolos individuais é muito difícil tendo em vista o incontável número de drogas que podem causar diferentes reações de hipersensibilidade (alérgicas e não alérgicas), envolvendo diferentes períodos de tempo e gravidade, além da condição pessoal de cada paciente e de outros fatores que podem influenciar o resultado.[2]

Avaliação dos resultados – interpretação do TPD

O TPD é considerado positivo se reproduzir os sintomas e sinais originais relatados pelo paciente ou, pelo menos, as manifestações objetivas. Se na reação original só ocorrem sintomas subjetivos e o TP só ocasionar sintomas similares, não verificáveis, outras etapas com placebo devem ser realizadas. O clínico deve sempre tentar objetivar, ao máximo, o resultado do teste, mantendo atenção sobre possíveis alterações cutâneas e outros sinais da reação original.

Um resultado TPD negativo é definido pela ausência de qualquer reação durante o teste e após o período de observação, que inclui certo tempo após o final do teste (horas, dias ou até semanas, dependendo do fármaco e do mecanismo envolvido). Quando a história clínica está bem definida e o resultado do TPD é positivo, o diagnóstico de RHD pode ser confirmado. Da mesma maneira, se o teste foi realizado para excluir alergia a determinada droga, um resultado negativo indica ausência de hipersensibilidade a essa droga.

A interpretação do resultado é mais problemática se um resultado negativo for acompanhado de história clínica bastante sugestiva ou quando um resultado positivo ocorre diante de uma história menos sugestiva. Nessas situações, devem-se buscar as possíveis razões para resultados falsos positivos e falsos negativos.

Constituem as principais causas para resultados falsos positivos de TPDs: sintomas psicológicos e agravamento induzido por drogas utilizadas para doença preexistente. Já resultados falsos negativos podem ser atribuídos a: uso de drogas antialérgicas (p. ex.: corticosteroides, anti-histamínicos), cofatores que não estão presentes durante o teste (p. ex.: luz, infecções virais e exercício físico), rápida exposição ou tempo de observação, intervalo de tempo curto entre a reação e o teste (período refratário), intervalo excessivamente longo entre a reação e o teste (dessensibilização natural) e indução de tolerância[1].

Assim, o médico que executa TP para RHD deve estar familiarizado com a literatura publicada sobre o assunto e deve ter experiência considerável para distinguir entre as muitas razões para resultados de testes falsos negativos e falsos positivos. Os motivos são muitos, mas, na maioria dos casos, podem ser evitados.

Todos os itens essenciais para análise final do teste devem ser documentados no protocolo, incluindo os parâmetros clínicos, o tipo e a gravidade da reação, os sintomas subjetivos e objetivos, além da substância testada, das dosagens e intervalos de administração, bem como a dose que desencadeou as manifestações.

Ao término da avaliação devem ser fornecidas ao paciente, por escrito, orientações sobre os medicamentos que foram tolerados e sobre aqueles que não devem mais ser utilizados.

LIMITAÇÕES DO TPD

Apesar das vantagens que o TPD detém sobre os demais procedimentos diagnósticos, ele tem suas limitações.

Em primeiro lugar, na maioria das vezes, o paciente não gosta e tem medo de ser reexposto a uma droga que considera prejudicial ou perigosa. O TPD é demorado e precisa de ambiente hospitalar e de pessoal treinado para ser realizado. As reações graves, salvo exceções, não são passíveis de TPDs (Quadro 11.1).

Além disso, a sensibilidade ao TPD não é 100%, já que, como exposto anteriormente, fatores ou cofatores de confusão não reconhecidos (infecções, doenças subjacentes, medicamentos concomitantes, exercícios, ingestão de alimentos) podem influenciar a reação. A especificidade também não é 100%, pois queixas e sinais subjetivos, quando ocorrem, são difíceis de serem avaliados e reações ao placebo podem ocorrer.

Finalmente, o TPD negativo para determinada droga não prova, nem garante, de modo inconteste, a tolerância a essa droga no futuro. Ele apenas demonstra que, no momento, nas doses administradas e nas condições em que a provocação foi realizada, não ocorreu RH. No caso específico de envolvimento da IgE na reação, a sensibilidade pode diminuir ao longo do tempo.[14]

Vale ressaltar que o TPD não diferencia RH alérgica e não alérgica, já que o teste não revela a fisiopatologia por trás das reações. A possibilidade de dessensibilização ao testar uma droga, como causa de TP falso negativo com essa droga, é mencionada por diretrizes europeias e americanas,[1,3] mas nenhuma referência à literatura existente é feita. A ressensibilização (isto é, a conversão para a positividade do teste cutâneo) ocasionada pelo TPD é abordada pelas diretrizes europeias, em relação à alergia a beta-lactâmicos. Vários estudos observaram a ressensibilização após uma TPD negativa (seguida de cursos terapêuticos completos), com frequência variando de 0,9%[23] a 27,9%.[24]

Sabidamente, os anticorpos para a penicilina podem desaparecer do soro dentro de 6 a 12 meses após a reação, enquanto a reatividade da pele diminui ao longo do tempo, mas a hipersensibilidade permanece. Por essas razões, alguns pesquisadores recomendam a repetição do teste cutâneo ou, mesmo, uma provocação repetida 2 a 4 semanas depois, nos pacientes que sofreram reações imediatas graves, com resultados negativos na primeira avaliação.[14,23] Contudo, essa abordagem não é mencionada em todas as diretrizes e nem tampouco amplamente aceita, nem endossada.

VALOR PREDITIVO NEGATIVO (VPN) DOS TPD

Embora não esteja completamente determinado para os diferentes compostos e situações clínicas, o valor preditivo negativo (VPN) de um TPD é extremamente importante, tanto para o paciente quanto para o médico. Ambos têm que saber se uma reação pode ocorrer após reexposição a determinada droga cujo teste resultou negativo.

Essa informação deveria tranquilizar os pacientes e seus médicos na prescrição de medicamentos diante de um TP negativo. No entanto, na vida real, nem sempre médicos e pacientes se sentem seguros, apesar dos resultados negativos dos TPD. Em estudo que avaliou VPN do TP com AINEs, um terço dos pacientes teve medo de uma reação potencial e não utilizou medicação posteriormente ao TP, mesmo quando ele resultou negativo, e um sexto dos médicos se recusou a prescrever a medicação testada, mesmo diante do resultado negativo, e preferiu uma alternativa.[25] Comportamento semelhante foi observado em estudo envolvendo beta-lactâmicos.[26]

Apesar disso, dados disponíveis na literatura sobre o VPN dos TPDs são encorajadores. Estudos envolvendo grande número de crianças e adultos[27, 28] demonstraram elevado VPN do TPD com beta-lactâmicos – entre 94%-98% – e a maioria das reações relatadas pelos pacientes na reexposição foi reações não imediatas e leves. De maneira semelhante, o VPN dos TPDs com AINEs parece também ser alto (mais de 96%) seja qual for o AINE (o que foi testado com resultado negativo ou uma alternativa). Além disso, nenhum dos pacientes falsos negativos relatou reação potencialmente fatal na reexposição.[28]

DIFERENTES DIRETRIZES

As diretrizes disponíveis abordando o assunto concordam que o TPD deva ser considerado último degrau na abordagem diagnóstica em alergia a medicamentos, tendo em vista seus riscos inerentes. Assim, a maioria dos consensos coloca o teste de provocação como uma das etapas finais dos algoritmos de avaliação.[29]

Existem muitas semelhanças entre as diretrizes da Europa[1,30] e dos EUA.[3] Apesar disso, na dependência da diretriz consultada, o TPD possui um papel ligeiramente diferente. A maior diferença está na indicação clínica, ou seja, em quando empreender o TPD.

Os EUA recomendam o TPD apenas se a probabilidade de RHD for baixa e o cenário clínico justifique o possível risco, por exemplo, não há medicação alternativa com eficácia comparável à droga suspeita.[3] TPDs também são realizados naqueles pacientes com síndrome de alergia a múltiplos fármacos para os quais o cuidado médico é comprometido face à "desafiadora lista de alergia a medicamentos" que o paciente apresenta.[3] A diretriz americana afirma, ainda, que o "objetivo de um desafio gradativo é introduzir uma medicação cautelosamente para não induzir uma reação grave".[3] Assim, o procedimento estaria destinado a pacientes que, após avaliação completa, não fossem prováveis alérgicos a determinada droga, ou seja, a provocação seria realizada para demonstração de tolerância a essa droga.

Já a diretriz da British Society for Allergy and Clinical Immunology (BSACI)[30] considera que, embora possa ser utilizado para confirmar diagnóstico, o objetivo principal de um TPD seja excluir RH. A diretriz da ENDA, por sua vez,[1] aborda o papel do TPD como padrão-ouro para estabelecer ou excluir o diagnóstico de RHD, porém concorda que, em algumas situações da prática clínica, pode ser mais útil procurar alternativas seguras do que testar a droga que foi a causa definitiva do problema. A diretriz também menciona o valor altruísta e científico do TPD (ou seja, outros pacientes podem se beneficiar do conhecimento obtido), mas, nesses casos, e não na rotina pratica, a aprovação de um comitê de ética é obrigatória.

CONCLUSÕES

O diagnóstico de RHDs é bastante desafiador e requer abordagem cuidadosa e criteriosa, independentemente da droga envolvida. Ele permanece, em grande parte, apoiado em aspectos clínicos da reação com a ajuda de determinados testes *in vivo* e *in vitro* de alergia, disponíveis e validados para algumas classes de drogas. Apesar das dificuldades, o diagnóstico definitivo é sempre almejado, uma vez que só assim são possíveis as medidas preventivas adequadas.

Nesse contexto, os testes de provocação são o padrão-ouro para a determinação da tolerância, mas exigem experiência, envolvem riscos, têm contraindicações e limitações que devem ser conhecidos e considerados no momento de sua eventual escolha para estabelecer ou descartar o diagnóstico de hipersensibilidade a drogas.

REFERÊNCIAS BIBLIOGRÁFICAS

1. Aberer W, Bircher A, Romano A, Blanca M, Campi P, Fernandez J, et al. Drug provocation testing in the diagnosis of drug hypersensitivity reactions: general considerations. Allergy 2003;58:854–63.
2. Bousquet PJ, Gaeta F, Bousquet-Rouanet L, Lefrant JY, Demoly P, Romano A. Provocation tests in diagnosing drug hypersensitivity. Curr Pharm Des 2008;14:2792–802.
3. Demoly P, Adkinson NF, Brockow K, Castells M, Chiriac AM, Greenberger PA, et al. International consensus on Drug Allergy. Allergy 2014;69:420-37.
4. Gomes ER, Kvedariene V, Demoly P, Bousquet PJ. Patients' satisfaction with diagnostic drug provocation tests and perception of its usefulness. Int Arch Allergy Immunol 2011;156:333–8.
5. Agache I, Bilò M, Braunstahl GJ, Delgado L, Demoly P, Eigenmann P, et al. In vivo diagnosis of allergic diseases -- allergen provocation tests. Allergy 2015;70(4):355-65.
6. Rerkpattanapipata T, Chiriacb AM, Demoly P. Drug provocation tests in hypersensitivity drug reactions. Curr Opin Allergy Clin Immunol 2011;11:299–304.
7. Joint Task Force on Practice Parameters; American Academy of Allergy, Asthma and Immunology; American College of Allergy, Asthma and Immunology; Joint Council of Allergy, Asthma and Immunology. Drug allergy: an updated practice parameter. Ann Allergy Asthma Immunol 2010; 105:259–73.
8. Kobashi Y, Abe T, Shigeto E, Yano S, Kuraoka T, Oka M. Desensitization therapy for allergic reactions to antituberculous drugs.Intern Med 2010;49(21):2297-301.
9. Aberer W, Kranke B. Provocation tests in drug hypersensitivity. Immunol Allergy Clin N Am 2009;29:567–84.
10. Brockow K1, Romano A, Blanca M, Ring J, Pichler W, Demoly P. General considerations for skin test procedures in the diagnosis of drug hypersensitivity. Allergy 2002;57:45–51.
11. Mahboob A, Haroon TS, Iqbal Z, Saleemi MA, Munir A. Fixed drug eruption and intradermal provocation tests. J Coll Physicians Surg Pak 2008;18:736–9.
12. Torres MJ, Blanca M, Fernandez J, Romano A, Weck A, Aberer W, et al. Diagnosis of immediate allergic reactions to betalactam antibiotics. Allergy 2003;58:961–72.
13. Romano A, Blanca M, Torres MJ, Bircher A, Aberer W, Brockow K, et al. Diagnosis of non-immediate reactions to beta-lactam antibiotics. Allergy 2004;59:1153–60.
14. Blanca M, Romano A, Torres MJ, Fernandez J, Mayorga C, Rodriguez J, et al. Update on evaluation of hypersensitivity reactions to betalactams. Allergy 2009;64:183–93.
15. Kowalski ML, Makowska JS, Blanca M, Bavbek S, Bochenek G, Bousquet J, et al. Hypersensitivity to nonsteroidal anti-inflammatory drugs (NSAIDs) – classification, diagnosis and management: review of the EAACI/ENDA and GA2LEN/HANNA. Allergy 2011;66:818–29.
16. Nizankowska-Mogilnicka E, Bochenek G, Mastalerz L, Swierczynska M, Picado C, Scadding G, et al. EAACI/GA2LEN guideline: aspirin provocation tests for diagnosis of aspirin hypersensitivity. Allergy 2007;62:1111–8.
17. Kowalski ML, Asero R, Bavbek S, Blanca M, Blanca-Lopez N, Bochenek G, et al. Classification and practical approach to the diagnosis and management of hypersensitivity to nonsteroidal anti-inflammatory drugs. Allergy 2013;68:1219–32.
18. Torres MJ, Gomez F, Dona I, Rosado A, Mayorga C, Garcia I, et al. Diagnostic evaluation of patients with non--immediate cutaneous hypersensitivity reactions to iodinated contrast media. Allergy 2012;9:929–35.
19. Brockow K, Christiansen C, Kanny G, Clement O, Barbaud A, Bircher A, et al. Management of hypersensitivity reactions to iodinated contrast media. Allergy 2005;60:150–8.
20. Joint Task Force on Practice Parameters, the American Academy of Allergy, Asthma and Immunology, the American Academy of Allergy, Asthma and Immunology, and the Joint Council of Allergy, Asthma and Immunology. Ann Allergy Asthma Immunol 1999;83:665–700.

21. Chiriac AM, Demoly P. Drug provocation tests: up-date and novel approaches. Allergy Asthma Clin Immunol. 2013; 9(1):12.
22. Hjortlund J, Mortz CG, Skov PS, Eller E, Poulsen JM, Borch JE, et al. One-week oral challenge with penicillin in diagnosis of penicillin allergy. Acta Derm Venereol 2012;9:307–12.
23. Solensky R, Earl HS, Gruchalla RS. Lack of penicillin resensitization in patients with a history of penicillin allergy after receiving repeated penicillin courses. Arch Intern Med 2002;162:822–6.
24. Goldberg A, Confino-Cohen R. Skin testing and oral penicillin challenge in patients with a history of remote penicillin allergy. Ann Allergy Asthma Immunol 2008;100:37–43.
25. Defrance C, Bousquet PJ, Demoly P. Evaluating the negative predictive value of provocation tests with nonsteroidal anti-inflammatory drugs. Allergy 2011, 66:1410–4.
26. Warrington RJ, Lee KR, McPhillips S: The value of skin testing for penicillin allergy in an inpatient population: analysis of the subsequent patient management. Allergy Asthma Proc 2000, 21:297–9.
27. Ponvert C, Weilenmann C, Wassenberg J, Walecki P, Bourgeois ML, de Blic J, et al. Allergy to beta-lactam antibiotics in children: a prospective follow-up study in retreated children after negative responses in skin and challenge tests. Allergy 2007, 62:42–6.
28. Demoly P, Romano A, Botelho C, Bousquet-Rouanet L, Gaeta F, Silva R, et al. Determining the negative predictive value of provocation tests with beta-lactams. Allergy 2010,65:327–32.
29. Torres MJ; Romano A; Celik G; Demoly P; Khan DA; Macy E, et al. Approach to the diagnosis of drug hypersensitivity reactions: Similarities and differences between Europe and North America. Clin Transl Allergy 2017; 7: 7.
30. Mirakian R, Ewan PW, Durham SR, Youlten LJ, Dugue P, Friedmann PS, et al. BSACI guidelines for the management of drug allergy. Clin Exp Allergy 2009;39:43–61.

Seção 3

Diagnóstico e Tratamento

capítulo 12

Reações de hipersensibilidade a anti-inflamatórios não esteroides

• Ana Milena Acevedo Vásquez
• Ricardo Cardona Villa

INTRODUÇÃO

Os anti-inflamatórios não esteroides (AINEs) são um grupo quimicamente heterogêneo de ácidos orgânicos que partilham determinadas ações terapêuticas anti-inflamatórias, analgésicas e antipiréticas; por isso são os medicamentos mais comumente usados em todo o mundo e um dos principais desencadeadores de reações de hipersensibilidade a medicamentos na atualidade.[1] Acredita-se que sejam responsáveis por 25% de todas as reações adversas a medicamentos,[2] e a prevalência de tais reações na população geral pode variar de 0,6%-5,7%.[3] O termo hipersensibilidade a AINE compreende todo o espectro de reações, que vão desde imunológicas a não imunológicas. Este capítulo apresenta informações atualizadas sobre as manifestações clínicas, diagnóstico e tratamento dessas reações.

FÁRMACOS ANTI-INFLAMATÓRIOS NÃO ESTEROIDES

Os AINEs são compostos químicos que antagonizam a inflamação por meio da inibição das enzimas ciclo-oxigenase (COX) e são classificados de acordo com a estrutura química (ver Tabela 12.1,[5] podendo também ser classificados de acordo com a sua função farmacológica, ou seja, sua seletividade de inibição na enzima COX e suas isoenzimas (ver Tabela 12.2).[6]

Tabela 12.1: Classificação de AINEs de acordo com o grupo químico[5]

Grupo	Medicamentos
Salicilatos	Ácido Acetilsalicílico (ASA), Diflunizal
Derivados do paraminofenol	Acetaminofeno
Derivados do ácido acético	Indometacina, Sulindac, Etodolac
N- fenilanatranilatos	Ác. Mefenâmico, Meclofenamato, Tolmetina, Cetorolaco, Diclofenaco

Continua

Continuação

Grupo	Medicamentos
Derivados do ácido propiônico	Ibuprofeno, Naproxeno, Fenoprofeno, Cetoprofeno, Flurbiprofeno, Oxaprozina
Derivados do ácido enólico	Piroxicam, Meloxicam, Nabumetona
Inibidores seletivos COX-2	Celecoxibe, Valdecoxibe, Parecoxibe, Lumiracoxibe, Etoricoxibe
Pirazolonas	Dipirona, Propifenazona, Fenilbutazona e Oxifebutazona
Outros	Apazona, Nimesulida

Tabela 12.2: Classificação de AINEs de acordo com a função farmacológica[6]

Inibidores fortes COX-1. Altas concentrações inibem COX-2	Ácido acetilsalicílico (ASA), Diflunizal, Ác. Mefenâmico, Meclofenamato, Tolmetina, Cetorolaco, Diclofenaco, Ibuprofeno, Naproxeno, Fenoprofeno, Cetoprofeno, Flurbiprofeno, Oxaprozina, Piroxicam, Indometacina, Sulindac, Etodolac, Dipirona, Propifenazona, Fenilbutazona e Oxifebutazona
Inibidores fracos COX-1, altas concentrações mínimas inibição COX-1. Sem inibir COX-2	Acetaminofeno
Preferencialmente inibem COX-2, podem inibir parcialmente COX-1 a altas concentrações	Meloxicam e Nimesulida
Inibidores seletivos COX-2. Não inibem COX-1	Celecoxibe, Valdecoxibe, Parecoxibe, Lumiracoxibe, Etoricoxibe

EPIDEMIOLOGIA

Anteriormente, os AINEs eram considerados o segundo grupo de medicamentos mais importantes no contexto de reações adversas a medicamentos, superados apenas por antibióticos beta-lactâmicos. Nos últimos anos, a prevalência e o aumento do consumo de AINEs possibilitaram a muitos estudos colocá-los em primeiro lugar das reações adversas a medicamentos; um estudo de coorte transversal realizado em 11 países da América Latina relatou que 52,3% das reações de hipersensibilidade a medicamentos foram causadas por AINEs e eles foram os medicamentos mais envolvidos em todas as idades.[7]

A prevalência de reações de hipersensibilidade por meio de autorrelatos foi de 1,9%, com ASA e ibuprofeno como os principais responsáveis. Metade dos pacientes rotulados como alérgicos a AINE de acordo com a história clínica tolera AINE após a provocação.[3]

As reações de hipersensibilidade aos AINEs foram relatadas entre 4,3 e 11% dos pacientes com asma e 27% a 35% dos pacientes com urticária crônica.[4] A prevalência de reações tardias é desconhecida, com exantema, erupção medicamentosa fixa, dermatite de contato e reações de fotossensibilidade sendo relatadas com mais frequência, mas também foram descritas reações graves específicas de alguns órgãos.[3,8]

ESPECTRO CLÍNICO E PATOGENIA

Esses medicamentos podem induzir uma ampla gama de manifestações de hipersensibilidade. Para essa discussão, usaremos a classificação atual aceita para reações de hipersensibilidade a AINEs. A Tabela 12.3 resume os achados.

Tabela 12.3: Mecanismos patogênicos e manifestações clínicas[5]

<table>
<tr><th>Tipo de reação</th><th>Manifestação clínica</th><th>Tempo de reação</th><th>Doença de base</th><th>Reatividade cruzada</th><th>Mecanismo</th></tr>
<tr><td>DREA *</td><td>Obstrução brônquica, dispneia, congestão nasal/rinorreia</td><td rowspan="4">Agudo (Usualmente imediato a várias horas após a exposição)</td><td>Asma-Rinossinusite</td><td rowspan="3">Reator cruzado</td><td>Inibição COX-1</td></tr>
<tr><td>DCEA *</td><td>Urticas e/ou angioedema</td><td>Urticária crônica</td><td>Inibição COX-1</td></tr>
<tr><td>UAIA *</td><td>Urticas e/ou angioedema</td><td>Nenhuma</td><td>Desconhecido, provavelmente inibição COX-1</td></tr>
<tr><td>UAAIUA *</td><td>Urticas/ angioedema/anafilaxia</td><td>Nenhuma</td><td rowspan="2">Não reator cruzado</td><td>IgE-mediado</td></tr>
<tr><td>RHTIUA*</td><td>Vários sintomas e órgãos comprometidos (p. ex.: EFM, SSJ/NET etc.)</td><td>Instauração tardia (usual/ >24 h após a exposição)</td><td>Nenhuma</td><td>Mediado por células</td></tr>
</table>

**DEREA (doença respiratória exacerbada por AINE); DCEA (doença cutânea exacerbada por AINE); UAIA (urticária/angioedema induzidos por múltiplos AINEs); UAAIUA (urticária/angioedema/anafilaxia induzidos por único AINE); RHTIUA (reação de hipersensibilidade tardia induzida por único AINE).*

As reações de hipersensibilidade podem ser divididas em reações cruzadas entre os grupos de AINE, que abrangem três fenótipos clínicos:

1. Doença respiratória exacerbada por AINE (DREA), que ocorre em pacientes com doença respiratória crônica;
2. Doença cutânea exacerbada por AINE (DCEA), que ocorre em pacientes com história de urticária crônica; e
3. Urticária/angioedema induzidos por AINE (UAIA), ocorrendo em pacientes saudáveis sem histórico de urticária crônica. É importante notar que este último grupo comumente apresenta manifestações de anafilaxia.[4]

Também foram descritos pacientes com história de sintomas respiratórios que desenvolvem manifestações extrapulmonares como urticária/angioedema, dor abdominal, anafilaxia. Este subgrupo de pacientes é denominado reações mistas. Diz-se que 10% de pacientes com DCEA desenvolvem manifestações pulmonares.[3]

Por outro lado, as reações de hipersensibilidade que não apresentam reatividade cruzada entre os diferentes grupos de AINE e em que suas manifestações são seletivas para um grupo farmacológico são descritas em dois fenótipos clínicos:

1. Urticária/angioedema/anafilaxia induzidos por único AINE (UAAIUA) que são mediados pela produção de IgE e cuja apresentação clínica é imediata; e
2. Reações de hipersensibilidade induzidas por AINE únicos (RHTIUA). Esta reação geralmente se desenvolve mais de 24 horas após a ingestão de fármacos, e seu mecanismo subjacente é mediado por células T.[4]

A fisiopatologia dessas diferentes reações inclui mecanismos enzimáticos que envolvem a via de ativação dos mecanismos AA do ácido araquidônico (não imunológicos) e mecanismos imunológicos com a produção de anticorpos IgE-específicos ou ativação de células T, bem como novos mecanismos relacionados ao estresse oxidativo e à ativação de plaquetas que podem contribuir para a patogenia da hipersensibilidade aos AINE.[9,10,11] Também se descreveu que todos esses mecanismos envolvem suscetibilidades genéticas como alterações epigenéticas.[1]

Mecanismos

- Mecanismo mediado por IgE: Após a introdução do alérgeno (neste caso no medicamento), o perfil Th2 é estimulado, favorecendo a mudança do isotipo da imunoglobulina nas células B para IgE. IgE liga-se ao FcεRI nos mastócitos e com uma exposição posterior ao fármaco os mastócitos são ativados e secretam os mediadores responsáveis pelas manifestações clínicas. Embora a produção de IgE específica tenha sido demonstrada por alguns AINEs, houve dificuldade para replicação desses resultados e para verificação por meio de testes diagnósticos. Geralmente, quando esse mecanismo está envolvido, as manifestações são imediatas e seu espectro clínico varia desde envolvimento cutâneo, tipo urticária e angioedema que foram descritos para pirazolonas,[12] acetaminofeno[13] e ácido acetilsalicílico,[12] até comprometimento sistêmico como anafilaxia para ibuprofeno,[15] cetorolaco,[16] indometacina, sulindac, zomepirac,[17] fenoprofeno, meclofenamato, naproxeno, piroxicam, tolmetina,[18] glafenina, acetaminofeno, ácido acetilsalicílico, diclofenaco e celecoxibe.[19]
- Mecanismo mediado por células T: Compreende reações tardias de células T que respondem a antígenos de tecido que secretam citocinas específicas que estimulam inflamação e ativam diferentes células efetoras, levando a danos nos tecidos. Com base no mecanismo efetor, as reações tardias de hipersensibilidade são classificadas em quatro subtipos: IVa (envolvem Th1 e monócitos); IVb (envolve Th2 e eosinófilos); IVc (produção de células T citotóxicas e produção de perfilinas e granzima B); IVd (envolvem a produção de células TCD4 CD 8 e neutrófilos), em que, dependendo da célula efetora, são desencadeadas diferentes manifestações clínicas, tais como: erupções medicamentosas fixas,[20] necrólise epidérmica tóxica, síndrome de Stevens-Johnson,[21] pustulose exantemática aguda generalizada,[22] dermatite de contato e fotocontato,[23] erupções maculopapulares, pneumonite,[24] meningite asséptica,[25] nefrite e hepatite[26,27] (ver Tabela 12.4).

Tabela 12.4: Manifestações de reações de hipersensibilidade tardia induzida por AINEs[8]

Exantema maculopapular	Mais comum	Ibuprofeno, pirazolonas, diclofenaco, celecoxibe.
Erupção fixa pigmentar	10% das reações de hipersensibilidade induzidas por medicamentos	Pirazolonas, piroxicam, paracetamol, ASA, indometacina, ácido mefenâmico, diclofenaco, ibuprofeno, naproxeno, nimesulida, entre outros
Urticária tardia	Semelhante à urticária de reações agudas	Ibuprofeno
Reações cutâneas graves	SSJ/NET pouco comuns DRESS e PEGA	Oxicans → Pirazolonas e COX-2 seletivos Ibuprofeno, dipirona, paracetamol, nimesulida e COX-2 seletivos.
Dermatite de contato e foto-contato	Tópicos DC sistêmica (grave) Fotoalérgica (áreas expostas)	Ibuprofeno, cetoprofeno, piroxicam, pirazolonas, diclofenaco, indometacina e etofenamato. R. cruzada. Cetoprofeno, ibuprofeno, piroxicam, diclofenaco e COX-2 seletivos.
Reações órgão-específicas	Pneumonite por hipersensibilidade Meningite asséptica	Sulindac, ibuprofeno e naproxeno Ibuprofeno, outros.

- Mecanismos enzimáticos (Não imunológicos): O ácido araquidônico (AA) é metabolizado pelas vias de lipoxigenase e ciclo-oxigenase, gerando leucotrienos (LT) e prostanoides, respectivamente. Existem duas formas de ciclo-oxigenases enzimáticas (COX-1 e COX-2): a COX 1, que se expressa constitutivamente na maioria das células e tecidos, e a COX 2, que é induzida por citocinas e mediadores inflamatórios, embora possa ser constitutiva em determinadas áreas, como rim e cérebro. A inibição da COX-1 por AINE inibe a síntese das prostaglandinas, especialmente a PGE2 (que é responsável pela estabilização de células inflamatórias, principalmente eosinófilos e mastócitos, embora tenha um efeito contra o broncoespasmo), desencadeando uma cascata bioquímica que envolve a geração de LT (que induzem broncoespasmo, inflamação das vias aéreas e recrutamento de células com a liberação de mediadores derivados de eosinófilos e mastócitos).

As anormalidades intrínsecas do metabolismo do AA são características dos pacientes com DREA e incluem a geração defeituosa de PGE2 e lipoxinas protetoras, regulação negativa da COX-2, acompanhadas de sobreprodução de LT e de aumento da expressão de CysLT1. Acredita-se que esse mecanismo seja semelhante na fisiopatologia de pacientes com DCEA.[3]

Manifestações clínicas do mecanismo não imune

- DREA: ocorre em adultos com episódios recorrentes de asma e rinossinusite. A doença evolui como rinite persistente com ou sem polipose para asma que frequentemente requer corticosteroides em altas doses. Após a administração de AINE, o paciente desenvolve congestão nasal, rinorreia que evolui rapidamente para sibilâncias (broncoespasmo) entre 30 minutos e 3-4 horas. Existe uma reatividade cruzada entre os AINE de diferentes grupos farmacológicos.[5]
- DCEA: Desenvolve-se em pacientes com história clínica de urticária crônica, apresentando bolhas e/ou angioedema após a ingestão de AINE. Geralmente aparecem entre 1 e 6 horas após o consumo destes. Os sintomas duram algumas horas, mas podem persistir por vários dias. A progressão para sintomas sistêmicos é rara. Geralmente, quando a doença de base desaparece, os AINEs são tolerados; além disso, a magnitude dos sintomas correlaciona-se com o grau de atividade da doença e com a dose.[3]
- UAIA: Refere-se à presença de urticária/angioedema após a ingestão de múltiplos AINEs, com resolução dos sintomas após a suspensão do fármaco; pode chegar a anafilaxia (até 30% com hipotensão). Os sintomas geralmente aparecem na primeira hora, mas podem aparecer até 6 horas mais tarde ou mesmo mais. Apresenta forte associação com atopia, com sensibilização em 60% dos pacientes, particularmente com sensibilização para ácaros da poeira.[3]

Fatores genéticos e epigenéticos

A história familiar de hipersensibilidade ao ASA tem sido relatada em 6% dos pacientes. A maioria das associações com o genoma é de associações e estudos de casos e controles concentrados principalmente na DREA; um pequeno número de publicações envolveu DCEA/UAIA. Esses estudos têm sido relacionados a genes envolvidos na patogenia da doença, incluindo as vias metabólicas de AA, IgE, mediadores inflamatórios e HLA.[1]

Foram encontrados polimorfismos na região promotora de ALOX5 (5LPO araquidonato) em pacientes coreanos com DREA. Na Espanha, foi encontrada uma associação entre ALOX5 rs1132340 e ALOX15 rs7220870 (-272C > A) e UAIA. A frequência do polimorfismo-444A > C (rs730012) do alelo de LTC4S foi maior em pacientes com DREA do que em asmáticos tolerantes a ASA. Também houve uma associação com UAIA, mas esses resultados não poderiam ser replicados em populações da América ou Ásia. Na Espanha, encontrou-se associação de UAIA com dois polimorfismos de PGER1 (rs3810253 e rs3810255) e um de PGER2 (rs1254598). Um polimorfismo no PGDR (rs8004654) foi associado a UAIA em duas populações espanholas e um estudo de asma americano. Diferentes HLA foram descritos. HLA DPB1*0301 foi maior em DREA *versus* pacientes asmáticos tolerantes a ASA e saudáveis, enquanto DPB1 * 0401 foi menor na população polonesa com DREA.[1]

DIAGNÓSTICO

A abordagem diagnóstica é complexa, pois as manifestações clínicas são muito variadas, de modo que uma boa anamnese e exame físico serão úteis para se fazer uma abordagem inicial ao paciente.

Na anamnese, deve-se fazer uma descrição dos sintomas e temporalidade da reação, bem como o registro dos fármacos envolvidos, que medicamentos foram tolerados antes e após a reação, via de administração destes, número de episódios e doenças subjacentes. Em um estudo realizado na Espanha, verificou-se que há 17 vezes mais probabilidade de reação adversa aos AINEs com uma história compatível em que a reação ocorreu entre os primeiros 60 minutos da ingestão do medicamento e 13 vezes mais quando dois ou mais AINEs de grupo químico diferente estão envolvidos.[28]

A realização de testes cutâneos, testes *in vitro*, além de provocação controlada, faz parte do arsenal de diagnóstico em pacientes com suspeita de reação de hipersensibilidade a AINEs (ver Figura 12.1). A maior experiência em testes cutâneos é com pirazolonas, em que se podem realizar, inicialmente, o teste de puntura e o teste subsequente intradérmico (TID), se necessário. A sensibilidade relatada varia muito, de 41% para a dipirona até 83% para a propifenazona, e a especificidade é de 100% para ambos. Para os outros AINEs, há apenas relatos de casos de testes cutâneos positivos, principalmente para acetaminofeno e diclofenaco. Nas RHTIUA, a leitura do TID e epicutâneos às 24-48 horas ou mais pode ser útil, embora a sensibilidade e a especificidade sejam variáveis.[8]

Os adesivos com AINEs devem ser aplicados na parte superior das costas por 48h com leituras a 48, 72 e 96 h, e a leitura após 1 semana pode ser necessária em alguns pacientes. O adesivo na área da pele acometida pode ser útil na erupção medicamentosa fixa e o fotoadesivo, em caso de reações de fotossensibilidade[8] (ver Tabela 12.5).

A provocação é considerada o "padrão-ouro" para o diagnóstico de hipersensibilidade a medicamentos e é indicada para confirmar ou excluir o diagnóstico, além de encontrar uma alternativa terapêutica para o paciente.[5]

O teste de provocação deve ser preparado por equipe treinada em um local com os recursos necessários para tratar rapidamente uma reação. É elaborado de maneira cega simples e geralmente controlada por placebo.[8]

Existem diferentes tipos de provocações

A provocação nasal é indicada em pacientes com sintomas que acometem o trato respiratório superior e inferior. Geralmente é segura, com exceção do surgimento ocasional de broncoespasmo, que é facilmente tratado. Está contraindicado em pacientes com perfuração septal e polipose nasal maciça. A sensibilidade é menor do que a provocação oral e brônquica. Baseia-se na administração de L-ASA ou cetorolaco por via nasal em doses progressivas.[29,30] A sensibilidade deste método é de 80%, e a especificidade é de 92%.[5,8]

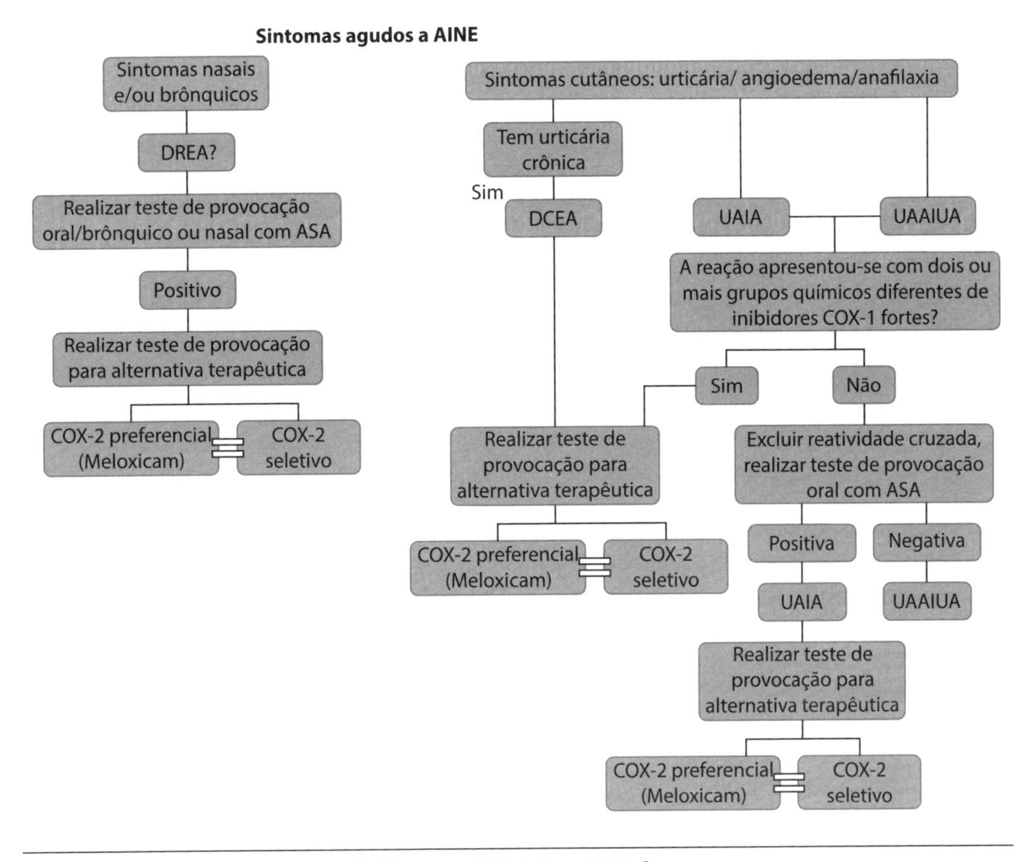

Figura 12.1: Enfoque diagnóstico de hipersensibilidade a AINEs.[5]

Tabela 12.5: Manifestações tardias/enfoque diagnóstico[5]

Tipo de reação	Teste de contato	IDR com leitura tardia	Provocação oral com agressor	Provocação oral com alternativa
Erupção medicamentosa fixa	Em área acometida e não acometida	Sim	Sim/Não	Sim
Exantema maculopapular	Sim	Sim	Sim	Sim
Fotossensibilidade alérgica	Sim (fotoadesivo)	Não	Sim /Não	Sim/Não
Dermatite de contato	Sim	Não	Não	Não
PEGA	Sim	Sim cuidadosamente	Não	Sim
SSJ/NET	Sim	Sim cuidadosamente	Não	Sim

A provocação brônquica é indicada em pacientes com sintomas brônquicos após a ingestão de AINE. É realizada com L-ASA, a estabilidade clínica e espirométrica deve ser testada antes de se iniciar o teste, e o VEF_1 deve ser > 80%, sem variações de > 5%. A especificidade é de 100% com uma sensibilidade de 62%.[31]

A provocação oral com ASA é o método mais sensível (89-90%) para confirmar hipersensibilidade aos AINEs; protocolos diferentes estão disponíveis e são realizados em três cenários:

- Confirmar hipersensibilidade.
- Confirmar/excluir reatividade cruzada (geralmente realiza-se ASA).
- Alternativa a diferentes AINEs.

Foi documentado que a provocação oral tem um VPN elevado (97,5%), possibilitando um uso seguro do fármaco, e um PPV próximo de 100%.[31,32]

Diferentes testes *in vitro* foram descritos, como teste de liberação de sulfidoleucotrieno, teste de ativação de basófilos, determinação de IgE específica no soro e teste de transformação de linfócitos, que são mais implementados no campo de pesquisa.[8]

Enfoque terapêutico

O paciente deve fazer prevenção rigorosa da medicação agressora e, também, deve ter um informe escrito da lista de medicamentos com reatividade cruzada que devem ser evitados e uma lista de medicamentos como alternativas seguras (as alternativas seguras devem, idealmente, ser confirmadas por meio de um teste de provocação controlada).

O único manejo específico é a dessensibilização, que pode ser considerada nos casos em que o paciente requer exclusivamente esses medicamentos, em pacientes que requerem tratamento antiplaquetário com ASA, ou pode ser indicado em pacientes com DREA, a fim de aliviar os sintomas nasais e evitar a recorrência de pólipos (dose diária efetiva de 300-1300 mg/dia).[5,33,34]

PONTOS-CHAVE

1. OS AINEs são os medicamentos mais usados em todo o mundo e os que mais frequentemente causam reações de hipersensibilidade.
2. O diagnóstico do tipo de hipersensibilidade baseia-se fundamentalmente em una história clínica minuciosa e em testes de provocação controlada. Os testes de adesivo e fotoadesivo, assim como o teste intradérmico com AINEs selecionados (pirazolonas), podem ser úteis em determinados casos.
3. O manejo do paciente deve ser realizado de acordo com o tipo de reação apresentada. Geralmente os inibidores preferenciais e específicos da COX-2 constituem uma alternativa segura e eficaz na maioria dos casos.

REFERÊNCIAS BIBLIOGRÁFICAS

1. Gomez F, Perkins JR, Garcia-Martin E, Canto G, Cornejo-Garcia JA. Genetic basis of hypersensitivity reactions to nonsteroidal anti-inflammatory drugs. Cur Op Allergy Clin Immunol. PubMed, 2015;15:285-93.
2. Blanca-Lopez N, Cornejo-Garcia JA, Plaza-Seron MC, Dona I, Torres-Jaen MJ, Canto G, et al. Hypersensitivity to nonsteroidal anti-inflammatory drugs in children and adolescents: cross-intolerance reactions. J Investig Allergol Clin Immunol. 2015;25(4):259-69.
3. Torres MJ, Barrionuevo E, Kowalski M, Blanca M. Hypersensitivity reactions to nonsteroidal anti-inflammatory drugs. Immunol Allergy Clin N Amer. 2014 Aug;34(3):507-24. 25017675.
4. Pham DL, Kim JH, Trinh TH, Park HS. What we know about nonsteroidal anti-inflammatory drug hypersensitivity. Korean J Int Med. 2016;31(3):417-32.

5. Kowalski ML, Asero R, Bavbek S, Blanca M, Blanca-Lopez N, Bochenek G, et al. Classification and practical approach to the diagnosis and management of hypersensitivity to nonsteroidal anti-inflammatory drugs. Allergy 2013;68(10):1219-32.
6. Lee RU, Stevenson DD. Aspirin-exacerbated respiratory disease: evaluation and management. Allergy, Asthma Immunol Res. 2011;3(1):3-10.
7. Jares EJ, Sanchez-Borges M, Cardona-Villa R, Ensina LF, Arias-Cruz A, Gomez M, et al. Multinational experience with hypersensitivity drug reactions in Latin America. Ann Allergy Asthma Immunol. 2014;113(3):282-9.
8. Ortega N, Dona I, Moreno E, Audicana MT, Barasona MJ, Berges-Gimeno MP, et al. Practical guidelines for diagnosing hypersensitivity reactions to nonsteroidal anti-inflammatory drugs. J Investig Allergol Clin Immunol. 2014;24(5):308-23.
9. Stone SF, Phillips EJ, Wiese MD, Heddle RJ, Brown SG. Immediate-type hypersensitivity drug reactions. Br J Clin Pharmacol. 2014;78(1):1-13.
10. Cho YS, Moon HB. The role of oxidative stress in the pathogenesis of asthma. Asthma Allergy Immunol Res. 2010;2(3):183-7.
11. Palikhe S, Palikhe NS, Kim SH, Yoo HS, Shin YS, Park HS. Elevated platelet activation in patients with chronic urticaria: a comparison between aspirin-intolerant and aspirin-tolerant groups. Ann Allergy Asthma Immunol. 2014;113(3):276-81.
12. Kowalski ML, Bienkiewicz B, Woszczek G, Iwaszkiewicz J, Poniatowska M. Diagnosis of pyrazolone drug sensitivity: clinical history versus skin testing and in vitro testing. Allergy Asthma Proc. 1999;20(6):347-52.
13. Grant JA, Weiler JM. A report of a rare immediate reaction after ingestion of acetaminophen. Ann Allergy Asthma Immunol. 2001;87(3):227-9.
14. Blanca M, Perez E, Garcia JJ, Miranda A, Terrados S, Vega JM, et al. Angioedema and IgE antibodies to aspirin: a case report. Ann Allergy Asthma Immunol. 1989;62(4):295-8.
15. Takahama H, Kubota Y, Mizoguchi M. A case of anaphylaxis due to ibuprofen. Journal Dermatol. 2000;27(5):337-40.
16. Scala E, Giani M, Pirrotta L, Guerra EC, Locanto M, De Pita O, et al. Selective severe anaphylactic reaction due to ketorolac tromethamine without nonsteroidal anti-inflammatory drug intolerance. J Allergy Clin Immunol. 2001;107(3):557.
17. Strom BL, Carson JL, Morse ML, West SL, Soper KA. The effect of indication on hypersensitivity reactions associated with zomepirac sodium and other nonsteroidal antiinflammatory drugs. Arthr Rheumat. 1987;30(10):1142-8.
18. Strom BL, Carson JL, Schinnar R, Sim E, Morse ML. The effect of indication on the risk of hypersensitivity reactions associated with tolmetin sodium vs other nonsteroidal antiinflammatory drugs. J Rheumatol. 1988;15(4):695-9.
19. Levy MB, Fink JN. Anaphylaxis to celecoxib. Ann Allergy Asthma Immunol. 2001;87(1):72-3.
20. Mahboob A, Haroon TS. Drugs causing fixed eruptions: a study of 450 cases. Int J Dermatol. 1998;37(11):833-8.
21. Mockenhaupt M, Kelly JP, Kaufman D, Stern RS, Group SS. The risk of Stevens-Johnson syndrome and toxic epidermal necrolysis associated with nonsteroidal antiinflammatory drugs: a multinational perspective. J Rheumatol. 2003;30(10):2234-40.
22. Roujeau JC, Bioulac-Sage P, Bourseau C, Guillaume JC, Bernard P, Lok C, et al. Acute generalized exanthematous pustulosis. Analysis of 63 cases. Arch Dermatol. 1991;127(9):1333-8.
23. Pigatto PD, Mozzanica N, Bigardi AS, Legori A, Valsecchi R, Cusano F, et al. Topical NSAID allergic contact dermatitis. Italian experience. Contact Dermatitis 1993;29(1):39-41.
24. Allen JN. Drug-induced eosinophilic lung disease. Clin Chest Med. 2004;25(1):77-88.
25. Jolles S, Sewell WA, Leighton C. Drug-induced aseptic meningitis: diagnosis and management. Drug Safety 2000;22(3):215-26.
26. Ravnskov U. Glomerular, tubular and interstitial nephritis associated with non-steroidal antiinflammatory drugs. Evidence of a common mechanism. Br J Clin Pharmacol. 1999;47(2):203-10.
27. Brezin JH, Katz SM, Schwartz AB, Chinitz JL. Reversible renal failure and nephrotic syndrome associated with nonsteroidal anti-inflammatory drugs. New Engl J Med. 1979;301(23):1271-3.
28. Blanca-Lopez N, M JT, Dona I, Campo P, Rondon C, Seoane Reula ME, et al. Value of the clinical history in the diagnosis of urticaria/angioedema induced by NSAIDs with cross-intolerance. Clin Exp Allergy. 2013;43(1):85-91.
29. Wismol P, Putivoranat P, Buranapraditkun S, Pinnobphun P, Ruxrungtham K, Klaewsongkram J. The values of nasal provocation test and basophil activation test in the different patterns of ASA/NSAID hypersensitivity. Allergol Immunopathol. 2012;40(3):156-63.
30. White A, Bigby T, Stevenson D. Intranasal ketorolac challenge for the diagnosis of aspirin-exacerbated respiratory disease. Ann Allergy Asthma Immunol. 2006;97(2):190-5.
31. Nizankowska-Mogilnicka E, Bochenek G, Mastalerz L, Swierczynska M, Picado C, Scadding G, et al. EAACI/GA2LEN guideline: aspirin provocation tests for diagnosis of aspirin hypersensitivity. Allergy 2007;62(10):1111-8.

32. Kowalski ML, Makowska JS, Blanca M, Bavbek S, Bochenek G, Bousquet J, et al. Hypersensitivity to nonsteroidal anti-inflammatory drugs (NSAIDs) - classification, diagnosis and management: review of the EAACI/ENDA(#) and GA2LEN/HANNA*. Allergy 2011;66(7):818-29.
33. Cardona R, Ramirez RH, Reina Z, Escobar MF, Morales E. [Allergy and intolerance to nonsteroidal antinflammatory drugs: successful desensitization in three cases]. Biomedica. 2009;29(2):181-90.
34. Ricardo Cardona Villa, Susana Diez, Ruth Elena Ramírez Giraldo, Jorge Mario Sánchez Caraballo. Desensibilización al ácido acetil-salicílico como tratamiento para la enfermedad respiratoria exacerbada por antiinflamatorios no esteroides. IATREIA 2014;27(3):299-308.

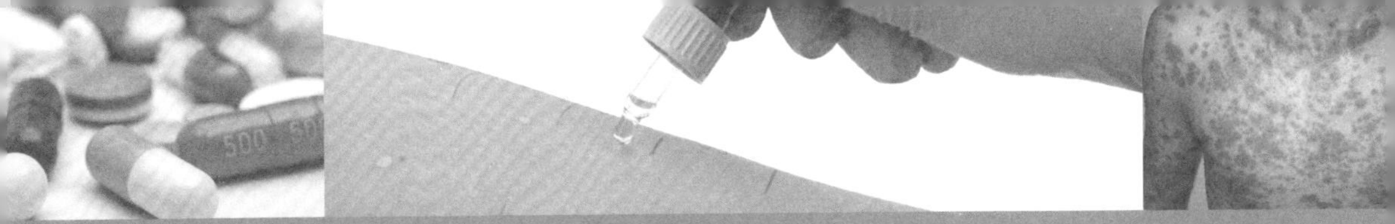

capítulo 13

Reações de hipersensibilidade imediatas a antibióticos beta-lactâmicos

• Maria Fernanda Malaman

INTRODUÇÃO

As reações de hipersensibilidade induzida por antibióticos beta-lactâmicos (BL) continuam a ser consideradas o modelo clássico de reações mediadas por mecanismos imunológicos específicos, particularmente aquelas mediadas por anticorpos IgE. Esses antibióticos ligam-se covalentemente a proteínas de elevado peso molecular e podem ser processados e reconhecidos pelo sistema imune. A principal característica estrutural é a presença do anel beta-lactâmico associado às cadeias laterais. São exemplos de antibióticos beta-lactâmicos as penicilinas, as cefalosporinas, os carbapenens e os monobactans (Figura 13.1).

Penicilinas **Cefalosporinas**

Carbapenens **Monobactans**

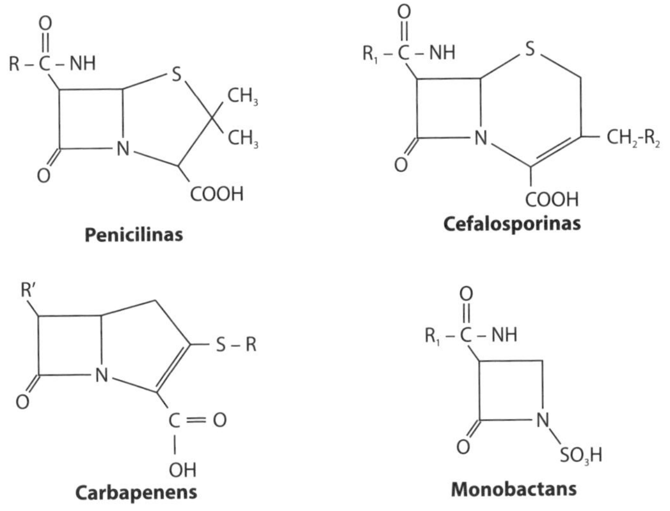

Figura 13.1: Estrutura dos antibióticos beta-lactâmicos. Adaptado Torres et al., 2003.

O determinante antigênico principal da penicilina é o benzilpeniciloil (BPO), que corresponde a 95% dos metabólitos da penicilina; são produzidos em grandes quantidades e induzem à produção de anticorpos das classes IgG e IgM. O BPO também está envolvido em cerca de 75% das reações IgE- mediadas, e é o principal epítopo na maioria das reações tardias. Cerca de 5% dos metabólitos são determinantes secundários (benzilpeniciloato, benzilpeniloato) produzidos em pequenas quantidades, que estimulam a produção de anticorpos da classe IgE e são importantes nas reações anafiláticas. As cadeias laterais dos anéis beta-lactâmicos podem ser reconhecidas pela IgE como determinantes alergênicos, justificando a possibilidade de indivíduos não sensíveis à penicilina apresentarem sensibilidade a um outro antibiótico beta-lactâmico. As reações de hipersensibilidade imediata são aquelas que ocorrem em até 1 hora após a administração da droga. No caso dos antibióticos beta-lactâmicos, resultam da síntese de IgE específica contra os determinantes principal, secundários ou cadeias laterais, levando à ativação de mastócitos e basófilos e consequente liberação de mediadores inflamatórios como a histamina, triptase, leucotrienos e prostaglandinas, entre outros.

A pele é o órgão mais frequentemente envolvido, com exantema maculopapular, morbiliforme, sendo erupções cutâneas urticariformes as apresentações clínicas mais comuns. Entretanto, podem ocorrer reações sistêmicas ou órgão-específicas.

A prevalência e a incidência de reações alérgicas ao BL na população em geral não são bem conhecidas. Os primeiros estudos relataram uma prevalência de reações alérgicas à penicilina variando de 0,7% a 10% da população, com anafilaxia ocorrendo em 0,015% a 0,004% de casos. Além disso, uma proporção considerável de pacientes com suspeita de hipersensibilidade a BL mostrou boa tolerância na maioria dos estudos. Isso pode explicar a grande variação nas taxas de prevalência encontradas em estudos publicados, com uma superestimativa ocorrendo quando os pacientes são classificados somente pela história clínica, bem como uma subnotificação de reações leves e graves.

A princípio, todos os BL atualmente disponíveis podem induzir uma reação de hipersensibilidade, uma vez que todos eles são capazes de gerar espontaneamente conjugados imunogênicos. Benzilpenicilina foi o primeiro BL implicado em uma reação de hipersensibilidade a medicamentos (RHM), seguido ao longo dos anos por diferentes penicilinas e cefalosporinas; amoxicilina tem sido o mais frequentemente envolvido BL desde o final da década de 1980, mas ácido clavulânico está surgindo como um hapteno importante nos últimos anos. Mudanças nos padrões de reações e drogas envolvidas em RHM com BL podem ter influenciado a sensibilidade dos testes diagnósticos. O papel desempenhado por determinantes maiores e menores de benzilpenicilina diminuiu, enquanto o de amoxicilina e, mais recentemente, o da amoxicilina têm progressivamente aumentado. Uma diminuição da sensibilidade do teste também foi observada, e novos métodos *in vitro*, tais como o teste de ativação de basófilos (BAT), estão ganhando importância no diagnóstico de reações alérgicas imediatas com BL.

Em pacientes alérgicos, a principal resposta imunológica não é dirigida contra a molécula da penicilina no seu estado nativo. Em vez disso, a resposta é contra novos determinantes antigênicos que se formam uma vez que a molécula de penicilina degrada e se liga a proteínas do soro e tecidos, tal como previamente descrito.

Os componentes alergênicos de penicilinas são encontrados quer na estrutura do núcleo do anel que é comum a todas as penicilinas ou nas cadeias laterais (chamados grupos R) que distinguem as diferentes penicilinas. A porção da molécula de que o paciente tenha produzido anticorpos IgE determina padrões de reatividade cruzada com outros fármacos relacionados.

Fatores de risco para o desenvolvimento de reações imediatas à penicilina

- Idade: Pacientes com idade entre 20 e 49 parecem estar em maior risco de ter reações imediatas alérgicas à penicilina (especialmente anafiláticas). Essa observação pode refletir diferenças nas respostas imunes a medicamentos dependentes da idade ou estar relacionada a padrões de uso.
- Exposição frequente repetida: Cursos frequentes repetidos de penicilinas parecem favorecer o desenvolvimento de sensibilização alérgica. Esse fato é apoiado pela observação de que os pacientes com fibrose cística (que necessitam de tratamento frequente com antibióticos por via intravenosa) são particularmente propensos ao desenvolvimento de alergias a antibióticos mediadas por IgE, embora faltem estudos prospectivos.
- Via de administração: A administração parenteral parece ter uma maior taxa de sensibilização em comparação com a administração oral, e é mais suscetível de resultar em anafilaxia. A grande maioria das mortes por anafilaxia ocorreu em pacientes tratados com penicilinas intravenosa ou intramuscular, em vez de por via oral. Dose pode também ser um fator, em tais casos, já que as doses parenterais são frequentemente mais elevadas do que aquelas administradas oralmente. A penicilina aplicada topicamente é altamente sensibilizante e há décadas não está em uso clínico por esse motivo.
- Síndrome de alergia a múltiplos medicamentos: O termo "síndrome de alergia a múltiplos medicamentos" pode ser atribuído a indivíduos que tiveram reações alérgicas (IgE ou IgE-não mediada) a duas ou mais drogas não quimicamente relacionadas. Vários estudos mostram que os doentes que desenvolvem uma alergia a um medicamento são mais suscetíveis de reagir a um segundo composto não relacionado. Assim, pacientes que tiveram reações alérgicas a outros fármacos que não pertencem ao grupo das penicilinas possuem maior risco de reagir às penicilinas. As razões pelas quais certos pacientes têm uma propensão elevada para gerar reações alérgicas a medicamentos não foram identificadas, mas podem incluir genética, bem como fatores de exposição.
- Fatores hereditários: Embora os fatores genéticos possam desempenhar um papel no desenvolvimento de alergia à penicilina e a outros antibióticos, parentes de primeiro grau de pacientes com alergia à penicilina não necessitam evitar penicilinas empiricamente. Evidência para fatores genéticos no desenvolvimento de alergia à penicilina mediada por IgE inclui uma associação entre genótipos particulares de HLA-DRB em populações chinesas. Evidência adicional para fatores hereditários vem de estudos retrospectivos baseados em inquéritos. Por exemplo, os filhos de pais que relataram uma alergia aos antibióticos tiveram 15 vezes mais probabilidades de serem alérgicos a antibióticos (pela história). No entanto, os resultados dos estudos com base em inquéritos são limitados por uma dependência de histórico do paciente (que é conhecido por ser um preditor pobre de alergia a medicamentos) e pela falta de testes de confirmação ou realização de provocação.
- Outras doenças alérgicas: Pacientes com outras doenças alérgicas (tais como rinite alérgica, asma ou alergias alimentares) não parecem estar em maior risco de se sensibilizarem à penicilina em comparação com pessoas sem doenças alérgicas. No entanto, uma vez sensibilizados, os pacientes com asma (em particular) estão em maior risco de reações graves e anafilaxia.
- Exposição ocupacional: A exposição a penicilinas em ambientes ocupacionais (profissionais da saúde, trabalhadores de laboratório) pode resultar em sensibilização, embora não esteja claro quantas vezes isso resulta em alergia clínica. Reações imediatas, bem como asma, urticária de contato e dermatite de contato, são relatadas.

PATOGÊNESE

As reações do tipo I exigem a presença de uma imunoglobulina E (IgE) farmacoespecífica. O anel beta-lactâmico é instável e, após a administração, se degrada espontaneamente em intermediários que formam complexos ligando-se a proteínas celulares ou do soro. Esse complexo é chamado penicilloil, denominado "determinante principal", porque a maior parte da penicilina se liga covalentemente a resíduos de lisina em proteínas comuns. A preparação sintética do determinante principal (peniciloil polilisina) está comercialmente disponível para uso em testes cutâneos. O restante da molécula de penicilina passa por um processo semelhante e forma outros complexos. Como um grupo, estes são chamados os "determinantes secundários", e apenas cerca de 10% dos indivíduos alérgicos reagem a eles. Alguns pacientes formam anticorpos IgE capazes de reconhecer as cadeias laterais do grupo R, em vez de a estrutura do anel beta-lactâmico.

MANIFESTAÇÕES CLÍNICAS

As reações imediatas a antibióticos beta-lactâmicos geralmente apresentam-se com várias combinações dos seguintes sinais e/ou sintomas: prurido, eritema cutâneo, urticária, angioedema, broncoespasmo, edema de laringe (aperto na garganta ou alteração na qualidade da voz), desconforto abdominal (cólicas, náuseas, vômitos ou diarreia), hipotensão. Os pacientes com reações imediatas desenvolvem sintomas dentro de um intervalo de tempo compreendido entre minutos a 1 hora após contato com o medicamento.

AVALIAÇÃO CLÍNICA

A abordagem mais confiável para avaliar reações alérgicas aos beta-lactâmicos é uma descrição detalhada dos sintomas que podem ser obtidos a partir dos pacientes e, muitas vezes, a partir de testemunhas. Outra fonte de informação é o registro clínico (prontuário). Dois pontos importantes a serem analisados são o intervalo de tempo entre a última ingestão do fármaco e a ocorrência da reação, além do tipo de sintomas.

A reatividade cutânea nas reações IgE -mediadas diminui com o passar do tempo e testes cutâneos podem tornar-se negativos. A fim de interpretar testes cutâneos negativos, é importante observar o tempo decorrido entre a ocorrência da reação clínica e a avaliação pelo especialista. Outros detalhes a serem registrados são: idade, sexo, história pessoal de atopia e hipersensibilidade documentada a outras drogas, história familiar de alergia a medicamentos, outros medicamentos que o paciente estava fazendo uso no momento, a doença para a qual o paciente tomou a medicação, a última vez que o paciente tolerou qualquer tipo de beta-lactâmico, quantos dias e em que dose o doente estava antes do início da reação, tratamento recebido para a recuperação da reação e se o paciente tinha tido episódios anteriores de reação a beta-lactâmicos.

Apesar da importância da história clínica, vários estudos têm demonstrado que a presença de imunoglobulina E (IgE) na alergia à penicilina não pode ser prevista com precisão com base na história isoladamente. Os pacientes com história de reações convincentes à penicilina (por exemplo, prurido, urticária / angioedema, broncoespasmo ou anafilaxia) são mais propensos a serem alérgicos quando comparados a pacientes com histórico de reações vagas (por exemplo, *rash*). No entanto, histórias de reações pouco consistentes ou incompletas não podem ser desconsideradas, uma vez que alguns desses pacientes também têm alergia IgE-mediada. Em uma revisão da literatura publicada, um terço dos pacientes com história de alergia à penicilina que apresentavam testes cutâneos positivos tinha história de reação vaga.

Existem várias razões prováveis para que a história clínica seja um preditor ruim de alergia à penicilina quando avaliada isoladamente. Os pacientes podem ter sofrido reação quando mais novos e saber sobre a reação somente por relatos de seus pais , e muitos pacientes são incapazes de descrever sintomas cutâneos de maneira precisa. No entanto, o fator mais importante é, provavelmente, a perda gradual da IgE específica à penicilina ao longo do tempo, como demonstrado em estudos prospectivos, levando a testes cutâneos negativos e retratamento seguro na maioria dos pacientes, mesmo naqueles que tiveram reações sistêmicas graves no passado. Aproximadamente 50% dos pacientes com alergia à penicilina IgE- mediada perdem a sensibilidade 5 anos após a sua última reação, e cerca de 80% dos pacientes a perdem depois de 10 anos.

Desse modo, uma vez que a história é muitas vezes pouco confiável e a alergia pode ser perdida ao longo do tempo, a maioria dos pacientes que se apresentam com as reações anteriores requer avaliação para determinar se a alergia à penicilina IgE-mediada está presente.

AVALIAÇÃO ALERGOLÓGICA

O encaminhamento a um alergista para avaliação diagnóstica definitiva é incentivado para pacientes com possível alergia à penicilina que necessitam de antibióticos com alguma regularidade. O momento ideal é aquele em que o paciente se encontra clinicamente bem.

O teste cutâneo à penicilina é o método preferido de avaliação e diagnóstico de reações imediatas. É um procedimento seguro, rápido, sensível e de baixo custo. Os resultados são obtidos em menos de 1 hora com o mínimo de desconforto para o paciente, embora esse tipo de ensaio deva ser realizado por especialistas em alergia, e assim o encaminhamento é necessário. O teste cutâneo é indicado em pacientes com história de uma reação imediata. O teste cutâneo também é útil na exclusão de reações imediatas em pacientes com histórias obscuras de reações penicilina, tais como urticária isolada, angioedema isolado ou erupção não especificada. O teste cutâneo não tem nenhum papel no diagnóstico nas reações cutâneas bolhosas, como a síndrome de Stevens-Johnson ou necrólise epidérmica tóxica (NET), ou em reações que são causadas por outros mecanismos conhecidos (por exemplo, anemia hemolítica, nefrite intersticial).

O teste cutâneo não é indicado como um meio de triagem de pacientes que nunca tiveram uma reação adversa passada à penicilina ou nunca tomaram penicilina. Por exemplo, não deve ser realizado em pacientes com uma história familiar de alergia a penicilina se não tomaram uma penicilina. O teste cutâneo não prediz alergia nessas condições. Não deverão ser realizados na ausência de extratos padronizados ou de alergista treinado.

- Se o reagente de teste cutâneo contendo o produto mais importante de degradação da penicilina (o determinante principal peniciloil-polilisina, disponível como pré-Pen nos Estados Unidos, Canadá e México e como DAP na Espanha) não estiver disponível, o teste cutâneo apenas com penicilina não é suficientemente sensível.
- Teste cutâneo a penicilina requer treinamento e conhecimento para realizar e interpretar corretamente e deve sempre que possível ser feito por um especialista em alergia.

Contraindicações para o teste cutâneo à penicilina são semelhantes às de outras formas de testes cutâneos:

- Urticária crônica e dermografismo
- Impossibilidade de interromper temporariamente medicamentos que ou interferem com a interpretação do teste ou inibem a capacidade do médico de tratar anafilaxia se ocorrer como um resultado de teste (que é raro).
- Reações bolhosas graves à penicilina, como NET, SSJ e DRESS.

O teste cutâneo à penicilina realizado de maneira correta raramente leva a reações alérgicas sistêmicas, embora todos os testes cutâneos devam ser realizados em um ambiente preparado para tratar as possíveis reações alérgicas, incluindo anafilaxia. Anafilaxia fatal em resposta ao teste não tem sido relatada desde que os métodos diagnósticos modernos têm sido utilizados. O teste cutâneo pode ser realizado com segurança em mulheres grávidas.

PROCEDIMENTO

Os testes devem ser realizados na superfície volar do antebraço, iniciando-se com o teste de puntura. Se o teste de puntura for negativo, é indicado o teste intradérmico de leitura imediata.

Uma vez que extratos com o determinante principal BPO e os secundários (MDM) não estão disponíveis em nosso meio, recomenda-se o uso da penicilina G potássica (benzilpenicilina) na concentração de 10.000 U/mL, seguido de provocação oral quando os testes cutâneos são negativos. Utilizam-se um controle negativo (soro fisiológico) e um controle positivo (cloridrato de histamina – 10 mg/mL) para o teste de puntura. No teste intradérmico, o controle positivo não é necessário, uma vez que já foi verificada a reatividade cutânea no teste de puntura. No entanto, deve ser realizado o controle negativo.

Os testes cutâneos à penicilina são normalmente realizados com os seguintes reagentes (Tabela 13.1).

Tabela 13.1: Concentrações não irritativas de antibióticos beta-lactâmicos para realização de testes cutâneos

Droga	Puntura	Intradérmico
Peniciloil-poli-l-lisina	5×10^{-5} mM	5×10^{-5} mM
Mistura de determinantes menores	2×10^{-2} mM	2×10^{-2} mM
Benzilpenicilina	10.000 UI	10.000 UI
Amoxicilina	20 mg/mL	20 mg/mL
Ampicilina	20 mg/mL	20 mg/mL
Cefalosporinas	2 mg/mL	2 mg/mL

Os testes de puntura são considerados positivos quando as pápulas são maiores ou iguais a 3 mm em relação ao controle negativo. O teste intradérmico é considerado positivo se o tamanho da pápula inicial aumenta > 3 mm após 20 minutos.

No teste cutâneo de leitura imediata com cefalosporinas, utiliza-se a concentração de 2 mg/mL tanto para a puntura quanto para o teste intradérmico. A técnica e a interpretação seguem os mesmos preceitos do teste com penicilina. Em pacientes com história de reação a mais de um antibiótico beta-lactâmico, o teste pode ser realizado com mais de uma classe em um mesmo momento (por exemplo: penicilina e amoxicilina, ou penicilina e cefalosporina), desde que respeitadas as normas técnicas envolvidas. Testes cutâneos negativos não excluem o diagnóstico de hipersensibilidade aos beta-lactâmicos.

Os seguintes fatores devem ser considerados quando se planeja o teste cutâneo à penicilina:

- Testes cutâneos não devem ser realizados nas semanas imediatamente a seguir a um episódio de anafilaxia, porque durante esse tipo de reação alérgica grave há a ativação maciça de mastócitos e as células podem tornar-se hiporreativas por um período de tempo. É habitual aguardar um período de pelo menos 4 semanas após anafilaxia antes de realizar qualquer teste cutâneo.
- Os medicamentos em uso pelo paciente devem ser revistos.
- Quaisquer medicamentos que possam interferir com os resultados dos testes de pele (por exemplo, anti-histamínicos) devem ser temporariamente interrompidos, se possível.

- Quaisquer medicamentos que possam interferir com a capacidade de tratar anafilaxia (por exemplo, beta-bloqueadores, inibidores da enzima de conversão da angiotensina [ECA] inibidores). Se possível, esses medicamentos podem ser retirados temporariamente (sobretudo em pacientes com história de reação extremamente graves).

O valor preditivo positivo – Dados sobre o valor preditivo positivo do teste cutâneo à penicilina são limitados devido a preocupações éticas. Os dados disponíveis sugerem que cerca de 50% (intervalo de 33 a 100%) dos pacientes com testes cutâneos positivos à penicilina desenvolvem reações alérgicas imediatas ao serem provocados com penicilina. Os pacientes com teste positivo à penicilina devem evitar todas as penicilinas (ou seja, incluindo os aminopenicilinas e mais recentes penicilinas semi-sintéticas).

Valor preditivo negativo – O valor preditivo negativo do teste cutâneo à penicilina, quando realizado com o determinante principal mais penicilina G (ou um painel completo MDM), é muito alto. Reações imediatas graves em pacientes provocados com penicilina após testes cutâneos à penicilina negativos não foram relatadas. Em estudos de larga escala, de 1 a 3% de pacientes com teste negativo de pele à penicilina (isto é, quando testados com o determinante principal mais penicilina G [ou um painel MDM total]) desenvolveram reações leves, geralmente autolimitadas depois de serem expostos à droga.

Em pacientes com os resultados dos testes cutâneos negativos, a ausência de alergia deve ser confirmada por meio da administração de uma dose de penicilina apropriada para a idade na qual o paciente inicialmente reagiu, seguida de 1 a 2 horas de observação para assegurar que não ocorra uma reação imediata. A provocação é indicada uma vez que o valor preditivo negativo para o teste cutâneo à penicilina com a combinação de PPL e penicilina G é elevado, mas não é 100%. Além disso, a confirmação de que a droga é tolerada irá maximizar o conforto do paciente e outros clínicos com o uso de penicilinas no futuro.

Com base nos dados disponíveis, a ressensibilização parece ocorrer em 0-3% dos pacientes após um curso de uma penicilina oral e em até 20% depois de um curso de uma penicilina parenteral. No entanto, a ressensibilização pode não significar reatividade clínica. As implicações clínicas deste paciente devem ser avaliadas no contexto da severidade da reação inicial.

Limitações dos testes *in vitro*

Os testes *in vitro* são de utilidade clínica limitada no diagnóstico de alergia à penicilina. Ensaios de imunoabsorção enzimática (ELISA) para a IgE específica para a penicilina G, penicilina V, peniciloil, amoxicilina e ampicilina estão disponíveis comercialmente, mas os valores preditivos não são bem definidos. A sensibilidade dos testes *in vitro* para a IgE específica para a penicilina são de cerca de 45% em comparação com o teste cutâneo realizado em ambientes acadêmicos.

Historicamente, o resultado positivo da dosagem de IgE específica sérica na presença de história clínica compatível pode sugerir uma reação IgE- mediada. Estudos prospectivos utilizando testes cutâneos e *in vitro* (dosagem de IgE específica) seguidos de provocação oral se testes negativos mostraram que todos os pacientes com IgE sérica positiva apresentaram provocação oral negativa. Desta maneira, um teste comercial *in vitro* positivo não é tão útil quanto se pensava. O resultado negativo do teste *in vitro* também é problemático porque não tem o valor preditivo negativo semelhante ao teste cutâneo.

Os ensaios de ativação de basófilos (BAT) por citometria de fluxo são outro teste *in vitro* que tem sido estudado para o diagnóstico de alergias à penicilina e a outros beta-lactâmicos. No entanto, o número muito limitado de publicações disponíveis sugere que esse teste também é inferior ao teste cutâneo.

REAÇÕES CRUZADAS

Cefalosporinas

Pacientes com história de reação imediata à penicilina que tenham tolerado um ou mais cursos subsequentes de cefalosporinas provaram não ser alérgicos a cefalosporinas, mas ainda podem ser alérgicos à penicilina. Sabe-se que 98% dos pacientes com testes cutâneos positivos à penicilina (para o determinante principal e/ou determinantes menores de penicilina) são capazes de tolerar as cefalosporinas. No entanto, se um paciente inicialmente reagir à cadeia lateral de amoxicilina ou ampicilina e em seguida tolerar uma cefalosporina com uma cadeia lateral diferente ele/ela poderia ainda, possivelmente, reagir a essas cefalosporinas que partilham uma cadeia lateral idêntica à amoxicilina ou ampicilina e deve evitar essas cefalosporinas.

Os pacientes com reações imediatas a cefalosporinas que necessitam de posterior utilização de outras cefalosporinas ou penicilinas devem ser avaliados por um especialista em alergia. O objetivo dessa avaliação, que normalmente envolve testes cutâneos, é determinar que os outros medicamentos podem ser administrados com segurança para o paciente. A maioria dos pacientes será capaz de tolerar outras cefalosporinas e/ou penicilinas.

As reações cruzadas entre penicilinas e cefalosporinas podem ocorrer em decorrência de:

- Sensibilização à cadeia lateral R1 em grupos estruturalmente semelhantes (os mais comuns) ou à cadeia lateral R2 grupos (Figura 13.2).
- Sensibilização ao núcleo do anel beta-lactâmico, presente em ambas as penicilinas e cefalosporinas, ou metabólitos desse anel.

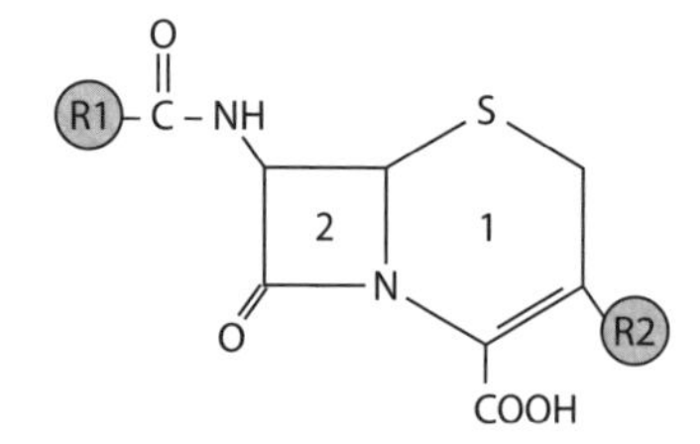

Figura 13.2: Estrutura geral das cefalosporinas.

Acredita-se que a sensibilização ao grupo de cadeia lateral R1 das cefalosporinas seja importante na determinação de reatividade cruzada entre as cefalosporinas, bem como entre as cefalosporinas, amoxicilina e ampicilina (que partilham cadeias laterais com certas cefalosporinas) (Figuras 13.2 e 13.3). Devido aos diferentes padrões de sensibilização possíveis, sugerimos que os pacientes com reações imediatas sejam avaliados por meio de testes de puntura e intradérmicos para os seguintes componentes:

- Os reagentes clássicos de penicilina (peniciloil-polilisina [PPL], mistura determinante menor [MDM] e benzilpenicilina).
- Ampicilina e amoxicilina (para detectar os pacientes que estão sensibilizados para grupos de cadeias laterais que são compartilhados por essas aminopenicilinas e algumas cefalosporinas).

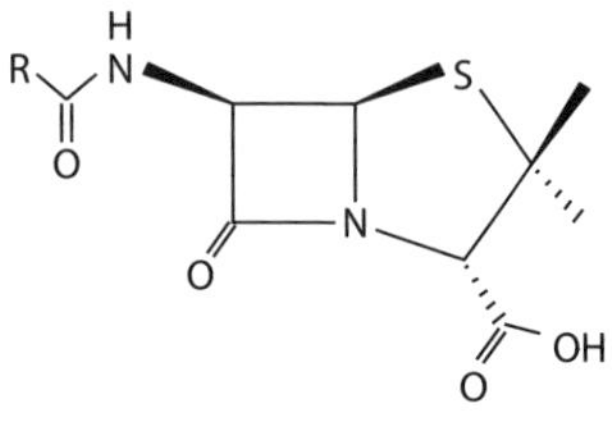

Figura 13.3: Estrutura da amoxicilina.

- A cefalosporina que causou a reação passada.
- Uma ou mais cefalosporinas alternativas com diferentes grupos R a partir da droga culpada que o paciente poderia necessitar.

CARBAPENEM E MONOBACTAM

Pacientes com reações imediatas à cefalosporina normalmente toleraram carbapenens (por exemplo, imipenem/cilastatina, meropenem, ertapenem e doripenem) e monobactans (ou seja, o aztreonam). No maior estudo disponível, 98 pacientes com história convincente de reações imediatas à cefalosporina e testes cutâneos positivos para a cefalosporina culpada foram submetidos a avaliação alergológica e provocação com diversos medicamentos relacionados. No geral, menos de 5% apresentaram testes cutâneos positivos para carbapenens ou monobactans.

Carbapenens partilham um anel beta-lactâmico comum de quatro membros com cefalosporinas e penicilinas, e, portanto, existe potencial de reatividade cruzada (Figura 13.4). No entanto, uma reatividade clínica cruzada com cefalosporinas parece ser rara. A abordagem recomendada para pacientes com história de reação imediata a uma cefalosporina e que agora necessitam uso de um carbapenem é realizar o teste cutâneo com o carbapenem em questão.

- Se os testes cutâneos são negativos, o carbapenem pode ser dado por meio de administração gradual supervisionada.
- Se os testes cutâneos são positivos, o carbapenem deve ser administrado somente se não há nenhuma droga alternativa, utilizando-se um protocolo de dessensibilização.

Aztreonam é o único monobactam clinicamente disponível. Embora contenha um núcleo beta-lactâmico monocíclico, não representa um risco para pacientes alérgicos à penicilina. No entanto, aztreonam compartilha a mesma estrutura da cadeia lateral com ceftazidima, e reatividade cruzada clínica tem sido relatada entre aztreonam e ceftazidima (Figura 13.4). Apesar da

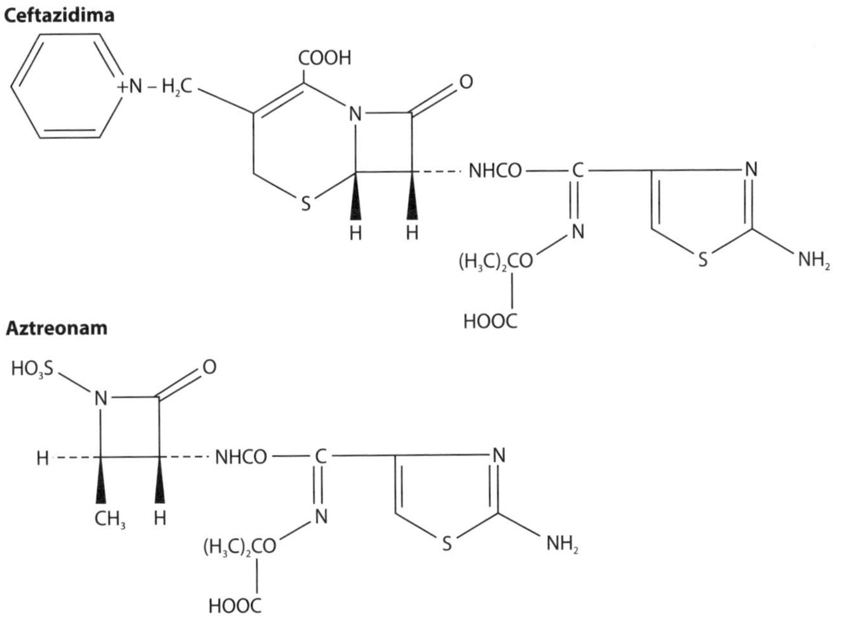

Ceftazidima

Aztreonam

Figura 13.4: Semelhanças estruturais entre ceftazidima e aztreonam.

semelhança nos grupos de cadeia lateral, nem todos os pacientes alérgicos à ceftazidima reagem ao aztreonam, e nem todos os pacientes alérgicos ao aztreonam reagem à ceftazidima. Portanto, sugerimos que os pacientes que experimentaram reações imediatas à ceftazidima no passado e agora necessitam uso de aztreonam realizem teste cutâneo (2 mg/mL).

- Se os resultados do teste cutâneo com aztreonam forem negativos, o paciente pode receber o medicamento por meio de administração gradual supervisionada.
- Se os testes cutâneos para aztreonam são positivos e o paciente tem uma necessidade específica para uso dessa droga, ela deve ser administrada utilizando-se um protocolo de dessensibilização rápida.
- Se uma avaliação alergológica não é possível, sugerimos então informar ao paciente que o risco de reagir ao aztreonam é estimado em menos de 5% e, em seguida, realizar administração gradual supervisionada.

A reatividade cruzada entre as cefalosporinas parece ser devido à semelhança entre as cadeias laterais, R1 e R2. Durante degradação da cefalosporina ocorre a ruptura do anel di-hidrotiazina, levando à subsequente liberação do grupo R2. O grupo R1 permanece intacto e parece contribuir mais para a alergenicidade e a reatividade cruzada de cefalosporinas, em comparação com o grupo R2. No entanto, há evidências em estudos *in vitro* demonstrando que a reatividade cruzada entre cefalosporinas ocorre com cadeias R1-secundárias idênticas ou semelhantes e entre essas cefalosporinas com cadeias R2 semelhantes.

Os antibióticos beta-lactâmicos que compartilham cadeias R1 idênticas ou similares estão descritos nas Tabelas 13.2, 13.3 e 13.4.

Tabela 13.2: Cefalosporinas que compartilham cadeias laterais R1 idênticas

Grupo 1	Grupo 2	Grupo 3	Grupo 4	Grupo 5	Grupo 6	Grupo 7
Amoxicilina Cefadroxil Cefprozil Cefatrizima	Ampicilina Cefaclor Cefalexina Cefradina Cefaloglicina Loracarbef	Ceftriaxona Cefotaxima Cefpodoxima Cefditoren Ceftizoxima Cefmenoxima	Cefoxitina Cefaloridina Cefalotina	Cefamandol Cefonicide	Ceftazidima Aztreonam	Cefepima Cefotaxima Ceftrixona

Tabela 13.3: Cefalosporinas que compartilham cadeias laterais R1 semelhantes

Grupo 1	Grupo 2	Grupo3	Grupo 4	Grupo 5	Grupo 6
Cefaclor Cefadroxil	Cefuroxima Cefotaxime	Ceftazidima Ceftriaxona	Ceftazidima Cefotaxime	Ceftazidima Cefepima	Benzilpenicilina Cefalotina

Tabela 13.4: Cefalosporinas que compartilham cadeias R2 idênticas

Grupo 1	Grupo 2	Grupo 3	Grupo 4	Grupo 5	Grupo 6
Cefalexina Cefadroxil Cefradine	Cefotaxima Cefalotina Cefaloglicina Cefapirina	Cefuroxima Cefoxitina	Cefotetan Cefamandol Cefmetazol Cefpiramida	Cefaclor Loracarbef	Ceftibuteno Ceftizoxima

Adaptado Dickson & Salazar, 2013.

DESSENSIBILIZAÇÃO

Nos casos em que o paciente com uma reação imediata a um beta-lactâmico requer, de modo absoluto, tratamento com esse antibiótico, e uma vez que nenhum outro antibiótico igualmente eficaz esteja disponível, então a dessensibilização pode ser apropriada. Dessensibilização a drogas é um processo que altera temporariamente a resposta imune à medicação e resulta em tolerância de curto prazo, permitindo que o paciente com alergia imediata possa receber um curso ininterrupto da medicação com segurança. A dessensibilização a drogas é eficaz enquanto o paciente estiver recebendo o medicamento, embora a sensibilidade do doente retorne logo após o fármaco ser interrompido. É crítico assegurar que o doente compreenda que a dessensibilização é temporária e que a alergia ainda está presente. Dentre todos os antibióticos, a dessensibilização à penicilina é apoiada pelo maior corpo de evidências publicadas.

A dessensibilização pode ser realizada por via oral, intravenosa ou subcutânea. No entanto, deverá ser realizada em ambiente hospitalar, com equipe treinada e equipamentos adequados para atendimento de reações anafiláticas graves. Em mãos experientes, a dessensibilização é segura e eficaz.

Indicações – A dessensibilização deve ser considerada em pacientes comprovadamente (por teste cutâneo positivo ou testes *in vitro*) ou fortemente suspeitos de ter uma reação imediata à penicilina mediada por IgE e para os quais não existem antibióticos alternativos aceitáveis.

Contraindicações – A dessensibilização não deve ser tentada em pacientes com história de reações bolhosas como a síndrome de Stevens-Johnson (SJS) ou necrólise epidérmica tóxica (TEN), porque mesmo pequenas doses da droga podem induzir reações progressivas graves. A dessensibilização também não é adequada para pacientes com histórico de anemia hemolítica ou nefrite intersticial, porque essas reações dependem de anticorpos imunoglobulina G (IgG) e não podem ser dessensibilizadas por esse método.

Recomenda-se que o procedimento de dessensibilização seja realizado por especialistas de alergia. O risco principal durante um processo de dessensibilização é de uma reação imediata recorrente. A maioria das reações é leve e menos grave do que a reação inicial do paciente, apesar de ocorrerem reações significativas, incluindo anafilaxia.

Protocolos específicos para dessensibilização por vias parenteral e oral foram publicados para penicilina e outros beta-lactâmicos. As Tabelas 13.5 a 13.8 mostram alguns protocolos descritos na literatura. Um protocolo padronizado intravenoso de 12 passos foi desenvolvido e utilizado com sucesso para reações de hipersensibilidade imediatas a uma variedade de drogas, incluindo penicilinas, cefalosporinas e outros beta-lactâmicos.

Tabela 13.5: Protocolo de dessensibilização oral a beta-lactâmicos

Concentração do beta-lactâmico (mg/mL)*	Número da dose$^{\nabla}$	Quantidade administrada• (mL)	Dose administrada durante a etapa (mg)	Dose cumulativa (mg)
0.5	1	0,1	0,05	0,05
	2	0,2	0,10	0,15
	3	0,4	0,20	0,35
	4	0,8	0,40	0,75
	5	1,6	0,80	1,55
	6	3,2	1,60	3,15
	7	6,4	3,20	6,35

Continua

Continuação

Concentração do beta-lactâmico (mg/mL)*	Número da dose∇	Quantidade administrada◊ (mL)	Dose administrada durante a etapa (mg)	Dose cumulativa (mg)
5	8	1,2	6	12,35
	9	2,4	12	24,35
	10	4,8	24	49,35
50	11	1	50	100
	12	2	100	200
	13	4	200	400
	14	8	400	800

*Após a conclusão das etapas acima, observar paciente o durante 30 minutos. Doses terapêuticas adicionais, em seguida, podem ser administradas pela via de escolha, em intervalos de dosagem normais. * As diluições preparadas a partir de suspensão de antibiótico, 250 mg / 5 mL. ∇ Dose: aproximadamente o dobro a cada 15 minutos. ◊ Quantidade de fármaco dada em 30 mL de água ou de bebida aromatizada. Fonte Drug allergy: an updated practice parameter. Ann Allergy Asthma Immunol 2010; 105:259.*

Tabela 13.6: Protocolo de dessensibilização à penicilina combinando vias oral-subcutânea-intramuscular

Dose*	Unidades	Via de administração
1	100	VO
2	200	VO
3	400	VO
4	800	VO
5	1.600	VO
6	3.200	VO
7	6.400	VO
8	12.800	VO
9	25.000	VO
10	50.000	VO
11	100.000	VO
12	200.000	VO
13	400.000	VO
14	200.000	SC
15	400.000	SC
16	800.000	SC
17	1.000.000	IM

*VO: oral; SC: subcutânea; IM: intramuscular. *Intervalo entre as doses de 15 min. Fonte: Cernadas JR, Brockow K, Romano A, Aberer W, Torres MJ, Bircher A, Campi P, Sanz ML, Castells M, Demoly P, Pichler WJ, for the European Network of Drug Allergy and the EAACI interest group on drug hypersensitivity. General considerations on rapid desensitization for drug hypersensitivity – a consensus statement. Allergy 2010; 65: 1357–1366.*

Tabela 13.7: Protocolo de dessensibilização endovenosa à penicilina utilizando bomba de infusão

Passo	Penicilina (mg/mL)	Velocidade de infusão (mL/h)	Dose (mg)	Dose cumulativa (mg)
1	0,01	6	0,015	0,015
2	0,01	12	0,03	0,045
3	0,01	24	0,06	0,105
4	0,1	50	0,125	0,23
5	0,1	10	0,25	0,48
6	0,1	20	0,5	1,0
7	0,1	40	1,0	2,0
8	0,1	80	2,0	4,0
9	0,1	160	4,0	8,0
10	10,0	3	7,5	15,0
11	10,0	6	15,0	30,0
12	10,0	12	30,0	60,0
13	10,0	25	62,5	123,0
14	10,0	50	125,0	250,0
15	10,0	100	250,0	500,0
16	10,0	200	500,0	1.000,0

*Observar o paciente por 30 min, então administrar a dose terapêutica total pela via desejada. *Intervalo entre as doses: 15 min. Solensky R. Drug desensitization. Immunol Allergy Clin North Am 2004;24:425–43.*

Tabela 13.8: Exemplo de protocolo de 12 passos para 2.000 mg de ceftazidima (250 mL por solução)

Solução	Volume total	Concentração	Dose
Solução 1	250 mL	0,080 mg/mL	20 mg
Solução 2	250 mL	0,800 mg/mL	200 mg
Solução 3	250 mL	7,937 mg/mL	2000 mg

Passo	Solução	Velocidade (mL/hora)	Tempo (minutos)	Volume infundido por passo (mL)	Dose administrada neste passo (mg)	Dose cumulativa (mg)
1	1	2,0	15	0,50	0,040	0,040
2	1	5,0	15	1,25	0,100	0,140
3	1	10,0	15	2,50	0,200	0,340
4	1	20,0	15	5,00	0,400	0,740
5	2	5,0	15	1,25	1,000	1,740
6	2	10,0	15	2,50	2,000	3,740
7	2	20,0	15	5,00	4,000	7,740
8	2	40,0	15	10,00	8,000	15,740

Continua

Continuação

Passo	Solução	Velocidade (mL/hora)	Tempo (minutos)	Volume infundido por passo (mL)	Dose administrada neste passo (mg)	Dose cumulativa (mg)
9	3	10,0	15	2,50	19,843	35,583
10	3	20,0	15	5,00	39,685	75,268
11	3	40,0	15	10,00	79,370	154,638
12	3	80,0	174,375	232,50	1.845,362	2.000,000
NOTA: Cada passo é administrado em 15 min. Ao final do protocolo, observar o paciente por 30 min.						
Tempo total = 339,37 minutos (5 horas 39 minutos).						

Fonte: Legere HJ 3rd, Palis RI, Bouza TR, et al. A safe protocol for rapid desensitization in patients with cystic fibrosis and antibiotic hypersensitivity. J Cyst Fibros 2009; 8:418.

REFERÊNCIAS BIBLIOGRÁFICAS

1. Torres MJ, Blanca M, Fernandez J, Romano A, de Weck A, Aberer W, et al. Diagnosis of immediate allergic reactions to beta-lactam antibiotics Allergy 2003: 58: 961-72.
2. Doña I, Barrionuevo E, Blanca-Lopez N, Torres MJ, Fernandez TD, Mayorga C, et al. Trends in hypersensitivity drug reactions: More drugs, more response patterns, more heterogeneity. J Investig Allergol Clin Immunol 2014; 24(3): 143-53.
3. Malaman MF, Rodrigues AT, Felix MM, Menezes UP de, Tanno LK, Camelo-Nunes I, et al. Recomendações para o diagnóstico das reações de hipersensibilidade imediatas aos antibióticos beta-lactâmicos. Rev Bras Alerg Imunopatol 2011;34(6):257-62.
4. Penicillin allergy: Immediate reactions. Roland Solensky, MD. N Franklin Adkinson, Jr, MD. Anna M Feldweg, MD. Up To Date, May 31, 2015.
5. Brockow K, Garvey LH, Aberer W, Atanaskovic-Markovic M,A Barbaud, Bilo MB, et al. Skin test concentrations for systemically administered drugs – an ENDA/EAACI Drug Allergy Interest Group position paper. June 2013; 68:702-12.
6. Torres MJ, Blanca M, Férnandez J, Romano A, Weck A, Aberer W, et al. Diagnosis of immediate allergic reactions to beta-lactam antibiotics. Allergy 2003;58(10):961-72.
7. Romano A, Adkinson, Jr, NF, Feldweg AM. Cephalosporin-allergic patients: Subsequent use of cephalosporins and related antibiotics. Up To Date 2015.
8. Dickson SD Salazar KC. Diagnosis and management of immediate hypersensitivity reactions to cephalosporins. Clinic Rev Allerg Immunol (2013) 45:131-42.
9. Castells MC, Solensky R, Adkinson NF, Jr Feldweg AM. Rapid drug desensitization for immediate hypersensitivity reactions. Up To Date, May 05, 2015.
10. Cernadas JR, Brockow K, Romano A, Aberer W, Torres MJ, Bircher A, et al. General considerations on rapid desensitization for drug hypersensitivity – a consensus statement Allergy 2010; 65: 1357–66.
11. Sullivan TJ, Yecies LD, Shatz GS, Parker CW, Wedner HJ. Desensitization of patients allergic to penicillin using orally administered beta-lactam antibiotics. J Allergy Clin Immunol 1982;69:275-82.
12. Solensky R. Drug desensitization. Immunol Allergy Clin North Am 2004;24:425-43.
13. Legere HJ 3rd, Palis RI, Bouza TR, Uluer AZ, Castells MC. A safe protocol for rapid desensitization in patients with cystic fibrosis and antibiotic hypersensitivity. J Cyst Fibros 2009; 8:418.
14. Castells M. Rapid desensitization for hypersensitivity reactions to medications. Immunol Allergy Clin North Am. 2009;29(3):585.

capítulo 14

Reações mediadas por IgE a agentes não beta-lactâmicos

• Mario Sánchez-Borges

INTRODUÇÃO

As reações alérgicas a fármacos são uma grande preocupação para médicos de todo o mundo e, mais especialmente, para alergistas. Os antibióticos constituem a causa mais comum de alergia a medicamentos e os beta-lactâmicos (penicilinas, cefalosporinas) são os primeiros fármacos responsáveis por reações alérgicas, como observado na maioria dos estudos.

A introdução de novos medicamentos para o tratamento de doenças infecciosas foi acompanhada de novos efeitos colaterais, incluindo manifestações alérgicas. Na verdade, devido ao desenvolvimento de antimicrobianos novos e mais potentes de maior especificidade, espera-se que haja uma menor utilização dos beta-lactâmicos e um aumento da exposição de um segmento maior da população a esses novos medicamentos. Portanto, pode-se prever que, no futuro, o número de reações aos beta-lactâmicos diminuirá, enquanto a frequência de alergia a não beta-lactâmicos aumentará.

As reações de hipersensibilidade imunologicamente mediadas a antimicrobianos podem ser produzidas por meio de respostas específicas de células T ao fármaco, que geralmente são de aparecimento tardio, como exantema maculopapular, síndrome de Stevens-Johnson, necrólise epidérmica tóxica, hipersensibilidade induzida por fármaco (DiHS, DRESS) e pustulose exantemática generalizada aguda. Reações imediatas, nas quais os anticorpos IgE específicos de um fármaco estão envolvidos, são clinicamente expressas como erupções cutâneas, prurido, urticária, angioedema ou anafilaxia.

Neste capítulo, discutiremos exclusivamente as reações a antibióticos e antimicrobianos em que os anticorpos IgE foram suspeitos de serem os principais mediadores para a produção das manifestações clínicas, derivadas de um quadro clínico compatível e demonstradas por meio de testes *in vivo* ou *in vitro*. Por outro lado, as reações de tipo tardio aos antibióticos, mediadas por células, não serão incluídas nesta revisão.

É importante mencionar que, devido à baixa frequência de reações relatadas até agora em alguns medicamentos, não há estudos suficientemente amplos para tirar conclusões com base em fortes evidências científicas, pois foram publicados apenas relatos de casos isolados ou pequenas séries de pacientes. Consequentemente, o médico clínico deve ser cauteloso na interpretação dos dados disponíveis ao avaliar um caso particular. Além disso, pelo fato de alguns pacientes serem extremamente sensíveis, a decisão de realizar testes *in vivo*, como testes cutâneos ou testes de provocação com fármacos, deve ser adequadamente equilibrada com o risco potencial de desenvolvimento de uma reação grave e potencialmente fatal durante o teste.

Para alguns antimicrobianos, não há relatos confirmando reações efetivamente mediadas por IgE. Estes incluem os aminoglicosídeos, cloranfenicol, clindamicina, dapsona, etambutol, isoniazida e pirazinamida. Neste capítulo, serão apresentadas reações imediatas aos macrolídeos, quinolonas, trimetoprim-sulfametoxazol, tetraciclinas e vancomicina.

MACROLÍDEOS

Esse grupo de antibióticos inclui eritromicina, azitromicina, troleandomicina, roxitromicina, diritromicina e claritromicina. Eles são comumente usados para o tratamento de infecções produzidas por bactérias aeróbias gram-positivas e gram-negativas, têm sido amplamente utilizados em pacientes com infecções do trato respiratório superior e inferior e são especialmente úteis quando um paciente tem hipersensibilidade aos beta-lactâmicos.

Reações imediatas aos macrolídeos são clinicamente manifestadas como urticária, angioedema, broncoconstrição e anafilaxia. A prevalência de alergia aos macrolídeos foi estimada em 0,4 a 3% dos tratamentos.[1] A anafilaxia à claritromicina é observada em 1 caso por 1 milhão por ano em crianças. Um estudo retrospectivo que incluiu 77 crianças com suspeita de hipersensibilidade aos macrolídeos observou 58 crianças com reações à claritromicina, 21 delas (36,2%) imediatas. As reações à azitromicina estavam presentes em 19 crianças, 6 (31,5%) imediatas.[2] A telitromicina é um cetolídeo relacionado com a classe de macrolídeos de antibióticos que raramente induz a anafilaxia.[3]

O diagnóstico de hipersensibilidade ao macrolídeo IgE-mediada pode ser confirmado por meio de testes cutâneos intradérmicos com concentrações não irritantes de eritromicina ou azitromicina[4] ou por testes de provocação.[5] A sensibilidade e a especificidade dos testes intradérmicos são de 75% e 90%, respectivamente. Foram publicados resultados positivos em testes *in vitro* que medem IgE em eritromicina.[6]

A reatividade cruzada entre eritromicina, claritromicina e roxitromicina foi demonstrada por teste de puntura em pacientes com reações imediatas.[7] Poucos relatórios de dessensibilização para macrolídeos foram publicados.[8,9]

QUINOLONAS

Esse grupo de antibióticos é eficaz contra bactérias gram-positivas e gram-negativas e está sendo cada vez mais utilizado especificamente para o tratamento de infecções respiratórias e urinárias.

As reações alérgicas a quinolonas raramente são observadas e estão presentes mais comumente em indivíduos atópicos, enquanto a atopia parece prolongar a persistência de IgE específicas a quinolonas. Sua frequência foi estimada em 0,4 a 2%,[10] na maioria das vezes são imediatas e caracterizadas por urticária, angioedema, prurido e anafilaxia. Reações podem ocorrer após o primeiro uso do medicamento.

A anafilaxia induzida por quinolona ocorre em 1,8 a 2,3 por 10 milhões de dias de tratamento, enquanto a anafilaxia ao levofloxacino é observada em 1 por milhão de pacientes. A anafilaxia com ciprofloxacino foi relatada em 1,2 por 100.000 prescrições.[11] Foi observada uma alta frequência de reações adversas ao ciprofloxacino em pacientes infectados pelo HIV.

A IgE específica a quinolonas foi demonstrada por meio de radioimunoensaio e Teste de Ativação de Basófilos (MTD).[12] A estrutura básica das quinolonas é um composto aromático heterocíclico com oito membros que contém nitrogênio com um grupo carboxílico na posição 3 e um grupo cetona na posição 4 (Figura 14.1). Os anticorpos IgE interagem principalmente com a cadeia lateral na posição 2-6, e existe uma extensa reatividade cruzada entre quinolonas.[13] Rouzaire et al. observaram uma associação entre quinolona e hipersensibilidade do agente bloqueador neuromuscular.[14]

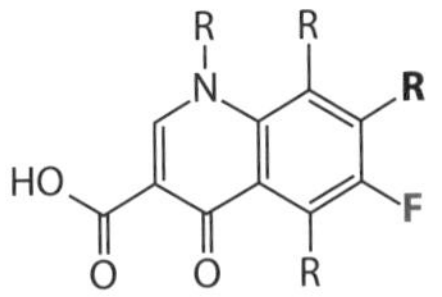

Figura 14.1: Estrutura geral de quinolonas.

Como os testes cutâneos com quinolonas podem apresentar resultados falsos positivos (liberação de histamina não específica) e resultados falsos negativos, foram propostos testes *in vitro* que medem IgE específica, incluindo ELISA, radioimunoensaio e BAT.[15]

Os testes de provocação de fármacos são o padrão-ouro para a confirmação da hipersensibilidade a quinolonas, mas devem ser feitos sob condições cuidadosamente controladas em casos selecionados, pois podem ocorrer reações graves com risco de vida.

Em vista da reatividade cruzada demonstrada entre os vários fármacos, os pacientes com reações de tipo 1 devem evitar todas as quinolonas. A dessensibilização foi realizada com sucesso em dois pacientes com urticária induzida por ciprofloxacino.

RIFAMPICINA

A rifampicina é um potente medicamento antituberculose de primeira linha, um antibiótico semissintético de amplo espectro que é eficaz no tratamento de infecções micobacterianas.

As reações imediatas IgE-mediadas à rifampicina são raras e caracterizadas por erupção urticária, angioedema ou anafilaxia.[16] O choque anafilático ocorre em tratamentos de 6/30.000, e essas reações graves são mais frequentes quando o medicamento é administrado intermitentemente.

A IgE antirrifampicina no soro desses pacientes foi demonstrada por testes cutâneos intradérmicos e *in vitro* por meio do teste CAP. O diagnóstico de reações imediatas à rifampicina pode ser confirmado por testes cutâneos intradérmicos com uma diluição de 1:10.000 do medicamento ou uma concentração de 0,002 mg/mL.[17]

Se o medicamento for estritamente necessário para um paciente com alergia à rifampicina, foram propostos a dessensibilização ou protocolos de desafio graduado.[18] Podem ocorrer reações graves durante a dessensibilização à rifampicina. A eosinofilia induzida por fármacos pode ocorrer durante o tratamento com rifampicina e está associada a erupção cutânea e lesão renal.

A rifamicina, um fármaco com estrutura química semelhante à da rifampicina, mostra reatividade cruzada e pode induzir anafilaxia quando administrada topicamente no olho.

SULFAMETOXAZOL-TRIMETOPRIMA (COTRIMOXAZOL)

O cotrimoxazol é a combinação de sulfametoxazol (SMX) e trimetoprim (TMP), dois agentes anti-infecciosos. É comumente usado para infecções do trato urinário, otite média, bronquite, infecções da pele e feridas, diarreia do viajante, shigelose, pneumonia por *Pneumocystis jiroveci*, toxoplasmose e nocardiose, e para evitar recidivas na granulomatose locorregional com poliangeíte.

A maioria dos efeitos colaterais é causada pelo SMX. Eles podem ser imediatos (urticária, angioedema, anafilaxia e prurido), embora as manifestações alérgicas mais frequentes sejam reações tardias, mediadas por células T, enquanto a urticária IgE-mediada e a anafilaxia são menos comuns.

Sulfametoxazol é uma sulfonil-arilamina, uma porção de sulfonamida diretamente ligada a um anel benzeno e uma amina não substituída na posição N4 (Figura 14.2). O mecanismo das reações de hipersensibilidade de sulfonil-arilamina envolve IgE. O SMX é metabolizado no fígado pelo citocromo P450 2CP para SMX-NHOH, que é em seguida oxidado para SMX-NO, uma molécula altamente reativa que se liga a cisteínas em proteínas solúveis e ligadas a células. Então, pode induzir IgE à proteína modificada. Pacientes com alergia a uma sulfonil-arilamina podem reagir de forma cruzada com outras sulfonil-arilaminas, mas não com sulfonamidas em geral.

O diagnóstico de hipersensibilidade imediata ao SMX é feito por meio de testes cutâneos intradérmicos com SMX a uma concentração de 80 mg/mL.[4] O tratamento de pacientes com esse tipo de reações é a interrupção do uso de drogas, e em pacientes selecionados pode ser necessário realizar dessensibilização.

Raramente, urticária e reações anafiláticas ao TMP foram relatadas, e os anticorpos IgE específicos de TMP foram demonstrados em pacientes com reações ameaçadoras da vida.[19]

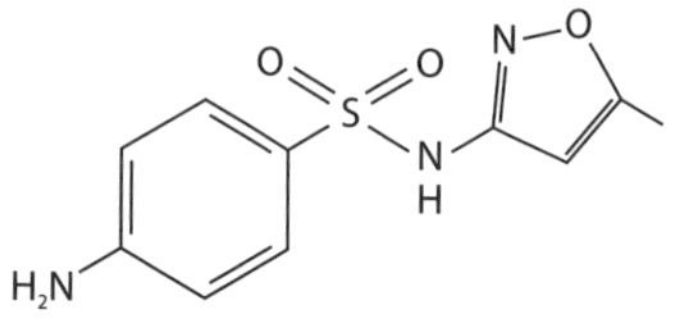

Figura 14.2: Estrutura química de sulfametoxazol.

TETRACICLINAS

As tetraciclinas são agentes bacteriostáticos de policetidos que inibem a síntese proteica ao interagir com o ribossomo bacteriano. A estrutura química consiste em quatro anéis de tetra-hidrocarbonetos com uma derivação "cíclica" (Figura 14.3). Os membros naturais do grupo são tetraciclina, clorotetraciclina, oxitetraciclina e declociclina. As tetraciclinas semissintéticas são doxiciclina e minociclina.

Eles são usados para o tratamento de infecções causadas por bactérias gram-negativas e gram-positivas, incluindo infecções pélvicas, bronquite, infecções do trato urinário, *Rickettsia*, *Chlamydia* e micoplasma, acne vulgar, pênfigo bolhoso e rosácea.

As reações de hipersensibilidade às tetraciclinas são menos comuns do que para os beta-lactâmicos e algumas delas são IgE-mediadas.

Todas as tetraciclinas compartilham um núcleo policíclico, embora com diferentes cadeias laterais. Os epítopos comuns são responsáveis pela reatividade cruzada, mas determinantes únicos podem induzir respostas seletivas.

O diagnóstico de alergia IgE-mediadas é feito com testes cutâneos de puntura e intradérmicos. Para a doxiciclina, a concentração para teste é de 20 mg/mL, e a concentração máxima

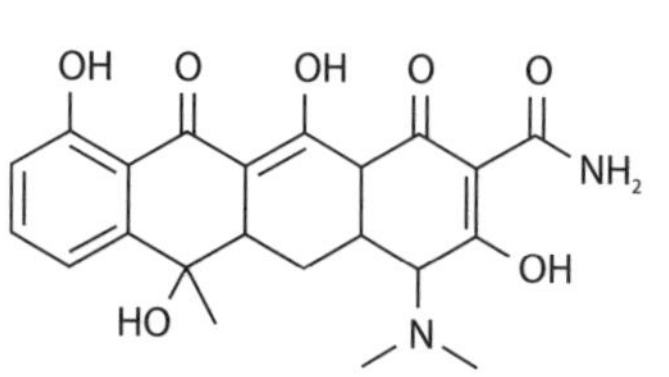

Figura 14.3: Estrutura básica da tetraciclina.

não irritativa é de 2 mg/mL.[20] Em alguns pacientes, é necessário um teste de provocação oral. Após a confirmação de alergia, a retirada do medicamento e o uso de antibióticos alternativos são recomendados.

VANCOMICINA

Esse glicopeptídeo é utilizado para o tratamento de organismos gram-positivos resistentes a beta-lactâmicos e também para pacientes alérgicos à penicilina, por exemplo, *Staphylococcus aureus* resistente à meticilina e na colite por *Clostridium difficile*.

A reação de hipersensibilidade mais comum à vancomicina é a síndrome do homem vermelho (SHV), causada por uma liberação direta não imunológica de histamina a partir de mastócitos.[21]

As reações imediatas imunomediadas, como a anafilaxia à vancomicina, são infrequentes, mas em alguns pacientes foi demonstrada a IgE específica de fármacos. Angioedema, sibilos e distúrbios respiratórios também podem ser observados. A anafilaxia IgE-mediadas geralmente não ocorre na primeira administração da medicação, que é diferente da SHV. Pacientes com reações anafiláticas geralmente apresentam história de múltiplas exposições anteriores ao fármaco. Uma associação de anafilaxia à vancomicina e coagulação intravascular disseminada foi relatada por Adams et al.[22]

O diagnóstico é feito por meio de exames cutâneos intradérmicos a uma concentração de 0,1 mg/mL ou menos.[23] Para o tratamento do paciente, existe a possibilidade de dessensibilização, se necessário.[24] A teicoplanina é outro glicopeptídeo com o mesmo espectro antimicrobiano que a vancomicina, com menos efeitos colaterais.[25]

CONSIDERAÇÕES FINAIS

Os médicos na ativa devem estar cientes da possibilidade de indução de reações adversas imediatas, ocasionalmente ameaçadoras da vida, quando os antibióticos não beta-lactâmicos são prescritos. A suspeição inicial, a descontinuação do fármaco e o encaminhamento imediato para o alergista são necessários para fornecer o melhor conselho ao paciente. Quando não existe uma alternativa adequada, a dessensibilização pode induzir tolerância clínica ao medicamento.

Tabela 14.1: Concentrações do fármaco para teste cutâneo de antibiótico não beta-lactâmico em pacientes com reações do tipo imediatas

Fármaco		Concentração (puntura, intradérmica)
Macrolídeos	Azitromicina Claritromicina Eritromicina Roxitromicina	0,01 mg/mL 0,5 mg/mL 0,05 mg/mL 50 mg/mL
Quinolonas	Ciprofloxacino Levofloxacino Moxifloxacino	2 mg/mL 0,025 mg/mL 1,6 ng/mL
Rifampicina	0,02 mg/mL	
SMX-TMP	0,8 mg/mL (componente sulfa)	
Tetraciclinas	Doxiciclina	Puntura 20 mg/mL Id 2 mg/mL
Vancomicina	0,005 mg/mL	

REFERÊNCIAS BIBLIOGRÁFICAS

1. Mori F, Pecorari L, Pantano S, Rossi ME, Pucci N, de Martino M, Novembre E. Azithromycin anaphylaxis in children. Int J Immunopathol Pharmacol 2014; 27: 121-6.
2. Barni S, Butti D, Mori F, Pucci N, Rossi ME, Cianferroni A, Novembre E. Azithromycin is more allergenic than clarithromycin in children with suspected hypersensitivity reaction to macrolides. J Invest Allergol Clin Immunol 2015; 25: 128-32.
3. Bottemborg MN, Wall GC, Hicklin GA. Apparent anaphylactoid reaction after treatment with a single dose of telithromycin. Ann Allergy Asthma Immunol 2007; 98: 89-91.
4. Empedrad R, Darter BL, Earl HS, Gruchalla HS. Nonirritating intradermal skin test concentration for commonly prescribed antibiotics. J Allergy Clin Immunol 2003; 112: 629-30.
5. Mori F, Barni S, Pucci N, Rossi E, Azzari C, De Martino M, Novembre E. Sensitivity and specificity of skin tests in the diagnosis of clarithromycin allergy. Ann Allergy Asthma Immunol 2010; 104: 417-9.
6. Pascual C, Crespo, JF, Quiralte J, Lopez C, Wheeler G, Martin-Esteban M. In vitro detection of specific IgE antibodies to erythromycin. J Allergy Clin Immunol 1995; 95: 668-71.
7. Kruppa A, Scharffetter-Kochanek K, Krieg T, Hunzelmann N. Immediate reaction to roxithromycin and prick test cross-sensitization to erythromycin and clarithromycin. Dermatology 1998; 196: 335-6.
8. Swamy L, Laurie SA, Ruiz-Huidobro E, Khan DA. Successful clarithromycin desensitization in a multiple macrolide-allergic patient. Ann Allergy Asthma Immunol 2010; 105: 489-90.
9. Araujo L, Demoly P. Macrolides allergy. Curr Pharm Des 2008; 14: 2840-62.
10. Dembry LM, Farrington JM, Andriuce VT. Fluoroquinolone antibiotics. Adverse effects and safety profiles. Infect Dis Clin Pract 1999; 8: 421-2.
11. Scherer K, Bircher A. Hypersensitivity reactions to fluoroquinolones. Curr Allergy Asthma Rep 2005; 5: 15-21.
12. Aranda A, Mayorga C, Ariza A, Doña I, Rosado A, Blanca-Lopez N, et al. In vitro evaluation of IgE-mediated hypersensitivity reactions to quinolones. Allergy 2011; 66: 247-54.
13. Gonzalez I, Lobera T, Blasco A, Del Pozo MD. Immediate hypersensitivity to quinolones: Moxifloxacin cross--reactivity. J Investig Allergol Clin Immunol 2005; 15: 146-9.
14. Rouzaire P, Nosbaum A, Mullet C, Diot N, Dubost R, Bienvenu F, et al. Immediate allergic hypersensitivity to quinolones associates with neuromuscular blocking agent sensitization. J Allergy Clin Immunol Pract. 2013; 1: 273-9.
15. Nam YH, Kim JE, Kim SH, Jin HJ, Hwang EK, Shin YS, Ye YM, Park HS. Immunologic evaluation of ofloxacin hypersensitivity. Allergy Asthma Immunol Res 2012; 4: 367-9.
16. Mirsaeidi M, Schraufnager D. Rifampin induced angioedema: A rare but serious side effect. Braz J Infect Dis 2014; 18: 102-3.
17. Broz P, Harr T, Hecking C, Groze L, Scherer K, Jaeger KA, et al. Nonirritant intradermal skin test concentrations of ciprofloxacin, clarithromycin, and rifampicin. Allergy 2012; 67: 647-52.
18. Kobashi Y, Abe T, Shigeto E, Yano S, Kuraoka T, Oka M. Desensitization therapy for allergic reactions to antituberculous drugs. Intern Med 2010; 49: 2297-2301.
19. Bijl AM, Van Der Klauw MM, Van Vliet AC, Stricker BH. Anaphylactic reactions associated with trimethoprim. Clin Exp Allergy 1998; 28: 510-2.
20. Brockow K, Romano A, Blanca M, Ring J, Pichler WJ, Demoly P. General considerations for skin test procedures in the diagnosis of drug hypersensitivity. Allergy 2002; 57: 45-51.
21. Sivagnanam S, Deleu D. Red Man Syndrome. Crit Care 2003; 7: 119-20.
22. Adams B, Roboubi B, Henshaw R. Acute onset of vancomycin anaphylaxis with disseminated intravascular coagulation in an orthopedic patient despite prior repeated exposure. Am J Orthop (Belle Mead NJ) 2015; 44: E523-5.
23. Hwang MJ, Do JY, Choi EW, Seo JH, Nam YJ, Yoon KW, et al. Immunoglobulin E-mediated hypersensitivity reaction after intraperitoneal administration of vancomycin. Kidney Res Clin Pract 2015; 34: 57-9.
24. Legendre DP, Muzny CA, Marshall GD, Swiatlo E. Antibiotic hypersensitivity reactions and approaches to desensitization. Clin Pract 2014; 58: 1140-8.
25. Khurana C, De Belder MA. Red-man syndrome after vancomycin: Potential cross-reactivity with teicoplanin. Postgrad Med J 1999; 75: 41-3.

capítulo 15

Reações não imediatas a antibióticos

• Maria Inês Perelló

Segundo a classificação temporal, as reações não imediatas ocorrem após 1 hora desde a última ingestão de um medicamento e são definidas como alérgicas somente caso seja possível comprovar a participação de mecanismo imunológico.[1] A investigação etiológica traz dificuldades pela falta de padronização dos testes cutâneos e indisponibilidade de testes laboratoriais para a maioria das drogas. A provocação oral com a droga suspeita ainda é considerada o padrão-ouro para diagnóstico, porém os testes cutâneos podem ser realizados com as concentrações não irritativas máximas sugeridas pela literatura.[2]

BETA-LACTÂMICOS

Os antibióticos beta-lactâmicos apresentam custo e espectro antimicrobiano variáveis e se caracterizam por compartilhar um anel com esse mesmo nome. Incluem as penicilinas naturais e suas formas semissintéticas (aminopenicilinas), cefalosporinas, carbapenens, cefamicinas, monobactans e inibidores das beta-lactamases. Apresentam ação bactericida por promover citólise e inibir a divisão bacteriana e representam importante indicação para tratamento de infecções gram-positivas e negativas em adultos e crianças. A ação de beta-lactamases produzidas por bactérias resistentes inativa o anel beta-lactâmico. Dessa maneira, a adição de inibidores das beta-lactamases como ácido clavulânico, sulbactam ou tazobactam tem sido uma estratégia para driblar os mecanismos de resistência bacteriana.[3]

Dentre os antibióticos, as penicilinas são a principal causa de alergia relatada entre pacientes, porém sua prevalência real é desconhecida, uma vez que é confirmada em menos de 10% dos casos adequadamente investigados.[4] Devido ao uso crescente de aminopenicilinas nas últimas duas décadas, atualmente, dentre os beta-lactâmicos, as penicilinas semissintéticas, especialmente a amoxicilina, são a principal causa de reações não imediatas, seguidas pelas cefalosporinas.[5]

O rótulo inadequado de alergia a beta-lactâmicos resulta frequentemente em uso desnecessário de antibióticos de amplo espectro, mais caros e menos eficazes, e facilita a emergência de *Clostridium difficile* e de germes resistentes, como *Staphyloccus aureus* meticilinorresistentes e enterococos resistentes à vancomicina.[6]

A estrutura química e o metabolismo de cada beta-lactâmico apresentam peculiaridades que podem refletir em sua reatividade e na formação de seus determinantes antigênicos.

As penicilinas se caracterizam pelo anel beta-lactâmico ligado ao anel tiazolínico e cadeia lateral única na posição 6. Após absorção da penicilina, o anel beta-lactâmico se abre espontaneamente e os haptenos se ligam de modo covalente a proteínas endógenas, formando complexos estáveis como o determinante antigênico maior (benzilpeniciloil- BPO), que corresponde a 95% dos seus metabólitos, e os determinantes menores (benzilpeniloato, benzilpeniciloato), que correspondem a 5% deles. Os epítopos relacionados podem ainda envolver a cadeia lateral ou algum outro novo determinante antigênico. O BPO é responsável pela maioria das reações imediatas e tardias.[7]

As cefalosporinas têm um anel beta-lactâmico ligado a um anel di-hidrotiazínico, além de duas cadeias laterais, a cadeia R1 ligada à posição 3 e a R2 ligada à posição 7. Após absorção, a rápida fragmentação dos anéis beta-lactâmico e di-hidrotiazínico resulta em metabólitos instáveis. Os epítopos das moléculas de cefalosporinas são heterogêneos e envolvem toda a molécula. Os fragmentos do anel beta-lactâmico e a cadeia R1 parecem ser os principais determinantes antigênicos, uma vez que a cadeia R2 se desintegra quando o anel se abre.[8] Entretanto, evidências *in vitro* sugerem a contribuição da cadeia R2 na reatividade cruzada entre as cefalosporinas.[9]

Os carbapenéns apresentam ligação de átomos de carbono em vez do enxofre no anel tiazolínico, enquanto os monobactans não apresentam anéis adicionais ligados ao anel principal.

As reações não imediatas por hipersensibilidade imunológica a beta-lactâmicos se caracterizam por um padrão heterogêneo de manifestações clínicas. Reações por citotoxicidade dependente de anticorpo e reações mediadas por imunocomplexo, como citopenias e vasculites, respectivamente, dos tipos II e III da classificação de Gell e Coombs, ocorrem com menos frequência. Em sua maioria as reações são do tipo IV, mediadas por linfócitos TCD4 e/ou CD8, cujo mecanismo efetor é desencadeado pela ação de citocinas liberadas que definem o padrão inflamatório predominante.

A participação de monócitos/macrófagos, eosinófilos ou neutrófilos caracteriza diferentes tipos de resposta celular, recentemente subclassificadas em tipos IVa, b, c, d e representadas por dermatites de contato, exantema maculopapular, DRESS, espectro da necrólise epidérmica tóxica e pustulose exantemática generalizada aguda, respectivamente.[7]

As manifestações cutâneas são a forma mais frequente de apresentação, e o exantema maculopapular ou morbiliforme é seu principal representante, seguido pela urticária. Reações menos comuns incluem eritema pigmentar fixo, dermatites de contato (exposição ocupacional) e as RCGAD (DRESS, PEGA, SSJ/NET), além de síndrome de *Baboon* e lesões de órgãos específicos como nefrite intersticial, pneumonia intersticial e hepatite.[7]

Embora a investigação de reações não imediatas por testes cutâneos intradérmicos de leitura tardia e testes de contato seja sugerida pelo ENDA, sua sensibilidade é baixa. Padial et al.,[10] em sua série de 22 pacientes com reação não imediata a beta-lactâmicos, identificaram 9% de positividade em testes cutâneos. Hassoun-Kheir et al.[11] descrevem sensibilidade de 33,3% de testes de contato para antibióticos beta-lactâmicos Por isso, exceto em reações graves, quando estão contraindicados, os testes de provocação oral devem ser realizados para comprovação diagnóstica se os testes cutâneos forem negativos.

Esses testes são considerados padrão-ouro para diagnóstico. Após atingir a dose terapêutica, o uso da droga deve ser prolongado por 2 a 10 dias. Borch et al.[12] observaram aumento de sensibilidade de 50% com o uso de provocação por 10 dias em 22 pacientes nos quais a investigação por testes cutâneos e provocação com dose única foi negativa. Mori et al.[13] sugerem o curso de 5 dias da dose plena após provocação oral em crianças com história de reação não imediata à amoxicilina.

A ressensibilização após testes cutâneos e provocação oral com penicilina é descrita, porém em reações não imediatas um segundo teste para reavaliação de hipersensibilidade não se justifica devido à baixa frequência.[12]

A dor e o desconforto desencadeados pela realização dos testes cutâneos em crianças dificultam a investigação diagnóstica nessa faixa etária. Considerando a baixa sensibilidade dos testes e a prevalência da etiologia viral como um frequente fator de confusão, recentemente a *British Society for Allergy and Clinical Immunology* sugeriu a realização de provocação oral sem testes cutâneos prévios em crianças com exantema maculopapular ou urticária tardia sem manifestações sistêmicas.[14,15]

Em reações cutâneas graves, o risco de reativação pela exposição a droga limita a abordagem diagnóstica segura aos testes de contato. Os testes intradérmicos são controversos e realizados apenas em casos selecionados, com valor preditivo negativo ainda não estabelecido. Resultados negativos podem ocorrer em reações por hipersensibilidade não imunológica, pela baixa penetração epicutânea ou pela ausência de cofatores.[16] Os testes de provocação oral estão contraindicados em DRESS, SSJ/NET e PEGA e nas reações citotóxicas e por imunocomplexos.

Os testes *in vitro* para reações não imediatas mediadas por células T não estão comercialmente disponíveis e carecem de padronização. Os beta-lactâmicos são a classe mais estudada, com sensibilidade e especificidade de 58% a 88,8% e 85% a 100%, respectivamente, para ensaios de LTT (*Lymphocyte Transformation Test*), superior à sensibilidade observada em testes cutâneos. Variáveis de acordo com a manifestação clínica, apresentam melhores resultados em eritema maculopapular, eritema pigmentar fixo, PEGA e DRESS do que na SSJ/NET.[17]

Estudos genéticos que relacionam variantes alélicas do HLA e reações adversas revelam associação da flucloxacillina e DILI (*Drug Induced Liver Injury*) e HLA-B57:01 em pacientes caucasianos. O haplótipo HLA-DRB1*15:01-DRB5*01:01-DQB1*06:02 foi identificado em pacientes caucasianos que desenvolveram DILI por amoxicilina/clavulanato.

Estudos de alta resolução evidenciaram a associação com a variante alélica A*02:01 e DQB1*0602. O haplótipo HLA-A2-DRw52 foi relacionado a reações não imediatas a aminopenicilinas em italianos.[16]

Evidências atuais sugerem que reações cruzadas entre beta-lactâmicos são muito menos comuns do que se acreditava previamente e a maioria dos pacientes tolera beta-lactâmicos alternativos de outra classe.[8] Enquanto os determinantes antigênicos das penicilinas são bem caracterizados, os metabólitos gerados pela metabolização das cefalosporinas são heterogêneos e pouco conhecidos.

Em reações mediadas por células T, a sensibilização isolada a cadeia lateral é de ocorrência rara, e, em geral, a molécula inteira ou a estrutura do núcleo e parte da cadeia lateral são reconhecidas.[18] Além do mais, pacientes com alergia à penicilina apresentam um risco aumentado de reação a outros medicamentos, e assim as reações cruzadas devem ser diferenciadas de novas sensibilizações.[19]

Romano et al.[20] descreveram a ausência de reatividade clinicamente significativa em pacientes com hipersensibilidade mediada por células T confirmada por testes cutâneos a penicilinas submetidos a testes cutâneos e a provocação a doses terapêuticas de carbapenens. Tal achado confirma a hipótese de Padovan et al.[21] de que as células T reconhecem a estrutura do anel tiazolínico associado a cadeia lateral que, neste caso, não é compartilhada pelo carbapenem. Shiavino et al.[22] relatam reatividade cruzada entre imipenem-cilastatina e beta-lactâmicos de 5,5% em pacientes com hipersensibilidade tardia mediada por células T.

Buonomo et al.[23] confirmaram, em estudo com metodologia semelhante, a falta de reatividade cruzada entre pacientes com hipersensibilidade mediada por células T a beta-lactâmicos e aztreonam. Apesar disso, a realização prévia de testes intradérmicos de leitura tardia e de contato é sugerida para estabelecer tolerância. Cabe ressaltar que reações cruzadas com a ceftazidima podem ocorrer em virtude da homologia de sua cadeia lateral.

NÃO BETA-LACTÂMICOS

Sulfonamidas

O cotrimoxazol (sulfametoxazol/trimetropim) foi o primeiro antibiótico com emprego clínico no mercado. Sua atuação ocorre pela inibição de etapas sucessivas da síntese de folato pela bactéria. Está indicado no tratamento de infecções respiratórias gastrintestinais e urinárias e para tratamento e prevenção da pneumonia por *Pneumocystis jiroveci*, toxoplasmose e nocardiose em pacientes imunossuprimidos.

Enquanto alergia a trimetropim é rara, o sulfametoxazol representa a segunda causa de reações adversas a antibióticos, depois da penicilina. Entre pacientes hospitalizados, causa reações adversas em 8% dos casos, das quais apenas 3% parecem ser por hipersensibilidade.[24] Na população pediátrica, as reações de hipersensibilidade imunológica ao cotrimoxazol têm incidência de 0,2 a 2,2%.[25] Pacientes infectados pelo HIV podem fazer reação de hipersensibilidade a sulfa em até 60% dos tratamentos.[24]

As reações de hipersensibilidade não imediatas mediadas por linfócitos T são as mais comuns, especialmente o eritema maculopapular não complicado, e estão relacionadas a metabolização do radical arilamina, característico das sulfonamidas antibióticas. Outras reações de hipersensibilidade não imediata são eritema pigmentar fixo, DRESS e SSJ. Em pacientes com reações cutâneas graves como SSJ/NET, as sulfonamidas antibióticas representam uma parcela significativa dentre os medicamentos implicados.[26]

O metabolismo das sulfonamidas antibióticas (sulfametoxazol, sulfadoxina, sulfapiridina) envolve o metabolismo do radical arilamina. No fígado ocorrem a metabolização por N-acetilação (50-70%) em N4-acetilsulfametoxazol (N4-SMX) e oxidação pelas enzimas do citocromo P450 (CYP2C9). A via oxidativa leva à formação de metabólitos intermediários (hidroxilaminas) com posterior oxidação em SMX-NO (sulfametoxazol-nitroso), que, após conjugação às glutationas, são excretados. O SMX-NO é um radical eletrofílico altamente reativo, que quando não conjugado se liga a resíduos de cisteína em proteínas nucleofílicas solúveis ou ligadas a membrana, para formar um imunógeno. Em acetiladores lentos ocorrem um maior estímulo ao metabolismo oxidativo e maior formação de metabólitos intermediários (hidroxilaminas e SMX-NO). Se a capacidade de bloqueio pelas glutationas for excedida, os metabólitos tóxicos podem causar citotoxicidade direta ou sensibilização do sistema imunológico, com consequente reação.[27] Outras vezes, mesmo sem metabolização prévia, o sulfametoxazol pode estimular diretamente os receptores imunológicos por meio da interação farmacológica (conceito *p-i*) com o αβ-TCR ou HLA.[26]

Pichler et al. [28] observaram dois modelos distintos de ativação de *p-i* TCR de clones TCD4 distintos de linfócitos isolados de um mesmo indivíduo. Em um deles a ligação de sulfanilamidas ao CDR2 do TCR Vβ20-1 resultou em alteração alostérica do TCR e aumento de afinidade pelo HLA DRB1*10:01 montado com peptídeos próprios, com reação restrita ao HLA. Em outro a reação ocorreu independentemente do alelo do HLA envolvido. Neste último, a ligação da SMX ocorreu no CDR3 da cadeia/Vα. O radical NH2 da sulfa voltado para a fenda do HLA desencadeou forte reação de hipersensibilidade, enquanto os derivados da sulfa posicionados na direção oposta apresentaram atividade inibitória e não despertaram reação.

Embora associações genéticas com o HLA sejam sugeridas para as reações de hipersensibilidade a sulfonamidas, não há, até o momento, genes do HLA candidatos para predição de reações cutâneas graves ao cotrimoxazol. Foi descrita fraca associação do sulfametoxazol com HLA-B*38 em pacientes europeus com SSJ/NET, com o haplótipo A30-B13-Cw6 em turcos para eritema pigmentar fixo e com HLA-A*29, HLA-B*12 e HLA-DR*7 em pacientes franceses com NET.[29-31]

Kongpan et al.[31] observaram significância estatística para os alelos B*15:02, C*06:02 e C*08:01 em uma série de 43 casos de pacientes com SSJ/NET por sulfametoxazol na Tailândia.

Jennifer et al.[32] avaliaram 91 pacientes imunocompetentes com reações de hipersensibilidade não imediata a sulfonamidas antibióticas por GWAS (*Genome-Wide Association Study*) e não identificaram associações genéticas significativas em população predominantemente caucasiana com erupções não imediatas por cotrimoxazol com ou sem eosinofilia.

As reações de hipersensibilidade a sulfa ocorrem em até 60% dos pacientes com AIDS e em apenas 3% da população geral. O fator do perigo causado pela infecção viral leva à deficiência sistêmica de glutationas,[27] e a diminuição da neutralização de radicais intermediários facilita a haptenização. A interação da SMX pelo conceito *p-i* também aumenta em paralelo à expressão das moléculas do HLA e outras moléculas coestimulatórias, com diminuição do limiar de ativação linfocitária em pacientes com SIDA.[24]

A investigação de pacientes com alergia à sulfa está baseada principalmente na história clínica sugestiva e em testes de provocação, uma vez que não existem testes validados para prática clínica. O preparo de reagentes para a realização de testes laboratoriais ou cutâneos está prejudicado pela possibilidade de múltiplos haptenos relevantes, o que dificulta a confirmação diagnóstica. Por esse motivo os testes cutâneos apresentam baixa sensibilidade, embora sejam específicos, se for utilizada a concentração máxima não irritativa estabelecida para o sulfametoxazol de 0,80 mg/mL para testes intradérmicos.[33]

Em testes de contato podem ser utilizadas concentrações de 10% do princípio ativo em petrolato, porém apresentam sensibilidade menor do que os testes intradérmicos de leitura tardia.[34]

Segundo Neuman et al.[35] em 2000, o LTA (*Lymphocyte Toxicity Assay*) revelou sensibilidade de 98% e especificidade de 89% em pacientes com hipersensibilidade ao sulfametoxazol.[35]

Os testes de provocação estão contraindicados nas reações de hipersensibilidade graves como síndrome de SSJ/NET, DRESS e vasculites. Já em reações de menor gravidade, são sugeridos testes de provocação com a dose terapêutica do medicamento ou em provocação graduada, conforme o tipo e a intensidade da reação.

As sulfonamidas podem ser divididas em antibióticas e não antibióticas, com estruturas químicas e emprego clínico diferentes. Enquanto as sulfonamidas antibióticas (sulfametoxazol, sulfapiridina, sulfadoxina, sulfadiazina) contêm o radical arilamina, as sulfonamidas não antibióticas (diuréticos tiazídicos, de alça, sulfonilureias, inibidores seletivos da ciclo-oxigenase 2, inibidores da anidrase carbônica, agonistas do receptor da 5- hidroxitriptamina) não o contêm, o que torna as reações cruzadas improváveis. Exceção feita à sulfassalazina, que sofre clivagem pela enzima azorredutase no cólon e dá origem aos ácido 5-aminossalicílico, e à sulfapiridina e aos inibidores da protease como amprenavir e fosamprenavir, tipranavir e darunavir, que contêm o radical arilamina na posição N4.[33]

Muito discutido no passado, o risco de reações cruzadas entre os dois grupos foi atribuído ao fato de que pacientes com alergia prévia a qualquer medicamento são mais propensos a uma nova reação. Conforme observação de Strom et al.,[19] o grupo de pacientes alérgicos à penicilina apresentou maior incidência de reação a sulfonamidas não antibióticas do que o grupo com conhecida alergia a sulfonamidas antibióticas.

Embora a reatividade cruzada entre os grupos não seja esperada mediante as diferenças na sua estrutura química, recomenda-se cautela em pacientes com quadro de reações graves e quando há história prévia de reação anterior a pelo menos uma sulfa não antibiótica.[36]

As sulfonas são uma classe distinta das sulfonamidas. A dapsona é seu principal representante e é a única sulfona com uso clínico para tratamento de doenças infecciosas e inflamatórias. A dapsona contém o radical arilamina, e por isso as reações de hipersensibilidade apresentam manifestações clínicas e patogênese semelhantes às da hipersensibilidade a sulfonamidas antibióticas.

Recentemente um estudo de associação genômica identificou a variante alélica do HLA-B*13:01 como forte preditor genético para o desenvolvimento de síndrome de hipersensibilidade à dapsona na população chinesa.[37]

A falta de validação de testes cutâneos e o risco de reações sistêmicas com os testes de provocação levam ao uso de antibiótico alternativo. Entretanto, em pacientes com AIDS a avaliação do risco *versus* benefício para a utilização da sulfa no tratamento de *P. jiroveci* e na profilaxia de toxoplasmose pode justificar a dessensibilização com o medicamento Protocolos curtos ou lentos, dependendo da urgência do início do tratamento e da condição de base do paciente, são utilizados com sucesso em pacientes HIV+. A segurança para aplicação desses protocolos em pacientes não HIV+ ainda não foi estabelecida.[24]

Quinolonas

O ácido nalidíxico foi a primeira quinolona com emprego clínico no mercado na década de 1960. Com uso limitado ao tratamento de infecções urinárias não complicadas, foi seguida, na década de 1970, pela introdução de quinolonas fluoradas com propriedades farmacocinéticas e espectro bacteriano ampliados. A seguir, outras quinolonas foram fabricadas a partir de modificações na estrutura química molécula principal, com ampla atividade e atuação em germes multirresistentes.[38,39]

O número crescente de reações de hipersensibilidade reflete o aumento do seu consumo na última década. São consideradas atualmente o antibiótico não betalactâmico mais envolvido em reações alérgicas a drogas em adultos, com incidência de reações de hipersensibilidade imediatas e não imediatas de 2 a 3 %.[39] A imunorreatividade inerente ao grupo aliada à frequente prescrição como opção terapêutica para pacientes com história de reações prévias a outras drogas podem ser contribuir para esses dados.[40]

Classificadas em gerações (Quadro 15.1), são utilizadas para tratamento de infecções dos tratos genitourinário, gastrintestinal e respiratório, osteomielites e infecções de partes moles, além de micobactérias, incluindo *Mycobacterium tuberculosis, M. fortuitum, M. kansasii* e *M. avium intracellulare.*

As reações não imediatas são menos comuns e representadas especialmente por eritema maculopapular, eritema pigmentar fixo e fotossensibilidade.[41] Segundo *o* EuroSCAR Study, as quinolonas estão associadas a alto risco de e SSJ/NET e PEGA.[42,43] Relatos de casos de pacientes com DRESS têm sido descritos na literatura. Outras reações como citopenias, vasculites, doença do soro, síndrome hemolítico-urêmica, nefrite intersticial, hepatite, pancreatite aguda, linfadenopatia angioimunoblástica, meningite eosinofílica são descritas com menor frequência. Ciprofloxacino, moxifloxacino e levofloxacino são as quinolonas mais frequentemente envolvidas, com incidências variáveis em diferentes estudos.[44]

Os epítopos relevantes podem estar no anel quinolônico comum ou em moléculas adicionadas a sua estrutura básica. Reconhecimento da droga sem metabolismo prévio (conceito *p-i*) e/ou reação a metabólitos intermediários após haptenização são considerados.[39,41] Em pacientes com

Quadro 15.1: Gerações de quinolonas

Geração	Quinolona
Primeira	cinoxacino, ácido nalidíxico,
Segunda	ofloxacino, norfloxacino, ciprofloxacino, enofloxacino, lomefloxacino, pefloxacino
Terceira	levofloxacino, sparfloxacino, moxifloxacino, gatifloxacino
Quarta	gemifloxacino, trovafloxacino, sitafloxacino clinafloxacino, garenoxacino

fotossensibilidade, parece haver um epítopo comum envolvido, o anel piperazinil na posição 7, presente em várias quinolonas, que é reconhecido por células T específicas.[41]

A concentração não irritativa máxima é de difícil obtenção para testes intradérmicos, resultando frequentemente em falsos positivos e falsos negativos.[39] Os testes de contato podem ser aplicados com concentrações não irritativas máximas.[39,44,46] Os resultados falsos negativos podem ser atribuídos a sensibilização a metabólitos intermediários, baixa penetração ou falta de metabolização cutânea.

O padrão-ouro para o diagnóstico é a provocação oral, pois o diagnóstico baseado apenas na história clínica está superestimado pela possibilidade de doenças virais ou o uso de outros medicamentos concomitantes. Seitz et al.[47] realizaram provocação oral em 28 pacientes com história sugestiva de reação não imediata a quinolona com testes de contato negativos, e a confirmação pela provocação oral ocorreu em apenas 2 de 28 pacientes. A investigação completa deve ser realizada sempre que os benefícios superarem os riscos dos procedimentos.

Schmid et al.[39] sugerem padrões diferentes de reatividade cruzada baseados em clones de pacientes com alergia a ciprofloxacino, norfloxacino e moxifloxacino e reatividade específica para uma, duas ou todo o grupo. Embora estudos *in vitro* para reações imediatas e tardias possam superestimar a reatividade cruzada, na prática clínica estas são difíceis de prever. Para reações graves todo o grupo deve ser evitado, enquanto para reações leves a provocação oral está indicada após testes cutâneos negativos.

Em situações nas quais as quinolonas sejam uma opção insubstituível para pacientes com hipersensibilidade prévia detectada por testes cutâneos e/ou provocação, está indicada a dessensibilização. Esta está contraindicada em casos de reações do tipo II ou III e reações graves com acometimento de órgão final com ou sem comprometimento cutâneo.

Macrolídeos

Os macrolídeos são antibióticos primariamente bacteriostáticos. Na década de 1950, a eritromicina emergiu como opção aos beta-lactâmicos para tratamento de infecções por cocos gram-positivos, com espectro ampliado para bactérias atípicas como *Mycoplasma*, *Chlamydia*, *Legionella* e *Helicobacter*. A introdução de novos membros como a claritromicina e azitromicina melhorou o perfil de efeitos colaterais, esquema posológico e espectro antimicrobiano, abrangendo *Haemophylus*, *Moraxella* e *Neisseria*, além da ação adicional da claritromicina contra micobactérias quando combinadas a outras drogas.[48] Atualmente são categorizadas em quatro classes de acordo com o número de átomos de carbono no anel de lactona (Quadro 15.2).

Reações de hipersensibilidade imunológica ocorrem em 0,4 a 3% dos pacientes tratados.[48] Em crianças, são causa suspeita de hipersensibilidade em 0,07 a 0,7% das crianças.[33] As reações por hipersensibilidade não imediatas são em geral leves e tardias, representadas principalmente por erupção maculopapular e urticária com ou sem angioedema, enquanto eritema pigmentar fixo, dermatite esfoliativa ou reações cutâneas graves como DRESS, SSJ ou PEGA são menos comuns.[48,49,50]

Quadro 15.2: Classes de macrolídeos

Nº de carbonos (anel de lactona)	Macrolídeos
12C	metimicina, picromicina
14C	eritromicina, troleandomicina, roxitromicina, claritromicina, telitromicina
15C	azitromicina
16C	espiramicina, josamicina, midecamicina

Concentrações não irritativas máximas para testes cutâneos são sugeridas para os principais membros da classe.[48] Empedrad et al.[51] encontraram concentrações não irritativas máximas para o teste intradérmico com eritromicina (0,05 mg/mL) e azitromicina (0,01 mg/mL), enquanto Mori et al.[52] descrevem boa sensibilidade (75%) e especificidade (90%) com a concentração de 0,5 mg/mL em testes ID com a claritromicina. A concentração sugerida para testes de contato varia entre 5 a 10%, com resultados variáveis. Segundo Demoly et al.,[48] a sensibilidade dos testes cutâneos em adultos é baixa em diversos estudos (25 a 50%). Quando submetidos a testes de provocação oral, somente 2,7 a 17% dos adultos e 12% das crianças podem ser confirmados.[33]

As reações cruzadas são improváveis, porém descritas.[29] Questiona-se a reação cruzada com macrolídeo não antibiótico. Dessensibilização está indicada em casos selecionados.[48]

Tetraciclinas

As tetraciclinas são antibióticos primariamente bacteriostáticos, que compartilham um núcleo policíclico básico formado por quatro anéis de hidrocarbono condensados ligados a diferentes cadeias laterais, com amplo espectro de ação sobre bactérias gram-positivas e negativas, além de alguns protozoários e fungos. O grupo é composto pelas formas naturais, como a tetraciclina, a clortetraciclina, a oxitetraciclina e a declociclina, e pelas semissintéticas, como a doxiciclina e a minociclina.[34]

Seu uso é restrito em crianças e gestantes, pois as tetraciclinas atravessam a barreira placentária e formam complexo estável com o cálcio dos ossos e dentes, podendo causar alteração do crescimento ósseo, descoloração e hipoplasia do esmalte dentário.

As reações de hipersensibilidade imunológica, imediatas ou não, são incomuns. O eritema pigmentar fixo é a forma de apresentação mais comum, e fotossensibilidade é bem conhecida.[33] Reações graves como SSJ/NET e DRESS podem ocorrer.[42] Especialmente a minociclina está relacionada a casos de erupção cutânea , com eosinofilia e sintomas sistêmicos.[53]

A abordagem diagnóstica das reações não imediatas inclui testes cutâneos intradérmicos de leitura tardia e de contato com concentrações não irritativas máximas sugeridas pela literatura: de 2 mg/mL e 5% em petrolato, respectivamente.[34] Para confirmação de reações de fotossensibilidade (fotoalergia), realiza-se o fototeste com irradiação com lâmpada UVA (10 jls/cm^2).[54]

As reações cruzadas são imprevisíveis e podem envolver o esqueleto comum ao grupo ou as cadeias laterais.[34]

Glicopeptídeos

Os glicopeptídeos são antibióticos bactericidas com mecanismo de ação múltiplo e inibição da síntese da parede bacteriana. Representados pela vancomicina e pela teicoplanina, são utilizados para o tratamento de pacientes cirúrgicos ou hospitalizados com infecções graves ou resistentes por germes gram-positivos e conhecida hipersensibilidade a beta-lactâmicos.[34] Em pacientes internados, seu uso tem aumentado dramaticamente em todo o mundo, em paralelo ao aumento da prevalência de infecção por *Staphylococcus aureus* meticilinorresistentes intra-hospitalar e de comunidade. A vancomicina é responsável pela maioria das reações, enquanto hipersensibilidade à teicoplanina é incomum.

As reações de hipersensibilidade imunológica não imediatas são menos frequentes do que as imediatas. Podem ocorrer reações do tipo II com citotoxicidade dependente de anticorpos, vasculites e reações órgão-específicas, como nefrite intersticial, exantema maculopapular, eritema pigmentar fixo, SSJ/NET, erupção com eosinofilia e sintomas sistêmicos e PEGA.[34] Dermatose por IgA linear também tem sido relacionada ao tratamento com vancomicina. O diagnóstico diferencial com SSJ/NET pode ser desafiador, com inúmeros casos descritos na literatura.

Em revisão sistemática, Minhas et al.[55] descreveram a predominância de reações não imediatas. A dermatose por IgA linear representou o principal tipo de reação de hipersensibilidade imunológica não imediata e foi identificada em 48%, seguida pelo DRESS em 23%, nefrite intersticial aguda em 11% e SSJ/NET em 8% dos casos. Kimberly et al. [56] ressaltam em seu estudo a importância da vancomicina dentre as causas de DRESS em pacientes internados.

O teste intradérmico (0,005 mg/mL) pode ser realizado para confirmação diagnóstica em exantema maculopapular sem envolvimento de órgãos. Para SSJ/NET, DRESS, PEGA e eritema pigmentar fixo, testes de contato positivos em concentrações de 0,005 a 5 % têm sido descritos na literatura.[34] Testes *in vivo* e *in vitro* não são validados.

A teicoplanina pode ser uma alternativa para pacientes com hipersensibilidade à vancomicina, contudo reações cruzadas são imprevisíveis.[57]

Aminoglicosídeos

Os aminoglicosídeos são utilizados para tratamento de infecções por aeróbios, bactérias gram-negativas e algumas micobactérias, incluindo *Mycobacterium tuberculosis*.[34] Apresentam um anel básico essencial (aminociclitol) e estão divididos em dois grupos: as estreptidinas têm como principal representante a estreptomicina, e as desoxiestreptadinas têm entre seus membros a canamicina, a amicacina, a gentamicina, a tobramicina e a neomicina.

As reações não imediatas mais comuns são as dermatites de contato, e a neomicina é a droga mais sensibilizante. Os pacientes em uso crônico de medicamentos tópicos são o principal grupo de risco, uma vez que a neomicina, a gentamicina e a tobramicina são componentes habituais de pomadas e colírios.[58] Em pacientes sensibilizados pela via tópica, o uso parenteral pode levar a dermatite sistêmica. Outras reações não imediatas incluem exantema maculopapular, urticária, dermatite esfoliativa e reações graves como DRESS e SSJ/NET.[34]

A investigação diagnóstica pode ser realizada por testes cutâneos. Concentrações não irritativas máximas para testes intradérmicos (4 mg/mL) são sugeridas para gentamicina. A estreptomicina foi relacionada a reação anafilática após testes de puntura, por isso concentrações crescentes, de 0,1 a 1 ng /mL até 20 mg/mL, são recomendadas.[33] Concentrações de 20% para neomicina e gentamicina e para tobramicina e de 1% em petrolato para estreptomicina são sugeridas para testes de contato.[34]

Podem ocorrer reações cruzadas entre os aminoglicosídeos. Entre membros do grupo da desoxiestreptadinas ocorrem em 50% dos casos, enquanto com o grupo da estreptidina são menos comuns, com incidência entre 1 e 5 %.[59] Via de regra, todo o grupo deve ser evitado. Grupos de risco como pacientes com fibrose cística podem se beneficiar com a dessensibilização, desde que reações cutâneas graves como DRESS, SSJ/NET tenham sido descartadas.

Clindamicina

A clindamicina é um antibiótico semissintético derivado da lincosamida utilizado como opção para tratamento e profilaxia de pacientes com conhecida hipersensibilidade a outros antibióticos. Inibe a síntese bacteriana e apresenta efeito bacteriostático com amplo espectro de ação contra bactérias gram- positivas e anaeróbias, além de alguns protozoários (*Toxoplasma gondii, Plasmodium falciparum, Babesia spp.*) e fungos (*Pneumocystis jiroveci*).[60]

As reações cutâneas adversas são consideradas raras e ocorrem em < 1 a 10,5% dos pacientes tratados.[60] As reações não imediatas são as mais frequentes, principalmente a erupção maculopapular, porém eritema pigmentar fixo, SDRIFE e reações cutâneas graves como SSJ/NET, DRESS e PEGA podem ocorrer.[34] Segundo revisão de Pereira et al.,[61] casos de dermatite de contato com o uso de clindamicina tópica em creme para tratamento de acne e infecção vaginal são excepcionais, apesar do amplo uso.

A investigação diagnóstica de pacientes com suspeita de reação á clindamicina pode ser realizada com as concentrações sugeridas na literatura: 150 mg/mL e 15 mg/mL para testes de puntura e intradérmicos, respectivamente, e para testes de contato 20% em petrolato.[59,63]

Embora Notman et al.[62] tenham obtido um valor preditivo negativo de 68% para testes de puntura e intradérmicos, a sensibilidade para testes de contato tem revelado resultados variáveis: Seitz et al.[62] descrevem testes de contato positivos em 15% (5/33), Pereira et al.,[61] em 30% (9/30), e Lammintausta et al.,[63] em 19% (12/63), para reações cutâneas não imediatas. Uma vez que os testes cutâneos são seguros e não invasivos, eles devem ser realizados antes de ser considerada a provocação oral com clindamicina em casos de reação não imediata.

Por fim, os testes cutâneos para investigação de antibióticos não beta-lactâmicos apresentam baixa sensibilidade e valor preditivo negativo desconhecido, mesmo considerando as concentrações não irritativas máximas já estabelecidas (Quadro 15.3). A provocação oral permanece o padrão-ouro para diagnóstico, após exclusão das reações graves e avaliação do risco × benefício individual.

Quadro 15.3: Concentrações não irritativas máximas para testes cutâneos

Antibióticos	Sol. mãe	Puntura	Intradérmico	Contato (%)
BZP[9]	5 × 10^6 U	1/10^4 U	1/10^4 U	NA
AMX/CVL[9]	20 mg/mL	20 mg/mL	20 mg/mL	30
Ampicilina[9]	20 mg/mL	20 mg/mL	20 mg/mL	30
Cefalosporina[9]	2 mg/mL	2 mg/mL	2 mg/mL	30
Clotrimoxazol[46]	80 mg/mL	80 mg/mL	0,8 mg/mL	30
Ciprofloxacino[46]	2 mg/mL	NA	0,006 mg/mL	30
Levofloxacino[46]	25 mg/mL	5 (1/5) mg/mL	0,025 mg/mL	30
Azitromicina[46]	100 mg/mL	100 mg/mL	0,01 mg/mL	30
Eritromicina[34]	10-50 mg/mL	10-50 mg/mL	0,01-0,05 mg/mL	5-10
Claritromicina[34]	50 mg/mL	50 mg/mL	0,05-0,5 mg/mL	5-10
Tobramicina[34]	40 mg/mL	40 mg/mL	4 mg/mL	1
Gentamicina[34]	40 mg/mL	40 mg/mL	4 mg/mL	20
Doxiciclina[46]	20 mg/mL	20 mg/mL	2 mg/mL	30
Clindamicina[46]	150 mg/mL	150 mg/mL	15 mg/mL	30
Vancomicina[34]	50 mg/mL	50 mg/mL	0,005 mg/mL	até 5

BZP: benzilpenicilina; AMX/CVL: amoxicilina/clavulanato.

REFERÊNCIAS BIBLIOGRÁFICAS

1. Demoly P, Adkinson NF, Brockow K, Castells M, Chiriac AM, Greenberger PA, et al. International Consensus on Drug Allergy. Allergy Eur J Allergy Clin Immunol. 2014;69(4):420-37.
2. Romano A, Warrington R. Antibiotic allergy. Immunol Allergy Clin North Am. 2014;34(3):489-506.
3. Chang C, Mahmood MM, Teuber SS, Gershwin ME. Overview of penicillin allergy. Clin Rev Allergy Immunol. 2012;43(1-2):84-97.
4. Feldman M, Faaaai DAK. Persistence of penicillin allergy label despite documented tolerance. J Allergy Clin Immunol [Internet]. Elsevier Ltd; 133(2):AB267. Disponível em: http://dx.doi.org/10.1016/j.jaci.2013.12.945
5. Macy E. Penicillin and beta-lactam allergy: epidemiology and diagnosis. Curr Allergy Asthma Rep. 2014;14(11):1-7.
6. Macy E, Contreras R. Health care use and serious infection prevalence associated with penicillin "allergy" in hospitalized patients: A cohort study. J Allergy Clin Immunol. 2014 ;133(3):790-6.

7. Mirakian R, Leech SC, Krishna MT, Richter AG, Huber PAJ, Farooque S, et al. Management of allergy to penicillins and other beta-lactams. Clin Exp Allergy. 2015;45:300-27.
8. Lee QU. Use of cephalosporins in patients with immediate penicillin hypersensitivity: Cross-reactivity revisited. Hong Kong Med J. 2014;20(5):428-36.
9. Blanca M, Romano A, Torres MJ, Mayorga C, Rodriguez J, Demoly P, et al. Update on the evaluation of hypersensitivity reactions to betalactams. Allergy. 2009;(3):183-93.
10. Padial A, Antunez C, Blanca-Lopez N, Fernandez TD, Cornejo-Garcia JA, Mayorga C, et al. Non-immediate reactions to β-lactams: Diagnostic value of skin testing and drug provocation test. Clin Exp Allergy. 2008;38(5):822-8.
11. Hassoun-kheir N, Bergman R, Weltfriend S. The use of patch tests in the diagnosis of delayed hypersensitivity drug eruptions. Int J Dermatol. 2016;55(11):1219-1224.
12. Borch J.E, Bindslev-Jensen. Full-course drug challenge test in the diagnosis of delayed allergic reactions to penicillin. Int Arch Allergy Immunol. 2011;155(3):271-4.
13. Mori F, Cianferoni A, Barni S, Pucci N. Amoxicillin Allergy in Children: Five-day drug provocation test in the diagnosis of nonimmediate reactions. J Allergy Clin Immunol Pract. 2015;3(3):375-80.
14. Caubet JC, Eigenmann P. An update on the management of antibiotic allergy in children. Curr Allergy Clin Immunol 2013;26:108-112.
15. Gomes ER, Brockow K, Kuyucu S, Saretta F, Mori F, Ott H. Drug hypersensitivity in children: report from the pediatric task force of the EAACI Drug Allergy Interest Group Allergy. 2016;71:149-61.
16. Mirakian R, Ewan PW, Durham SR, Youlten LJ, Dugué P, Friedmann PS, et al. BSACI guidelines for the management of drug allergy. Clin Exp Allergy. 2009;39(1):43-61.
17. Mayorga C, Celik G, Rouzaire P, Whitaker P, Bonadonna P, Brockow K, et al. In vitro tests for drug hypersensitivity reactions: an ENDA/EAACI Drug Allergy Interest Group position paper. Allergy. 2016;71:1103-34.
18. Depta JPH, Pichler W. Cross-reactivity with drugs at the T cell level. Curr Opin Allergy Clin Immunol. 2003;3:261-7.
19. Strom BL, Schinnar R, Apter AJ, Margolis DJ, Lautenbach E, Hennessy S, et al. Absence of cross-reactivity between sulfonamide antibiotics and sulfonamide nonantibiotics. N Engl J Med. 2003;349(17):1628-35.
20. Romano A, Gaeta F, Valluzzi RL, Alonzi C, Maggioletti M, Zaffiro A, et al. Absence of cross-reactivity to carbapenems in patients with delayed hypersensitivity to penicillins. Allergy. 2013;68:1618-21.
21. Padovan E, Mauri-Hellweg D, Pichler WJ, Weltzien HU. T cell recognition of penicillin G: structural features determining antigenic specificity. Eur J Immunol. 1996;26:42-8.
22. Schiavino D, Nucera E, Decinti M, Pascolini L, Altomonte G, Buonomo A, et al. Original article cross-reactivity and tolerability of imipenem in patients with delayed-type, cell-mediated hypersensitivity to β-lactams. Allergy. 2009;64(10):1644-8.
23. Buonomo E, Nucera A, De Pasquale T, Pecora V. Lombardo V, Colagiovanni A, Sabato V. Tolerability of aztreonam in patients with cell-mediated allergy to β-lactams. Int Arch Allergy Immunol. 2011;155:155-9.
24. Slatore CG, Tilles SA. Sulfonamide hypersensitivity. Immunol Allergy Clin North Am. 2004;24(3):477-90.
25. Gomes ER, Brockow K, Kuyucu S, Saretta F, Mori F, Ott H. Drug hypersensitivity in children : report from the pediatric task force of the EAACI Drug Allergy Interest Group. Allergy, 2016;71:149-61.
26. Schnyder B, Pichler WJ. Allergy to sulfonamides. J Allergy Clin Immunol. 2013;131(1):256-257.
27. Van der Ven AJ1, Koopmans PP, Vree TB, van der Meer JW. Adverse reactions to co-trimoxazole in HIV infection. Lancet. 1991;17:338(8764):431-3.
28. Pichler WJ, Adam J, Watkins S, Wuillemin N, Yun J, Yerly D. Drug hypersensitivity: how drugs stimulate T cells via pharmacological interaction with immune receptors. Int Arch Allergy Immunol. 2015;168(1):13-24.
29. Lonjou C, Borot N, Sekula P, Ledger N, Thomas L, Halevy S, et al. A European study of HLA-B in Stevens-Johnson syndrome and toxic epidermal necrolysis related to five high-risk drugs. Pharmacogenet Genomics. 2008;18(2):99-107.
30. Özkaya-Bayazit E, Akar U. Fixed drug eruption induced by trimethoprim-sulfamethoxazole: Evidence for a link to HLA-A30 B13 Cw6 haplotype. J Am Acad Dermatol. 2001;45(5):712-7.
31. Kongpan T, Mahasirimongkol S, Konyoung P, Kanjanawart S, Chumworathayi P, Wichukchinda N, et al. Candidate HLA genes for prediction of co-trimoxazole-induced severe cutaneous reactions. Pharmacogenet Genomics. 2015;402-11.
32. Reinhart JM, Motsinger-reif A, Dickey A, Yale S. Genome-wide association study in immunocompetent patients with delayed hypersensitivity to sulfonamide antimicrobials. PLoS One. 2016;11(6).
33. Kuyucu S, Mori F, Atanaskovic-Markovic M, Caubet J-C, Terreehorst I, Gomes E, et al. Hypersensitivity reactions to non-betalactam antibiotics in children: an extensive review. Pediatr Allergy Immunol. 2014;25(6):534-43.
34. Sanchez-Borges M, Thong B, Blanca M, Ensina LFC, González-Díaz S, Greenberger PA, et al. Hypersensitivity reactions to non beta-lactam antimicrobial agents, a statement of the WAO Special Committee on Drug Allergy. World Allergy Organ J. 2013;6(1):18.

35. Neuman MG, Malkiewicz IM, Shear NH. A novel lymphocyte toxicity assay to assess drug hypersensitivity syndromes. Clin Biochem. 2000;33(7):517-24.
36. Ponka D. Approach to managing patients with sulfa allergy: Use of antibiotic and nonantibiotic sulfonamides. Can Fam Physician. 2006;52(11):1434-8.
37. Zhang F-R, Liu H, Irwanto A, Fu X A., Li Y, Yu G-Q, et al. HLA-B*13:01\n and the dapsone hypersensitivity syndrome. N Engl J Med. 2013;369(17):1620-8.
38. Bisacchi GS. Origins of the quinolone class of antibacterials: an expanded "discovery story." J Med Chem. 2015;58(12):4874-82.
39. Schmid DA, Depta JPH, Pichler WJ. T cell-mediated hypersensitivity to quinolones: mechanisms and cross reactivity. Clin Exp Allergy. 2006;36(1):59-69.
40. Blanca-López N, Ariza A, Doña I, Mayorga C, Montañez MI, Garcia-Campos J, et al. Hypersensitivity reactions to fluoroquinolones: analysis of the factors involved. Clin Exp Allergy. 2013;43(5):560-7.
41. Blanca-López N, Andreu I, Torres Jaén MJ. Hypersensitivity reactions to quinolones. Curr Opin Allergy Clin Immunol. 2011;11(4):285-91.
42. Mockenhaupt M, Viboud C, Dunant A, Naldi L, Halevy S, Bavinck J, et al. Stevens–Johnson Syndrome and toxic epidermal necrolysis: assessment of medication risks with emphasis on recently marketed drugs. The EuroSCAR-Study. J Invest Dermatol. 2007;128(1):35-44.
43. Sidoroff A, Dunant A, Viboud C, Halevy S, Bavinck JNB, Naldi L, et al. Risk factors for acute generalized exanthematous pustulosis (AGEP)-results of a multinational case-control study (EuroSCAR). Br J Dermatol. 2007;157(5):989-96.
44. Neuman MG, Cohen LB, Nanau RM. Quinolones-induced hypersensitivity reactions. Clin Biochem. 2015;48(10–11):716-39.
45. Pichler WJ. Drug hypersensitivity reactions: Classification and relationship to T-cell activation. Drug Hypersensitivity Karger, Basel. 2007. p168-189.
46. Brajon D, Menetre S, Waton J, Poreaux C, Barbaud A. Non-irritant concentrations and amounts of active ingredient in drug patch tests. Contact Dermatitis. 2014;71(3):170-5.
47. Seitz CS, Br EB, Seitz CS, Bröcker EB, Trautmann A. Diagnostic testing in suspected fluoroquinolone hypersensitivity. Clin Exp Allergy. 2009;39:1738–45.
48. Araújo L, Demoly P. Macrolides Allergy. Curr Pharm Des. 2008;2840-62.
49. Report C, Dermatitis C. Contact points. 2005;114-22.
50. Ferrándiz-Pulido C1, García-Fernández D, Domínguez-Sampedro P Garcia-Patos V. Stevens-Johnson syndrome and toxic epidermal necrolysis in children: a review of the experience with paediatric patients in a University Hospital. J Eur Acad Dermatol Venereol. 2011;25(10):1153-9.
51. Empedrad R, Darter AL, Earl HS, Gruchalla RS. Nonirritating intradermal skin test concentrations for commonly prescribed antibiotics. J Allergy Clin Immunol. 2003;112(3):629-30.
52. Mori F, Barni S, Pucci N, Rossi E, Azzari C, de Martino M, et al. Sensitivity and specificity of skin tests in the diagnosis of clarithromycin allergy. Ann Allergy Asthma Immunol. 2010;104(5):417-9.
53. Kanno K, Sakai H, Yamada Y, Iizuka H. Drug-induced hypersensitivity syndrome due to minocycline complicated by severe myocarditis. J Dermatol. 2014;41(2):160-2.
54. Bruynzeel DP, Ferguson J, Andersen K, Gonçalo M, English J, Goossens A, et al. Photopatch testing: a consensus methodology for Europe. J Eur Acad Dermatol Venereol. 2004;18(6):679-82.
55. Minhas JS, Wickner PG, Long AA, Banerji A, Blumenthal KG. Immune-mediated reactions to vancomycin. A systematic case review and analysis. Ann Allergy Asthma Immunol 2016;116(6):544-53.
56. Blumenthal KG, Patil SU, Long AA. The importance of vancomycin in drug rash with eosinophilia and systemic symptoms (DRESS) syndrome. Allergy Asthma Proc. 2012;33:165-71.
57. Yang L, Bs AZ, Wang D, Ke H, Cheng Q, Wang C. Case report Stevens- Johnson syndrome induced by the cross--reactivity between teicoplanin and vancomycin. J Clin Pharm Ther. 2014;39:442-5.
58. Liippo, Jussi LK. Positive patch test reactions to gentamicin show sensitization to aminoglycosides from topical therapies, bone cements, and from systemic medication. Contact Dermatitis. 2008;59:268-72.
59. Romano A, Caubet J-C. Antibiotic allergies in children and adults: from clinical symptoms to skin testing diagnosis. J Allergy Clin Immunol Pract. 2014;2(1):3-12.
60. Notman MJ, Phillips EJ, Knowles SR, Weber EA, Shear NH. Clindamycin skin testing has limited diagnostic potential. Contact Dermatitis. 2005;53:335-8.
61. Pereira N, Canelas MM, Santiago F, Brites MM. Value of patch tests in clindamycin-related drug eruptions. Contact Dermatitis. 2011;65:202-7.
62. Seitz CS, Bröcker EB, Trautmann A. Allergy diagnostic testing in clindamycin-induced skin reactions. Int Arch Allergy Immunol. 2009;149(3):246-50.
63. Lammintausta K, Tokola R, Kalimo K. Contact dermatitis and allergy cutaneous adverse reactions to clindamycin : results of skin tests and oral exposure. Br J Dermatol. 2002;146:643–8.

capítulo 16

Anafilaxia perioperatória

• Emília Faria

INTRODUÇÃO

A anafilaxia é uma manifestação rara no perioperatório cirúrgico sob anestesia geral, mas temível por poder comprometer o equilíbrio hemodinâmico e cardiovascular, complicar ou interditar a intervenção cirúrgica. Estima-se que a anafilaxia no perioperatório (APO) seja a causa de morte em 3 a 9% dos casos, mesmo quando a reação é rápida e adequadamente tratada.

Considera-se reação anafilática quando existe uma reação de hipersensibilidade (RHS) sistêmica aguda grave, com envolvimento simultâneo de dois ou mais órgãos particularmente a pele, vias respiratórias, aparelho gastrintestinal e/ou sistema cardiovascular.[1,2]

Os agentes anestésicos são uma causa importante de anafilaxia a fármacos. Foi recentemente realizado um estudo sobre os agentes causais de anafilaxia a fármacos reportados aos Serviços de Imunoalergologia em Portugal durante um período de 4 anos. Nesse estudo, que incluiu 313 doentes, os anestésicos gerais foram a terceira causa de anafilaxia a fármacos em adultos (6,1%), sendo superados pelos anti-inflamatórios não esteroides (AINEs) (48%) e antibióticos (36%).[3] Também Aun et al. observaram que os AINEs, foram os agentes mais frequentemente envolvidos na anafilaxia a fármacos (76%), particularmente diprinona e diclofenaco.[4]

A incidência de APO é variável em diferentes países e situa-se entre 1/3.500 a 1/20.000 dos procedimentos anestésicos.[5] A maioria das publicações refere-se à incidência de anafilaxia na França, Austrália, Noruega, Espanha e EUA. Na França, onde o registro nacional se efetua de maneira sistemática desde 1985, calcula-se que ocorra 1 caso de anafilaxia em 13.000 anestesias gerais.[5,6] O Grupo de Alergia a Fármacos do Hospital das Clinicas da FMUSP, Brasil, iniciou nos últimos anos um estudo prospectivo das RHS intraoperatórias. Os resultados preliminares revelam que no período de 1 ano foram realizadas 21.000 cirurgias e registrados 60 casos de RHS imediatas intraoperatórias com incidência de APO de 7 em 10.000 anestesias.[7]

Qualquer fármaco pode ser uma causa potencial de APO. A administração simultânea de fármacos, hemoderivados e outros agentes torna a investigação desses casos um desafio para o clínico (Quadro 16.1). Na maioria dos estudos epidemiológicos os relaxantes neuromusculares (RNM) são os principais indutores de anafilaxia.[5,6] Na França, em 2.516 doentes o diagnóstico de reação mediada por IgE foi confirmado em 73,2%, na maioria do sexo feminino, e os agentes mais frequentemente envolvidos foram os RNM (58%), seguidos do látex (19,6%) e dos antibióticos (12,9%).[6,8] Parecem existir, no entanto, diferenças de risco relativo de anafilaxia a diferentes agentes anestésicos em diferentes populações. Enquanto na Europa os RNM, antibióticos, látex e clorexidina são os agentes mais envolvidos,[5,6] nos EUA os antibióticos foram a principal causa de APO (59%), seguidos dos RNM (23%) e do látex (18%).[9] Em Portugal, foi efetuado um estudo retrospectivo dos doentes com suspeita de reações adversas no perioperatório observados na Consulta de Alergia a Fármacos no Centro Hospital e Universitário de Coimbra, entre 1994 e 2005, e os RNM foram os agentes mais frequentemente envolvidos em quadros de anafilaxia (62,5%), seguidos do látex (18,7%) e antibióticos (6,3%).[10]

As porcentagens de reações imputadas a distintos fármacos têm-se modificado ao longo dos anos. Os estudos epidemiológicos prospectivos publicados mostram, nos últimos anos, uma diminuição da anafilaxia atribuída ao látex e aumento dos casos reportados de anafilaxia à clorexidina e corantes.

Não estão descritas reações adversas aos anestésicos inalatórios, apesar do seu uso generalizado, sendo raros os de anafilaxia imputados aos benzodiazepínicos, à atropina, à protamina ou à gelatina.[5,6]

Quadro 16.1: Principais fármacos e outros agentes utilizados na anestesia geral

Benzodiazepínicos	Diazepam, Midazolam e Lorazepam
Hipnóticos	Não Barbitúricos: Propofol, Etomidato, Cetamina e Midazolam Barbitúricos: Tiopental e Meto-hexital
Relaxantes Neuromusculares	Vecurônio, Rocurônio, Pancurônio, Cis-atracúrio, Atracúrio, Mivacúrio, Alcurônio, Galamina, Pipecurônio e Rapacurônio.
Anestésicos Inalatórios	Sevoflurano, Desflurano, Isoflurano, Halotano e Protóxido de Azoto
Anestésicos Locais	Lidocaina, Bupivacaína, Levobupivacaína, Ropivacaína e Mepivacaína
Analgésicos Opioides	Narcóticos: Morfina, Petidina e Codeína. Sintéticos: Fentanil, Sufentanil, Alfentanil, Remifentanil e Meperidina.
Inibidores das Colinesterases	Neostigmina, Piridostigmina e Fisostigmina
Anticolinérgicos	Atropina, Escopolamina e Glicopirolato
Aminas	Dopamina e Noradrenalina
Outros Analgésicos e AINEs	Metamizol, Dipirona, Diclofenaco e Paracetamol
Corantes	Fluoresceina, Azul patente e Azul de metileno
Antissépticos e Desinfetantes	Clorexidina e Iodo povidona
Outros Agentes	Papaína, Heparina, Gelatina coloidal, Óxido de etileno

Neste capítulo, serão abordados os principais aspectos do conhecimento atual sobre APO, destacando-se as manifestações clinicas e fatores de risco, principais agentes anestésicos envolvidos, algoritmo diagnóstico e medidas preventivas e ainda alguns aspectos particulares em idade pediátrica, no asmático e na anestesia de urgência.

MECANISMOS

Entre 60 e 70% das APO são reações alérgicas mediadas por anticorpos IgE contra o agente farmacológico, o metabólito ou o excipiente.[11] No entanto, reações imunológicas com sintomatologia semelhante podem ser mediadas por mecanismos não imunológicos anteriormente designadas reações "anafilactoides" ou, de acordo com o consenso recentemente publicado pela World Allergy Organization (WAO), por "anafilaxia não imunológica".[2]

As reações mediadas por IgE são potencialmente mais graves. Na França, estima-se que entre 30 e 60% dos casos de APO sejam reações mediadas por IgE, com uma mortalidade entre 3,5 e 10%.[8]

A maioria das reações anafiláticas aos RNM é mediada por anticorpos IgE contra epítopos dos íons amônio terciários e quaternários ou relacionadas com estimulação celular direta e libertação de histamina.

As reações alérgicas podem ser mediadas por anticorpos IgG, como é exemplo IgG contra as macromoléculas de dextrano, que produzem imunocomplexos com o antígeno e ativam o sistema do complemento.

Os exatos mecanismos nas RHS não imunológicas não estão definidos, mas podem representar até 50% dos casos aos RNM. Poderão ser o resultado de uma estimulação farmacológica direta sobre os mastócitos e basófilos causando liberação direta de mediadores, como ocorre por exemplo com a morfina e derivados.[5]

DIAGNÓSTICO

A investigação do agente etiológico da APO deve basear-se numa história clinica exaustiva, no nível de triptase sérica e na resposta à terapêutica após a reação. Os testes cutâneos e testes *in vitro* deverão ser efetuados em função de cada caso clínico e são a base do diagnóstico. No caso de confirmação do agente etiológico, é essencial investigar alternativas seguras.

Manifestações clínicas

O diagnóstico clinico de anafilaxia na anestesia baseia-se na avaliação pormenorizada das circunstâncias em que ocorreu a reação, na identificação dos agentes anestésicos administrados antes, durante e após o procedimento anestésico, na relação temporal entre a administração dos fármacos e a reação e na identificação de eventuais fatores de risco. A diversidade dos agentes envolvidos na cirurgia (Quadro 16.1), a presença de variáveis como doença associada, a terapêutica de base e complicações cirúrgicas podem influenciar as manifestações clínicas.

A ausência de um registro clínico sistemático no perioperatório vai dificultar a identificação dos agentes anestésicos ou outros produtos a que o doente foi exposto e que podem comprometer a investigação da causa da APO.

A gravidade da anafilaxia é variável e pode ser classificada de graus I a IV segundo a escala de gravidade de Ring e Messmer.[1]

A APO pode ocorrer de modo imprevisível em qualquer momento da cirurgia, na maioria dos casos é imediata e ocorre minutos após a indução anestésica e segundos ou minutos após a administração de RNM ou antibióticos. Se os sintomas ocorrem após a primeira hora deveremos suspeitar de alergia ao látex, expansores do plasma, corantes ou outros.[5] Os casos mais raros de RHS retardada estão, em geral, associados aos anestésicos locais, heparina, antibióticos, produtos de contraste iodados ou antissépticos.[11]

Na anafilaxia a fármacos, é característico existir predomínio de sintomatologia cutânea, associada frequentemente a sintomas cardiovasculares, respiratórios e/ou gastrintestinais. As RHS mediadas por IgE são em geral imediatas e mais graves, com maior compromisso dos sistemas cardiovascular e respiratório, enquanto as RHS não mediadas por IgE são em regra mais ligeiras e nelas predominam os sintomas cutâneos [5,8]. No entanto, a ausência de sintomas mucocutâneos não exclui anafilaxia, e deve ser salientada a importância da valorização precoce de outros sintomas extracutâneos no diagnóstico clínico.[2,5] A anafilaxia pode manifestar-se apenas com um sintoma isolado (p. ex.: broncoespasmo ou taquicardia com hipotensão), o que pode atrasar o diagnóstico e ser fatal, como é o caso da ocorrência de um episódio de isquemia do miocárdio, designado síndrome de Kounis. Na geriatria, observa-se maior frequência de sintomas cardiovasculares com início súbito. A evolução da anafilaxia é particularmente grave em doentes asmáticos.

Testes cutâneos e testes *in vitro*

A confirmação da suspeita clínica fundamenta-se na avaliação dos resultados dos testes cutâneos, que devem ser realizados entre a 4ª e a 6ª semana após a reação. Dos testes *in vitro*, destacam-se: a dosagem da triptase sérica, a dosagem de IgE específica e os testes de ativação dos basófilos.

Os testes cutâneos (TC) são considerados o método com maior eficácia na confirmação do diagnóstico de alergia aos agentes anestésicos mediada por IgE. Devem ser realizados TC por puntura ao látex e TC por puntura e intradérmicos com todos os anestésicos e os outros agentes não anestésicos administrados no perioperatório. São efetuados com as preparações comerciais em concentrações ditas "não irritativas" definidas para cada fármaco e publicadas pela Sociedade Francesa de Anestesia e Reanimação (SFAR) em conjunto com EAACI (Quadro 16.2).[8,11] Sempre que possível a confirmação do agente etiológico deve ser feita por mais de um teste. Estima-se uma sensibilidade dos TC aos RNM entre os 94 e 97% [5]. Um estudo recente, em que foram efetuados TC aos RNM em 111 indivíduos saudáveis, vem confirmar o baixo risco de falsos positivos quando se usam as concentrações recomendadas pelos consensos, mas sugere que os TCID ao rocurônio e ao mivacúrio sejam efetuados em concentrações máximas de até 1:200[6] (Quadro 16.2). Pelo elevado valor preditivo negativo dos TC aos RNM e a alta frequência de reatividade cruzada (RC) entre os RNM, no caso de alergia a um RNM, todos os RNM disponíveis devem ser testados para a seleção de um RNM alternativo seguro.[5,6]

A sensibilidade dos TC a outros agentes é muito variável; é elevada para a gelatina sintética e azul patente, mas baixa para os opiáceos, barbitúricos e benzodiazepínicos. Surgiram na Europa extratos para TC com frações aquosas de sementes de papoula e morfina (*Papaver somniferum)*, mas é ainda controversa a utilidade desse extrato no diagnóstico de RHS aos opiáceos.[12]

No caso de a RHS ocorrer mais de 12 horas após o procedimento anestésico, deve ser considerada a realização de *patch test* a antibióticos, produtos de contraste iodados outros alérgenos como desinfetantes e antissépticos.[11]

Importa alertar para o risco de reação sistêmica no decurso dos TC a anestésicos. O risco de reação, bem como as particularidades técnicas na execução desses testes, reforça a necessidade de que a investigação seja efetuada por médicos especialistas com experiência nessa área, em meio hospitalar com equipamento de reanimação disponível.

A dosagem dos níveis séricos de triptase e histamina após a reação no perioperatório é considerado útil no diagnóstico de anafilaxia. A triptase é preferida por apresentar uma especificidade muito superior à histamina e por manter níveis mensuráveis até a 6ª hora, com o pico aos

Quadro 16.2: Concentrações "não irritativas" recomendadas para a realização dos testes cutâneos a diferentes grupos fármacos e outros produtos. Adaptado de [6,11]

Testes cutâneos de alergia			
	Concentração	Picada	Intradérmicos
Latex	100 IR/mL	Extrato comercial	*NE*
Relaxantes musculares			
Suxametônio	50 mg/mL	1/5	1/500
Vecurônio	4 mg/mL	1/1	1/10
Pancurônio	2 mg/mL	1/1	1/10
Rocurônio	10 mg/mL		1/200
Atracúrio	10 mg/mL	1/10	1/1.000
Mivacúrio	2 mg/mL	1/10	1/200
Cis-atracúrio	2 mg/mL		1/100
Hipnóticos			
Propofol	10 mg/mL		1/10
Tiopental	25 mg/mL		1/10
Etomidato	2 mg/mL		1/10
Midazolam	5 mg/mL		1/10
Cetamina	100 mg/mL	1/10	1/100
Opioides			
Morfina	10 mg/mL	1/10	1/1.000
Alfentanil	0,5 mg/mL		1/10
Fentanil	0,05 mg/mL		1/10
Remifentanil	0,05 mg/mL		1/10
Sulfentanil	0,005 mg/mL		1/10
Antissépticos e corantes			
Clorexidina 4%	0,5 mg/mL		1/100
Iodo Povidona	100 mg/mL		1/10
Azul de metileno	10 mg/ mL		1/100
Azul patente	25 mg/ mL		1/10

30 minutos e vida média de 90 minutos. O valor preditivo positivo da triptase (> 25 μg/L) no diagnóstico de APO situa-se em 92,6%, com uma sensibilidade de 64% e uma especificidade de 89%.[5] A gravidade da RHS na anestesia correlaciona-se com níveis mais elevados de triptase.[13,21] No caso de níveis aumentados de triptase, o nível de triptase basal deve ser determinado em período assintomático, pelo menos 2 dias após a APO.

A histamina sérica diminui rapidamente após a reação anafilática, o doseamento deve feito na primeira meia hora após a reação, apresenta uma sensibilidade próxima de 75% e especificidade de 51%, com valor preditivo positivo próximo dos 75%.[5]

O doseamento sérico de IgE específica pode ser realizado por ImmunoCAP Phadia® e por radioimunoensaio e apresenta menor sensibilidade e especificidade que os TC. Está atualmente disponível ImmunoCAP Phadia® para o rocurônio, suxametônio, morfina, tiopental, clorexidina e látex. Está reservado aos casos de impossibilidade de execução dos TC ou TC negativos com clínica sugestiva de anafilaxia. Os estudos concluem que a IgE ao rocurônio ImmunoCAP Phadia® é útil por apresentar uma sensibilidade superior a 85% e especificidade absoluta.[5] Segundo Anderson et al., a sensibilidade de IgE específica aos RNM e à clorexidina aumenta quando se considera o *cutoff* de IgE especifica superior a 0,20 kUA/L.[14]

Os testes de inibição de IgE podem ser úteis na avaliação clínica da RC entre os RNM.

Nos casos de RHS aos antibióticos a IgE sérica específica ImmunoCAP Phadia® à penicilina e à amoxicilina é considerada menos sensível que os TC.

Os testes de desgranulação dos basófilos por citometria de fluxo usando anticorpos antiCD63 e /ou CD203c são considerados complemento dos TC no diagnóstico de RHS aos RNM com uma sensibilidade e especificidade de 68,2 % e 100%, respectivamente, quando realizados em centros com experiência.[15] Considera-se uma técnica promissora na confirmação da RHS aos RNM e ao metamizol e na avaliação da RC aos RNM.

PRINCIPAIS AGENTES ANESTÉSICOS INDUTORES DE APO

Qualquer fármaco ou outro agente a que o doente esteve exposto pode induzir RHS. A investigação deve ser iniciada pelos agentes mais frequentemente implicados na APO: RNM, látex, antibióticos, desinfetantes, hipnóticos, coloides e opioides.

RNM

O risco de sensibilização aos RNM depende da frequência de utilização da população em estudo e do risco relativo de sensibilização dos diferentes RNM. A incidência de anafilaxia aos RNM difere em diferentes países; é superior na França e na Noruega, comparativamente à Suécia, à Dinamarca e aos EUA.[5]

A diferença de risco relativo de RHS para diferentes RNM foi reconhecida em diferentes estudos. Mertes et al. classificam como RNM de alto risco a succinilcolina, o rocurônio e o alcurônio, de médio risco o pancurônio e o vecurônio e de baixo risco o atracúrio e o cis-atracúrio.[5,8] Estudos recentes confirmam o aumento do risco relativo de reação alérgica à sucinilcolina e ao rocurônio em comparação com o vecurônio e o atracúrio, enquanto o cis-atracúrio mostrou o mais baixo risco de RHS.[6,13]

A RC demonstrada para os RNM dificulta a escolha de um fármaco alternativo. Mertes et al. observaram que um indivíduo alérgico a um RNM apresenta um risco entre 60 a 70% de alergia a outro RNM [6,8] O padrão de RC varia entre os doentes e é excepcional a RC a todos os RNM, parece ser mais frequente entre os RNM do grupo aminoesteroides (pancurônio, vecurônio e rocurônio) do que entre os derivados benzil isoquinolinas (D-tubocuramina, cis-atracúrio,

atracúrio, mivacúrio e alcurônio). O cis-atracúrio mostrou a mais baixa taxa de RC em doentes alérgicos a outros RNM.[6]

Outro aspecto curioso na RHS aos RNM é que a APO pode ocorrer em 15 a 50% dos casos na primeira exposição ao RNM. No nosso estudo, em 37,5% dos casos a reação ocorreu no primeiro contato com os agentes anestésicos, próximo do encontrado na Austrália e mais elevado do que os 12,3% referidos na França.[10] Esse fato sugere a possibilidade de sensibilização prévia aos íons amônio quaternários, que são epítopos ubiquitários presentes em fármacos, alimentos, cosméticos e desinfetantes. A maior porcentagem de casos de anafilaxia aos RNM é observada no sexo feminino e sugere que a alergia a cosméticos seja uma via de sensibilização primária importante [5,6]. A sensibilização prévia aos íons amônio quaternários poderá explicar as diferenças na incidência de reações aos RNM em diferentes países. É o caso das RHS aos RNM, seis vezes mais frequentes na Noruega do que na Suécia, o que pode ser explicado pela maior exposição na Noruega à folcodina, um antitussígeno de venda livre, que contém íons amônio terciários com RC aos RNM [6].

As reações não alérgicas a RNM podem ocorrer com os RNM derivados da D-tubocuramina e não estão descritos com os derivados do grupo aminoesteroides.

Recentemente foram descritos casos de RHS ao sugammadex, um antagonista farmacológico que reverte rapidamente o bloqueio neuromuscular produzido pelo rocurônio e pelo vecurônio.[16]

Antibióticos

Entre 12 e 15% dos casos de anafilaxia na anestesia na França são atribuídos aos antibióticos. São as penicilinas e cefalosporinas as responsáveis por cerca de 70% das APO imputadas a antibióticos, seguidas da vancomicina e das quinolonas.[5]

Os casos de APO aos antibióticos aumentaram significativamente nos últimos 20 anos, particularmente a cefalosporinas e aminopenicilinas.[27] Em Portugal, a cefazolina foi a responsável por 56,5% das APO a cefalosporinas. Esse elevado número de casos deve-se possivelmente à elevada frequência da prescrição desse antibiótico nos protocolos de profilaxia cirúrgica.[3]

São reportadas RHS à vancomicina e às quinolonas, mas a ausência de TC validados e IgE específica dificulta o diagnóstico.[5]

Látex

Várias séries apontam o látex como segunda causa de APO, depois dos RNM, sendo em alguns estudos a primeira causa de APO em crianças.[5,8]

Em geral, a anafilaxia por alergia ao látex é de menor gravidade do que a induzida pelos RNM e antibióticos.[7] Em cerca de 30% dos casos, os doentes apresentavam sintomas prévios sugestivos de alergia ao látex ou fatores de risco não valorizados (Quadro 16.3). Os TC por puntura apresentam uma sensibilização próxima dos 90%, e a confirmação pode ser avaliada pela determinação da IgE sérica ao látex. Esses doentes apresentam diferentes padrões de sensibilização, e a determinação das proteínas recombinantes do látex distingue os doentes com maior risco de anafilaxia (p. ex.: Hev b 1, 2, 5, 6 e 13) comparativamente àqueles com alergia à profilina (Hev b 8).[5,17]

Assistiu-se nas últimas décadas a uma diminuição da incidência de alergia ao látex no perioperatório em vários países, consequência da implementação, desde 1998, de medidas de prevenção primárias educacionais e do uso generalizado de luvas sem látex e sem pó lubrificante.[17]

HIPNÓTICOS E OPIOIDES

As reações alérgicas aos hipnóticos são raras, mas o risco é superior nos doentes com antecedentes de alergia aos RNM. As RHS ao tiopental ocorrem em 1:30.000 casos e ao propofol, em 1:60.000 casos. O propofol é constituído por um veículo lipídico com óleo de soja e fosfatídio de ovo purificado, e as recomendações mais recentes vão no sentido de não interditar o propofol nos doentes alérgicos ao ovo ou à soja [5]. As RHS ao midazolam, ao etomidato ou à cetamina são ainda mais raras. Na investigação de reação alérgica a esses fármacos devem ser usadas as concentrações apresentadas no Quadro 16.2.[11]

As RHS aos opioides são muito raras e são em geral não alérgicas, manifestando-se com prurido, urticária e/ou hipotensão leve, e devem-se à capacidade de ativação direta e inespecífica dos mastócitos cutâneos, mas sem ativar os basófilos e mastócitos extracutâneos. A RC entre a morfina e a codeína é frequente, mas não está demonstrada RC entre diferentes classes de opioides. Os TC poderão ser úteis no diagnóstico se forem utilizadas as concentrações recomendadas (Quadro 16.2).

Antissépticos/desinfetantes

A maioria das RHS descritas aos antissépticos é devida à clorexidina, de uso generalizado no bloco operatório na desinfecção da pele, dos cateteres venosos e urinários. A incidência da APO à clorexidina é desconhecida e possivelmente subdiagnosticada. A incidência é muito variável. É apontada como segunda causa de anafilaxia perioperatória em algumas séries e noutras entre 5 a 8%. Os estudos sugerem que as diferenças de HS dependem de fatores geográficos e genéticos. Num estudo decorrido na Dinamarca a sensibilização à clorexidina foi identificada em 9,6% dos 228 doentes com APO por meio da positividade nos TC, IgE específica e/ou TAB.[18] Numa revisão da literatura recente, observou-se que a maioria dos casos de APO à clorexidina ocorre na cirurgia urológica, cardiotorácica ou neurocirurgia e sem risco acrescido no doente atópico.[19]

São raros os casos descritos de anafilaxia após a aplicação tópica de iodo povidona.

Anti-inflamatórios não esteroides (AINEs)

Os analgésicos podem ser causa de anafilaxia particularmente no pós-operatório. Os derivados pirazolínicos, o metamizol e os seus metabólitos (dipirona) e o diclofenaco são considerados os principais AINEs responsáveis por reações imediatas mediadas por IgE. Estima-se a ocorrência de anafilaxia entre 18 e 30% dos casos de RHS ao metamizol.[5] As reações anafiláticas atribuídas a analgésicos e AINEs seriam, na sua maioria, específicas de fármaco ou de grupo.[5,30] Foram documentados casos pontuais de positividade nos testes cutâneos, IgE específica e/ou teste de ativação dos basófilos aos derivados pirazolínicos.[5]

São excepcionais as APO descritas ao paracetamol e aos AINEs inibidores seletivos ou preferenciais da COX-2.

Outros

Estão descritos casos de reação anafilática aos coloides sintéticos, sobretudo aos expansores do plasma como gelatina e dextranos e em geral devem-se à ativação dos mastócitos e basófilos por estimulação direta não específica. Há casos descritos de reações anafiláticas à gelatina, mediados por IgE, confirmada por TC e/ou IgE específica, mas a eficácia dos TC no diagnóstico da APO à gelatina não está determinada.[5]

Estão publicados casos de RHS aos corantes, particularmente ao azul patente e ao azul de metileno, usados no mapeamento linfático do gânglio sentinela na cirurgia do câncer da mama. No caso de sensibilização IgE comprovada a um desses corantes, a RC é pouco provável, por eles apresentarem estrutura química distinta.[20]

As RHS aos anestésicos locais são muito raras, ocorrem em apenas 2 a 3% das administrações, sendo a incidência de reações alérgicas inferior a 1%. Dentro dos anticoagulantes estão descritas as reações anafiláticas à atropina mediada por IgE e por IgG. Parece existir risco acrescido de RHS à atropina se a readministração ocorrer num período inferior a 6 meses.[5]

FATORES DE RISCO E MEDIDAS PREVENTIVAS NA ANAFILAXIA NO PERIOPERATÓRIO (APO)

Estão referidos no Quadro 16.3 os principais fatores de risco de APO considerados atualmente pela maioria dos autores.[11,21]

Mirone et al. encontraram um aumento significativo de risco de APO em doentes com idade avançada, em asmáticos, com hipertensão arterial ou terapêutica com inibidores da enzima de conversão da angiotensina (IECA) ou antagonistas dos receptores da angiotensina II. Nesse estudo observou-se que os doentes com reações anafiláticas IgE-mediadas apresentavam maior porcentagem de sintomas cardiovasculares e antecedentes de RHS a antibióticos.[21] Num estudo retrospectivo com 703 doentes asmáticos submetidos a anestesia geral, o risco de broncoespasmo aumenta com a idade e em doentes com asma não controlada.[22]

A mastocitose deve ser investigada nos casos de antecedentes de episódios graves de anafilaxia, particularmente se ocorreram no sexo masculino, sem causa aparente, ou relacionados a picadas de insetos, alimentos e/ou no decurso de anestesia ou outros procedimentos invasivos.[23]

Não está comprovado o risco acrescido dos doentes com atopia ou alergia a fármacos diferentes dos administrados no ato cirúrgico.

Os fatores de risco devem ser investigados sistematicamente pelo anestesista e pelo cirurgião em consultas pré-anestésicas. No caso de cirurgia programada, os doentes com risco de APO (Quadro 16.3) devem ser orientados em consulta de Imunoalergologia ou se possível para uma consulta conjunta entre o imunoalergologista e anestesiologista.

Nos doentes com comprovada alergia a RNM ou RHS em anestesia anterior deve ser efetuada a investigação de sensibilização aos diferentes RNM disponíveis (Figura 16.1).

Nos casos de fatores de risco de alergia ao látex é necessário confirmar a sensibilização, incrementar as medidas de evicção e, quando indicada, efetuar imunoterapia específica ao látex. Uma vez identificado o doente alérgico ao látex, deve ser dada especial atenção à evicção do contato com todo o material contendo látex; as intervenções cirúrgicas deverão ser realizadas no primeiro tempo cirúrgico e em ambiente isento de látex.[17]

Outras situações particulares de antecedentes de alergia a antibióticos, analgésicos ou outros fármacos devem ser investigadas e avaliadas caso a caso.

Não há teste preditivo para identificar os doentes de risco APO, não estando indicado o rastreio de sensibilização aos anestésicos na população geral, exceto em alguns doentes com fatores de risco reconhecidos. A prevenção do risco de APO deve basear-se na prevenção secundária e na investigação sistemática e precoce dos casos de RHS no perioperatório para minimizar o risco de APO em posterior anestesia.

Quadro 16.3: Principais fatores de risco de anafilaxia no perioperatório. Adaptado de Mirone et al.[21]

Fatores de risco
• Anafilaxia ou reação adversa em anestesia prévia • Comprovada alergia aos RNM ou outros fármacos a administrar na anestesia • Antecedentes de reações adversas em anestesia anterior • Alergia ao látex • Alto risco de alergia ao látex: crianças submetidas a cirurgias múltiplas (por espinha bífida, malformações urológicas ou meningomielocele); profissionais de saúde ou trabalhadores na indústria do látex; adultos submetidas a cirurgias múltiplas e/ou com alergia a alimentos com RC com látex. • HTA • Terapêutica com inibidores da enzima de conversão da angiotensina ou beta- bloqueadores • Asma ou doença cardíaca grave não controlada • Mastocitose • Obesidade, idade avançada, mau estado geral

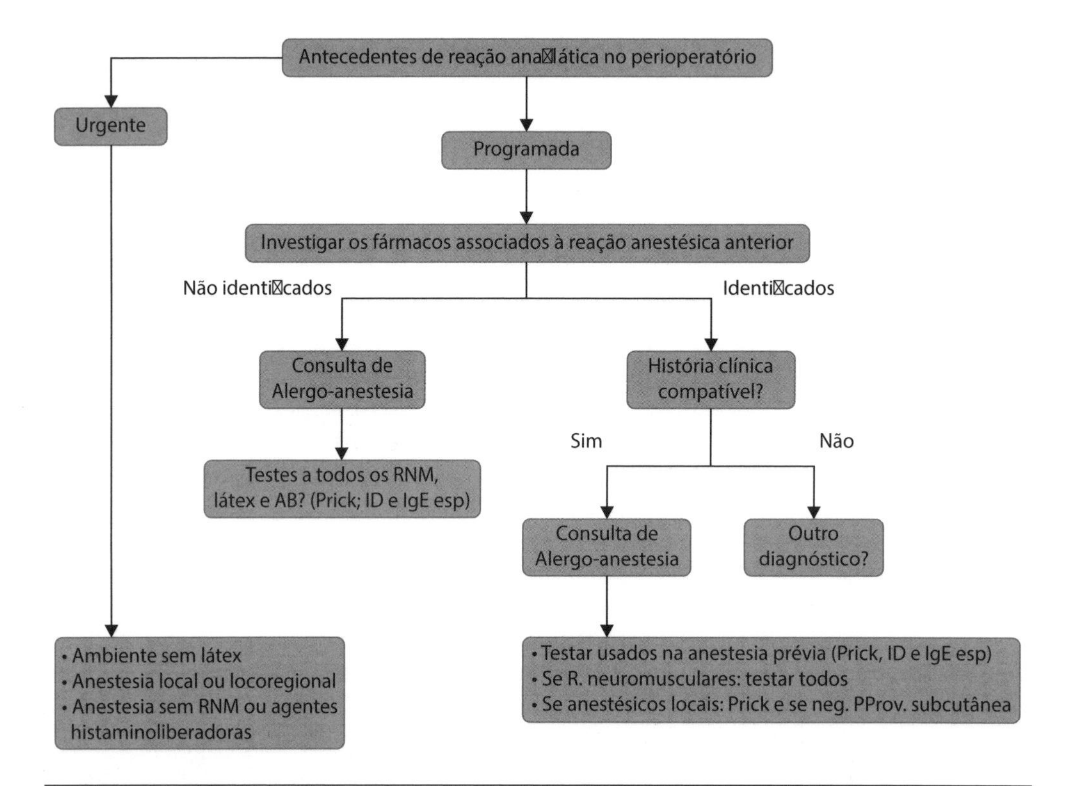

Figura 16.1: Algoritmo de orientação de doentes com reação de hipersensibilidade prévia a anestesia. AB – antibióticos, RNM – relaxantes neuromusculares. Adaptado de Mertes et al.[11].

Um questionário pré-operatório de rastreio de fatores de risco de anafilaxia usado em consulta pré-anestésica comprovou reduzir a incidência de APO. Foi recentemente desenvolvido por Aun et al. um questionário simples de avaliação de risco pré-anestésico de RHS na anestesia.[7]

TRATAMENTO

As linhas gerais do tratamento de APO seguem as linhas gerais de terapêutica da anafilaxia de acordo com a gravidade da reação, os antecedentes patológicos do doente e a resposta ao tratamento e, se necessário, as medidas gerais de ressuscitação cardiorrespiratória.[1,2,11]

PARTICULARIDADES

Em idade pediátrica

São raros os estudos epidemiológicos existentes em crianças. Mertes et al. observaram que 122 dos 266 doentes com idade inferior a 18 anos com APO apresentaram reação IgE-mediada; o látex foi a causa mais frequente (41,8%), seguido dos RNM (31,9%) e dos antibióticos (9%), e, ao contrário do adulto, não se encontrou maior incidência no sexo feminino.[8] À semelhança dos adultos, não se observou relação com atopia, asma ou HS a fármacos, e as manifestações IgE-mediadas foram em geral mais graves. O algoritmo de diagnóstico de APO na criança segue as mesmas linhas anteriormente descritas.

No doente asmático

As complicações perioperatórias no doente com asma são raras, sendo a mais frequente o broncoespasmo, mais comum no período de indução anestésica. Na presença de um quadro de broncoespasmo grave, deve ser considerada, de imediato, a possibilidade de anafilaxia, que deve ser identificada e controlada precocemente, pelo risco aumentado de reação fatal.[23]

É fundamental uma avaliação clínica pré-operatória cuidadosa, que deve incluir: avaliação do controle da asmave dos fatores de risco, manutenção de tratamento anti-inflamatório e broncodilatador antes e após o ato anestésico, e eventualmente terapêutica pré-operatória.

Anestesia de urgência

Nos casos de anestesia geral de urgência devem ser ponderados os fatores de risco de APO *versus* a necessidade de cirurgia emergente. Nesses casos há, em geral, um risco aumentado de complicações perioperatórias pelo desconhecimento dos fatores de risco do doente e pela impossibilidade de otimização da terapêutica pré-anestesia. Nos doentes com risco de anafilaxia, sempre que possível, deve ser preferida a anestesia locorregional (Figura 16.1).[11]

Se a cirurgia com anestesia geral de urgência for imprescindível e no caso de doente com antecedentes de reação adversa em anestesia anterior, recomenda-se campo cirúrgico "isento de látex", preferindo a administração de cis-atracúrio ou vecurônio.[5]

CONSIDERAÇÕES FINAIS

A APO pode ocorrer em qualquer momento, mas em geral as formas mais graves ocorrem de modo súbito na indução anestésica.

Todos os casos de anafilaxia merecem uma análise aprofundada no sentido de investigar os agentes etiológicos, conhecer os fatores de risco e as alternativas anestésicas.

O trabalho desenvolvido por equipes multidisciplinares permite hoje a existência de protocolos de consenso sobre o diagnóstico, a terapêutica e o seguimento de doentes com reações adversas a anestésicos, fundamentais na uniformização dos procedimentos diagnósticos e na confirmação do agente etiológico na APO.

Na investigação de reações adversas no perioperatório é fundamental uma abordagem multidisciplinar entre o imunoalergologista, o anestesista e o cirurgião, sendo imprescindíveis a análise do registro clínico das circunstâncias em que ocorreu a reação e a realização de testes cutâneos de alergia. Chama-se a atenção para a necessidade de rastreio pré-operatório dos doentes com fatores de risco de APO com o objetivo de minimizar o risco anestésico de anafilaxia.

Após o estudo o doente deve ser portador de informação dos fármacos a que é alérgico, das alternativas terapêuticas e dos fatores de risco anestésico identificados.

REFERÊNCIAS BIBLIOGRÁFICAS

1. Joint Task Force on Practice Parameters: American Academy of Allergy, Asthma and Immunology, American College of Allergy, Asthma and Immunology, Joint Council of Allergy, Asthma and Immunology. The diagnosis and management of anaphylaxis: an updated practice parameter. J Allergy Clin Immunol 2005;115(3 Suppl 2):S483-523.
2. Simons FE, Ebisawa M, Sanchez-Borges M, Thong BY, Worm M, Tanno LK, et al. 2015 update of the evidence base: World Allergy Organization anaphylaxis guidelines. World Allergy Organ J 2015;8:32:1-16.
3. Faria E, Rodrigues-Cernadas J, Gaspar A, Botelho C, Castro E, Lopes A, et al. Drug-induced anaphylaxis survey in Portuguese Allergy Departments. J Investig Allergol Clin Immunol. 2014;24(1):40-8.
4. Aun MV, Blanca M, Garro LS, Ribeiro MR, Kalil J, Motta AA, et al. Nonsteroidal anti-inflammatory drugs are major causes of drug-induced anaphylaxis. J Allergy Clin Immunol Pract 2014;2: 414-20.
5. Mertes PM, Tajima K, Regnier-Kimmoun MA, Lambert M, Iohom G, Guéant-Rodriguez RM, et al. Perioperative anaphylaxis Med Clin North Am. 2010;94(4):761-89.
6. Mertes PM, Volcheck GW. Anaphylaxis to neuromuscular-blocking drugs: all neuromuscular-blocking drugs are not the same. Anesthesiology.2015;122(1):5-7.
7. Aun MV, Garro LS, Ribeiro MR, Motta AA, Kalil J, Giavina-Bianch P. Anafilaxia perioperatória: a experiência brasileira. Rev Port Imunoalergologia 2016;24(2):99-106.
8. Mertes PM, Alla F, Tréchot P, Auroy Y, Jougla E, Peranesthésiques GDEDRA. Anaphylaxis during anesthesia in France: an 8-year national survey. J Allergy Clin Immunol 2011;128:366-73.
9. Gonzalez-Estrada A, Pien LC, Zell K, Wang XF, Lang DM. Antibiotics are an important identifiable cause of perioperative anaphylaxis in the United States. J Allergy Clin Immunol Pract. 2015;3(1):101-5.
10. Faria E, Sousa N, Geraldes L, Santos A, Chieira C. Anafilaxia peri-operatória: Experiência da consulta de alergia a fármacos. Rev Port Imunoalergologia 2008;16:73-92.
11. Mertes PM1, Malinovsky JM, Jouffroy L; Working Group of the SFAR and SFA, Aberer W, Terreehorst I, Brockow K, Demoly P; ENDA; EAACI Interest Group on Drug Allergy. Reducing the risk of anaphylaxis during anesthesia: updated guidelines for clinical practice. J Investig Allergol Clin Immunol 2011;21(6): 442-53.
12. Armentia A, Pineda F, Palacios R, Martín-Gil FJ, Miguel AS, Arenal JJ, et al. Utility of opium seed extract tests in preventing hypersensitivity reactions during surgery . Allergol Immunopathol (Madr). 2014;42(1):56-63.
13. Reddy JI, Cooke PJ, van Schalkwyk JM, Hannam JA, Fitzharris P, Mitchell SJ. Anaphylaxis is more common with rocuronium and succinylcholine than with atracurium. Anesthesiology. 2015;122(1):39-45.
14. Anderson J, Rose M, Green S, Fernando SL. The utility of specific IgE testing to chlorhexidine in the investigation of perioperative adverse reactions. Ann Allergy Asthma Immunol. 2015;114(5):425-6.
15. Hagau N, Gherman-Ionica N, Sfichi M, Petrisor C. Threshold for basophil activation test positivity in neuromuscular blocking agents hypersensitivity reactions. Allergy Asthma Clin Immunol. 2013; 23;9(1):42.
16. Takazawa T, Mitsuhata H, Mertes PM. Sugammadex and rocuronium-induced anaphylaxis. J Anesth. 2016;30(2):290-7.
17. Gaspar A, Faria E. Alergia ao látex: Artigo de revisão. Rev Port Imunoalergologia; 2012; 20(3):173-92.
18. Opstrup MS1, Malling HJ, Krøigaard M, Mosbech H, Skov PS, Poulsen LK, et al. Standardized testing with chlorhexidine in perioperative allergy -- a large single-centre evaluation. Allergy. 2014;69(10):1390-6.
19. Sharp G, Green S, Rose M. Chlorhexidine-induced anaphylaxis in surgical patients: a review of the literature. ANZ J Surg. 2016;86(4):237-43.
20. Langner-Viviani F, Chappuis S, Bergmann MM, Ribi C. Anaphylaxis to blue dyes. Rev Med Suisse. 2014;16;10(426):876-80.

21. Mirone C, Preziosi D, Mascheri A, Micarelli G, Farioli L, Balossi LG, et al. Identification of risk factors of severe hypersensitivity reactions in general anaesthesia. Clin Mol Allergy. 2015;13:1-8.
22. Woods B.D., Sladen R.N. Perioperative considerations for the patient with asthma and bronchospasm. Br J Anaesth. 2009;103:57-65.
23. Matito A, Morgado JM, Sánchez-López P, Álvarez-Twose I, Sánchez-Muñoz L, Orfao A, et al. Management of anesthesia in adult and pediatric mastocytosis: a study of the Spanish Network on Mastocytosis (REMA) Based on 726 Anesthetic Procedures. Int Arch Allergy Immunol. 2015;167(1):47-56.

capítulo 17

Alergia ao látex

- Laila Sabino Garro
- Adriano Bueno de Sá

DIAGNÓSTICO E TRATAMENTO

Definição

Alergia ao látex é a reação imunológica desencadeada após o contato com o látex. Ocorre em pessoas previamente sensibilizadas e a grande maioria dessas reações é IgE-mediadas (tipo 1). Reações mediadas por células (tipo 4) também podem ocorrer, mas são menos estudadas.[1]

Epidemiologia

A *Hevea brasiliensis* é uma planta de origem amazônica, conhecida no Brasil como seringueira, e seu uso tem sido documentado pelos arqueólogos desde 1600 a.C. na América Central e no México. Apesar de o primeiro relato de alergia ao látex ser de 1927, o número de relatos de casos só aumentou após a epidemia da síndrome de imunodeficiência adquirida (AIDS) a partir de 1980, que produziu um aumento drástico no uso de luvas de látex em todas as áreas de atenção à saúde.[2]

Os principais fatores de risco associados à alergia ao látex são: a exposição precoce e frequente ao látex; o número de cirurgias submetidas, principalmente quando há exposição de mucosas e em número maior do que quatro, e atopia. Pacientes com mielomeningocele e profissionais de saúde reúnem grande parte desses fatores e são considerados os principais grupos de risco.[3,4]

Apesar dos poucos estudos, acredita-se que a prevalência de sensibilização ao látex na população geral adulta e pediátrica seja menor do que 1%. Já em crianças com mielomeningocele, essa taxa estaria em torno de 40-50% e em trabalhadores da área de saúde, 4-5%.[5]

Etiopatogenia

Até a presente data foram identificados e caracterizados 15 alérgenos do látex, que foram denominados *Hev b* 1 a *Hev b* 15.[6] Considera-se um alérgeno maior se houver uma resposta IgE específica positiva em mais de 50% dos soros dos pacientes alérgicos ao látex[7] (Tabela 17.1).

Tabela 17.1: Característica dos principais alérgenos do látex

Alérgeno	Frequência de reatividade (%)	Nome	Peso molecular (KDa)	Significado	População	Reação cruzada
Hev b**1**	22-82	Fator de alongamento da borracha	14,6	Alérgeno maior	EB	
Hev b**2**	20-61	-1,3-glucanase	35,1	Alérgeno maior	TS	banana e tomate
Hev b**3**	79	Fator de alongamento da borracha – símile	23-27	Alérgeno maior	EB	
Hev b**4**	65-77	Componente da micro-hélice	50-57	Alérgeno menor		
Hev b**5**	56-92	Proteína ácida do látex	16	Alérgeno maior	TS	Kiwi
Hev b**6**	83	Pro-heveína (*Hev b* 6.01) Heveína (*Hev b* 6.02) Domínio C (*Hev b* 6.03)	20 4,7 14	Alérgeno maior	TS	abacate, castanha e banana
Hev b**7**	23-49	Patatina-símile	42,9	Alérgeno maior	EB	batata e tomate
Hev b**8**	24	Profilina do látex	13,9	Alérgeno menor		banana e polens
Hev b**9**	15	Enolase do látex	47,7	Alérgeno menor		tomate e fungos
Hev b**10**	4	Superóxido dismutase	22,9	Alérgeno menor		Fungos
Hev b**11**	3	Quitinase de classe I	33	Alérgeno menor		abacate, castanha e banana
Hev b**12**		Proteína de transferência de lipídeos do látex	9,3	Alérgeno menor		frutos da família *Rosaceae*
Hev b**13**		Esterase do látex	43	Alérgeno maior	TS	
Hev b**14**		Hevamine	30	Alérgeno maior?		
Hev b**15**		Inibidor da serina protease	7,5	Alérgeno menor?	TS?	

EB: espinha bífida; TS: trabalhadores da área de saúde

Os alérgenos do látex chegam aos órgãos linfoides e induzem resposta IgE específica por múltiplas vias. Pelo contato direto com a pele o látex pode atravessar a barreira epidérmica mesmo estando a pele íntegra. Aerossóis de luvas lubrificadas com pó que estão adsorvidos de látex podem impactar as membranas mucosas dos olhos, nariz, traqueia, orofaringe e pequenas vias aéreas e ser absorvidos. Partículas impactadas em nasofaringe ou orofaringe subsequentemente podem ser deglutidas e absorvidas pelo trato gastrintestinal. O trato urinário pode absorver alérgenos pelo contato com cateteres de látex. O contato das luvas cirúrgicas com o peritônio e meninges também pode promover a sensibilização.[8]

Trabalhadores da área de saúde, geralmente, são sensibilizados pelas frações *Hev b*2, *Hev b*5, *Hev b*6.02 e *Hev b*13 do látex, enquanto pacientes com mielomeningocele o são pelas frações *Hev b*1, *Hev b*3 e *Hev b*7.[9,10] Essa diferença no perfil de sensibilização desses grupos de risco ainda não está muito bem esclarecida. Além do provável envolvimento de fatores genéticos, acredita-se que essa diferença se deva a fatores como: idade de início da exposição, via de sensibilização (mucosa, trato respiratório, pele ou meninges), perfil dos principais alérgenos do material sensibilizante (como face interna ou externa da luva de látex), fatores adjuvantes na sensibilização (endotoxinas), doenças de base (mielomeningocele), tipo e número de cirurgias realizadas e atopia.[11]

A designação de reatividade cruzada é um conceito imunológico que pressupõe a existência de dois alérgenos que são reconhecidos pelo mesmo anticorpo. A explicação reside na homologia estrutural entre eles, com presença de epítopos comuns, e a demonstração *in vitro* pode ser realizada por estudos de inibição.[7] Dependendo da população estudada e do método empregado para o diagnóstico, entre 20% e 60% dos pacientes alérgicos ao látex apresentam reação após contato com algum alimento de origem vegetal, principalmente frutas tropicais, o que é denominado síndrome látex-fruta, ou látex-pólen-fruta. Mais de 20 alimentos já foram relatados como causadores dessa reação. Entre eles, destacam-se: castanha portuguesa, banana, abacate, kiwi, mamão papaia, manga, maracujá, pêssego, abacaxi, figo, melão, damasco, ameixa, uva, lichia, cherimoia, acerola, jujuba, tomate, batata, mandioca, espinafre, pimentão e trigo-sarraceno.[12] Geralmente a sensibilização ao látex precede a sensibilização às frutas, mas o inverso também é relatado.[13]

A síndrome látex-fruta é rara na população de pacientes com mielomeningocele, em que a sensibilização aos alimentos é comum mas os casos de alergia são raros. Quando presente, as manifestações geralmente são leves, como a síndrome de alergia oral. Já entre os trabalhadores da área de saúde, os relatos de alergia alimentar são frequentes e graves. Nessa população, não é raro ocorrer anafilaxia como a primeira manifestação clínica da síndrome látex-fruta, antecedendo até mesmo a reação ao látex. A gravidade das manifestações clínicas depende de quais pan-alérgenos estão envolvidos. Na população de profissionais da área de saúde os pan-alérgenos são proteínas PR (*pathogenesis-related proteins*) ou proteínas de defesa, presentes em várias plantas não relacionadas taxonomicamente e responsáveis pela proteção contra agressões físicas, químicas e infecções, o que justificaria a gravidade das reações nessa população.[14]

Os sintomas de alergia ao látex podem ser variados e incluem reações imunológicas, como dermatite de contato, urticária, asma, sibilância, rinoconjuntivite, meningite eosinofílica e anafilaxia, além de reações não imunológicas, como dermatites irritativas nas áreas de contato. A reação mais comum relacionada ao uso de produtos contendo látex é a dermatite irritativa, que é causada pelas lavagens repetidas das mãos com detergentes e desinfetantes e pelo pH alcalino do talco das luvas.[15]

Urticária de contato é a manifestação precoce mais comum de alergia ao látex. É uma reação IgE-mediada contra antígenos do látex, e os sintomas aparecem cerca de 10 a 15 minutos após o contato. Em trabalhadores da área de saúde a urticária de contato pode ser precedida por uma dermatite de contato irritativa ou alérgica.[16]

As reações imunológicas de dermatite de contato geralmente são produzidas por luvas, calçados, equipamentos esportivos e materiais médicos à base de látex. É uma reação mediada por células contra moléculas de baixo peso molecular, adicionadas ao látex durante o processo de industrialização e que atuam como aceleradores e antioxidantes. A reação se inicia 1 a 2 dias após o contato.[15]

DIAGNÓSTICO DE ALERGIA AO LÁTEX

O diagnóstico de alergia ao látex se faz com a associação de uma história de reação após o contato com produtos contendo látex e a comprovação da sensibilização ao látex. A história deve ser compatível com uma reação de hipersensibilidade imediata cujo mecanismo é mediado por IgE. A comprovação da sensibilização ao látex pode ser realizada por via cutânea (teste de puntura ou *Prick test* - TP) ou sérica (dosagem de IgE sérica específica).[5]

O TP apresenta uma elevada sensibilidade (90-98%) e especificidade (> 95%), sendo raras as reações adversas. O TP deve ser aplicado com extrato para látex (padronizado) na superfície volar do antebraço, acompanhado de controles negativo e positivo, por profissional treinado e em ambiente que disponha de recursos adequados para reversão de uma anafilaxia. O teste é considerado positivo se produzir uma pápula maior do que 3 mm de diâmetro em relação ao controle negativo, após 20 minutos da aplicação.[17]

Os testes laboratoriais apresentam uma sensibilidade inferior (73-79%) aos TP e a sua especificidade depende da população considerada. Apesar disso, muitos autores relatam uma boa concordância entre TP com extrato padronizado e IgE sérica específica para látex, concluindo que qualquer um dos métodos pode ser usado para o diagnóstico de sensibilização ao látex. No Brasil, um dos métodos disponíveis e mais utilizados para a dosagem de IgE sérica específica contra o látex é o ImmunoCAP® (Thermo Fisher), que se caracteriza por um ensaio quantitativo *in vitro*. Estão disponíveis comercialmente *kits* para dosagem de IgE sérica específica para látex e alguns de seus alérgenos recombinantes (r *Hev b* 1, 3, 5, 6.01, 6.02, 8, 9 e 11). O resultado é fornecido em valores absolutos a partir de 0,10 KUA/L e classes, que variam de 0 a 6. Outro método disponível é o Immulite® (Siemens), que dispõe de *kits* para dosagem de IgE sérica específica para látex, com resultados também a partir de 0,10 KUA/L. Recentemente, foi disponibilizado o ImmunoCAP ISAC® (Thermo Fisher), um teste semiquantitativo que permite a dosagem simultânea de vários anticorpos específicos num único teste, necessitando de apenas 20 μL de soro. Tem aplicabilidade promissora no contexto da alergia alimentar e ao látex, mas com contemplação apenas dos recombinantes do látex r *Hev b* 1, 3, 5, 6 e 8.[5]

Não existe contraindicação para o TP mesmo nos pacientes que apresentaram reações graves, embora nesses casos seja preferível a investigação por meio da dosagem de IgE sérica específica.[5]

O *Patch Test* tradicional (PT) pode ser utilizado para diagnóstico de reações de hipersensibilidade tardia (tipo 4) aos aditivos da borracha, em pacientes com dermatite de contato expostos ao látex. Os aditivos mais envolvidos são os tiurans e os carbamatos. O PT é realizado pela aplicação de amostras das substâncias na pele íntegra do dorso do paciente por 48 horas. Não ocorrendo reações nos primeiros 15 a 30 minutos, dá-se continuidade ao teste e o paciente é reavaliado em 48 e 96 horas após a colocação do teste.[5]

O teste de provocação com látex pode ser usado nos casos de dúvida diagnóstica, principalmente quando existe discordância entre a história clínica e o TP e/ou a dosagem de IgE sérica específica. Várias técnicas têm sido propostas com a exposição aos alérgenos do látex por diferentes vias: cutânea, sublingual, nasal e brônquica. O teste de provocação deve ser realizado em regime de hospital-dia. Suspender anti-histamínicos e antidepressivos por 5 dias antes do teste para evitar falsos negativos. Betabloqueadores devem ser suspensos 2 dias antes, a fim de não inibirem o efeito da adrenalina, caso seja indicada. Corticosteroides em doses maiores do que 40 mg/dia ou por longos períodos devem ser suspensos 4 semanas antes. O monitoramento deve incluir aferições de pulso, pressão arterial, saturação de oxigênio em sangue arterial e pico de fluxo expiratório após cada fase da provocação. Os pacientes devem permanecer sob vigilância médica por pelo menos 2 horas após a prova. O teste será considerado positivo se ocorrerem um ou mais sintomas: eritema e/ou prurido cutâneo local ou generalizado, prurido em mucosas, urticária, angioedema, tosse, dispneia ou sintomas de conjuntivite, rinite ou asma. A técnica mais utilizada, devido a sua facilidade de realização, é o teste do uso da luva (*use-test*). Consiste em solicitar ao paciente que proceda à lavagem e secagem das mãos, seguidas da colocação de um dedo de luva de látex em uma das mãos por 15 minutos. Não ocorrendo nenhuma reação, procede-se à colocação da luva de látex inteira por 15 minutos. Na ausência de reação deixa-se a luva inteira por 1 hora. Como controle, utiliza-se uma luva sintética (vinil ou nitrila) na outra mão, pelo mesmo período. Depois disso, as mãos são novamente lavadas e observa-se se houve alguma reação local ou sistêmica. O *use-test* é considerado positivo quando ocorrem reações imediatas na mão exposta à luva de látex, sem reações na mão exposta ao controle. Também podem ocorrer sintomas sistêmicos ou à distância, como rinoconjuntivite e asma. As maiores limitações do teste de uso da luva são a natureza subjetiva da resposta e a dificuldade para mascarar o procedimento. Além disso, o conteúdo alergênico das luvas de látex frequentemente é variável, ainda que entre lotes do mesmo fornecedor, tornando difícil a reprodução dos resultados.[5]

A partir da história clínica detalhada e da indicação adequada de testes *in vivo* ou *in vitro* de acordo com as diferentes manifestações clínicas (tipo 1 ou 4), é possível fazer o diagnóstico de alergia ao látex e/ou aos aditivos da borracha. O fluxograma da Figura 17.1 demonstra de maneira prática as etapas que podem ser seguidas na investigação diagnóstica.[5]

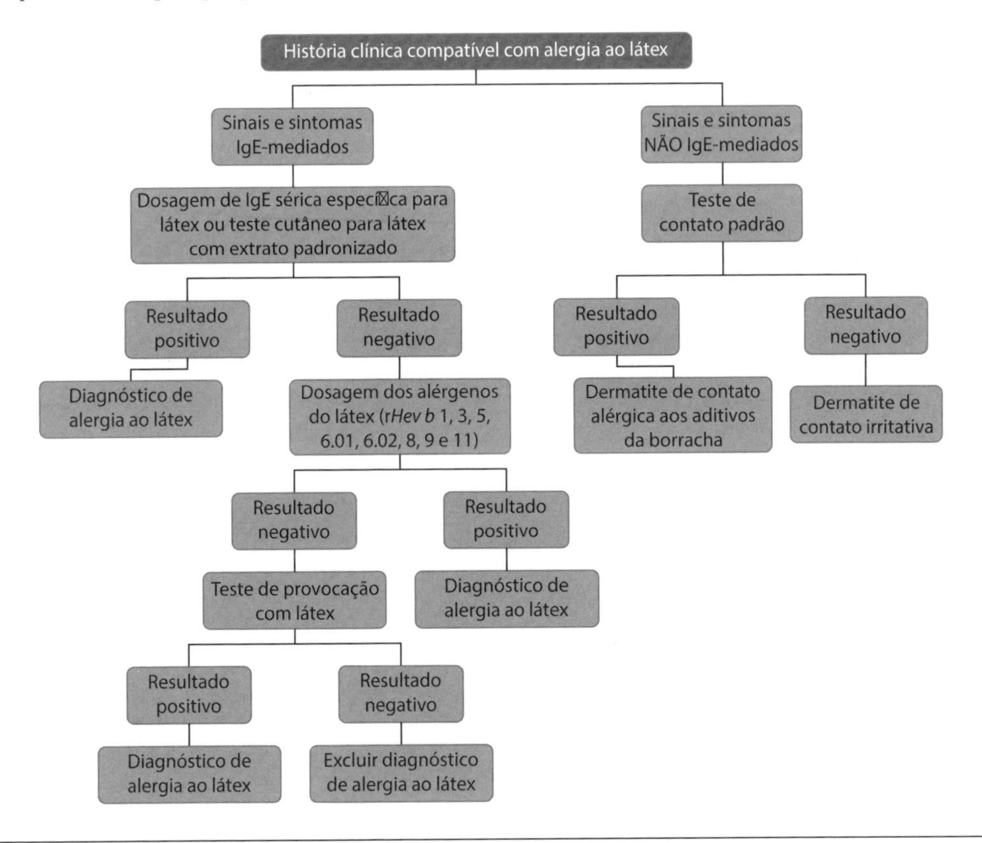

Figura 17.1: Fluxograma para o diagnóstico de alergia ao látex e/ou aditivos da borracha.

Tratamento

A imunoterapia específica (IT) e a correta implementação de medidas de restrição em relação aos alérgenos sensibilizantes constituem as duas únicas intervenções que no longo prazo influenciam a evolução da doença alérgica, pois não há perspectiva de cura para a alergia ao látex.[18] Mas apenas as medidas de restrição em relação ao contato com o látex não representam a solução definitiva.[19] Estudos prévios demonstram que a prevenção induz a redução de sensibilização, mas não é suficiente para impedir nova sensibilização ou reações adversas em uma reexposição.[20]

Imunoterapia

A IT não deve ser oferecida em pacientes com resultados negativos para dosagem de IgE específica ou com resultados positivos que não estão relacionados com fatores desencadeantes, sintomas clínicos ou com a exposição do indivíduo. Isso significa que a presença da IgE específica não necessariamente indica a necessidade de IT.[21] A IT é o único tratamento imunomodulador antígeno-específico capaz de inibir a resposta induzida por alérgenos em órgãos como pele, nariz e pulmões. Relaciona-se com o aumento dos níveis de IgG4 e altera o eixo Th1/Th2 a favor da resposta Th1, induzindo a produção de IL-10 e células T reguladoras.[22]

Na Europa estão disponíveis extratos (ALK-Abelló e Stallergènes) para imunoterapia subcutânea (ITSC) e imunoterapia sublingual (ITSL) para látex. No extrato aquoso amoniado da ALK-Abelló para ITSC estão presentes alguns dos mais importantes alérgenos envolvidos na alergia ao látex: *Hev b* 6.01, 6.02, 5 e quantidades residuais de *Hev b* 2 e 3. Pelo fato de o alérgeno *Hev b* 1 não ser solúvel, não é possível a sua inclusão no extrato. O extrato sublingual da ALK-Abelló contém os mesmos alérgenos, numa solução fenolada glicerossalina. O extrato aquoso para ITSC da Stallergènes contém as mesmas frações e baixo teor amoniado.[18] Entretanto, aqui no Brasil a aquisição desses produtos é limitada por restrições de importação.

A ITSL é uma modalidade de administração de IT que tem revelado um forte incremento nos últimos anos, paralelamente a um melhor conhecimento do mecanismo de ação e estudos comparativos com extratos subcutâneos. Devido à alta frequência de eventos adversos relacionados à ITSC para látex, a via sublingual tem sido mais atrativa.[18] Em geral, relatos do uso da via sublingual demonstram menores eventos adversos; em contrapartida, necessitam de doses maiores para eficácia, comparada a ITSC.[23] A elevada alergenicidade dos extratos atualmente disponíveis, porém, constitui ainda a maior limitação à IT para látex.[18]

A seleção dos pacientes candidatos a IT deve ser muito criteriosa. A gravidade clínica deverá ser preponderante na relação risco/benefício dessa terapêutica devido ao número expressivo de efeitos adversos. Além disso, os diferentes grupos de risco sensibilizam-se para diferentes frações recombinantes do látex, o que implica selecionar quais frações devem estar presentes visando à dessensibilização e quais não devem estar presentes para não sensibilizá-lo. O método semi-*rush* parece ser o esquema preferido da maioria dos trabalhos que optaram pela via subcutânea. O esquema clássico com administração semanal de doses poderá correlacionar-se com maior número de efeitos adversos. Relativamente à via sublingual, o esquema *rush* de indução rápida parece ser consensual. A dose de manutenção é a dose máxima tolerada, sendo administrada com intervalos de 4 a 5 semanas na via subcutânea e diariamente ou 3 vezes por semana na via sublingual.[18]

A literatura demonstra que tanto a ITSL quanto a ITSC para látex mostram-se efetivas, porém com alto risco durante o tratamento. O uso da ITSL parece mais viável em relação a efeitos adversos locais e sistêmicos. Essa complexidade em relação ao uso da IT específica para látex justifica a necessidade do desenvolvimento de novas opções com o uso de recombinantes hipoalergênicos, vacinas de DNA ou peptídeos dos epítopos de células T. Entretanto a seleção de uma combinação de peptídeos baseada nos epítopos dominantes relacionados aos alérgenos maiores é promissora em relação à imunoterapia para látex, tendo sido identificada como potencialmente segura, porém a via adequada para administração, o veículo e adjuvantes para uso clínico ainda não foram determinados.[23,24]

Prevenção

A medida mais efetiva para controle da doença é evitar o alérgeno nos âmbitos pessoal e ambiental.[25,15] Os programas de prevenção primária e secundária demonstraram respectivamente ser eficazes em evitar a sensibilização e os sintomas de alergia ao látex.[26,27] Por outro lado, demonstrou-se que após 5 anos de um programa para evitar o contato com o látex os profissionais alérgicos ainda apresentam sensibilidade cutânea.[28]

Prevenção primária

Indicada para indivíduos com alto risco de desenvolver alergia ao látex, mas que ainda não são alérgicos e nem sensibilizados ao látex. Esses indivíduos devem usar luvas sintéticas (vinil, silicone, neoprene, nitrila ou poliuretano) ou com baixo teor de proteínas do látex e evitar qualquer equipamento ou dispositivo que contenha látex. É indicada especialmente para os profissionais da área da saúde e crianças portadoras de espinha bífida ou múltiplas malformações congênitas, as quais devem evitar contato com alérgenos do látex desde o nascimento e em todos os procedimentos a que forem submetidas.[29,30]

Usuários de luvas devem evitar a utilização de cremes ou loções nas mãos imediatamente antes do uso das luvas para evitar a deterioração da luva, além de facilitar a penetração do alérgeno do látex através da pele. Pacientes com dermatite de contato devem receber tratamento adequado, com o intuito de diminuir o risco de sensibilização ao látex.[31]

O conceito mais amplo na prevenção da alergia ao látex consiste em disponibilizar o ambiente sem látex, sobretudo em hospitais. Isso envolve o uso de luvas sem látex ou ao menos sem lubrificantes em pó. O uso de luvas com baixo teor de proteínas do látex (< 50 µ/g de material) também pode ajudar.[32,33]

Prevenção secundária

Indicada para os pacientes já diagnosticados como alérgicos ao látex. Esses pacientes devem portar um alerta médico, como um bracelete ou cartão, informando sobre sua condição alérgica, e se possível carregar consigo luvas sintéticas para emergências. Devem também receber orientações quanto à possibilidade de reação cruzada a alimentos, se isso já não tiver ocorrido, além de serem orientados a reconhecer produtos contendo látex no uso pessoal e hospitalar. Os pacientes que manifestam sintomas anafiláticos devem levar consigo adrenalina autoinjetável e devem evitar o uso de betabloqueadores.[15,25,33]

É também importante que se normatizem os rótulos em todos os dispositivos que contenham látex e que as instituições de atenção à saúde estabeleçam uma rotina de prevenção à alergia ao látex.[15,34,35] (Tabela 17.2).

As instituições empregadoras devem prover educação aos seus funcionários para reconhecerem os sintomas relacionados à doença e facilitar o acesso ao tratamento. Deve ser feito todo esforço para se preservar a função do profissional ou paciente. Muitos preferem ficar anônimos devido ao receio de perderem seus empregos ou comprometerem suas carreiras.[27]

Cirurgia e procedimentos diagnósticos

O látex é considerado a segunda causa mais comum de anafilaxia intraoperatória na população geral e a primeira em pacientes com espinha bífida. O primeiro passo na profilaxia da anafilaxia intraoperatória ou em procedimentos consiste em realizar uma triagem que visa identificar

Tabela 17.2: Prevenção de alergia ao látex em ambiente hospitalar

Formação de equipe multidisciplinar que promova mudanças ambientais com o objetivo de prevenir a exposição aos alérgenos do látex.
Centralizar o sistema de compras de equipamentos e materiais contendo látex e identificar equipamentos, materiais e áreas de trabalho com alto uso.
Impedir o uso de luvas de látex com ou sem talco e estimular o uso de luvas sintéticas.
Trocar materiais e equipamentos contendo látex sempre que possível.
Estabelecer rotinas internas para profissionais e pacientes sensíveis ao látex.
Promover programas de educação continuada sobre alergia ao látex.

pacientes com risco elevado para alergia ao látex. Leitos e prontuários de pacientes alérgicos ao látex devem ser identificados, e os pacientes não devem ter contato com materiais contendo látex. Ninguém na sala cirúrgica deve usar luvas de látex, e o procedimento deve ser marcado para o primeiro horário da sala, quando as partículas dispersas de látex estão em níveis mais baixos, reduzindo a exposição aos alérgenos do látex por via inalatória. Medicações acondicionadas em frascos com tampas contendo látex devem ser evitadas e, quando isso não for possível, não devem ser perfuradas e sim retiradas[36-38] (Tabela 17.3).

Tabela 17.3: Preparo de ambiente isento de látex

Uso de luvas sintéticas por toda a equipe (cirurgião, anestesista, enfermeira). Mesmo luvas de látex sem pó são proibidas para prevenção secundária.
Materiais e equipamentos contendo látex não devem ter contato com o paciente.
Máscaras, tubos endotraqueais, circuitos para ventilação mecânica, sondas uretrais e nasogástricas e demais materiais que tenham contato com o paciente devem ser isentos de látex.
Catéteres, equipos e seringas para infusão intravenosa não devem conter látex.
Tampas de látex de frascos de medicações não devem ser perfuradas e sim retiradas.

Alguns protocolos recomendam medicação profilática pré-operatória com corticosteroide e anti-histamínicos anti-H1 e anti-H2 em pacientes sensibilizados ao látex.[39] Tais medidas porém não impedem a ocorrência de reações anafiláticas, e podem mascarar os sintomas iniciais de uma reação.[40-42]

CONCLUSÃO

A alergia ao látex da borracha natural é reconhecidamente um problema de saúde pública. O único tratamento eficaz ainda é evitar completamente o látex. A Imunoterapia específica para látex altera a história natural da doença, melhorando os sintomas em grande parte dos acometidos, mas ainda apresenta muitos riscos, necessitando de ambiente hospitalar para a sua realização e da supervisão de um alergologista experiente. Pacientes alérgicos ao látex devem estar orientados quanto à importância de notificarem sua condição alérgica sempre que necessitarem ser submetidos a qualquer procedimento com o uso de material médico-hospitalar para não serem expostos a produtos contendo látex. Além disso, devem estar atentos a objetos de uso diário que possam conter látex. A utilização de borrachas sintéticas pelas instituições de atenção à saúde deve ser encorajada como uma alternativa segura ao látex.

É dever do médico que assiste o paciente alérgico ao látex lutar por melhorias no seu cuidado, desde a disponibilidade de extratos padronizados, a substituição de produtos contendo látex, a instalação de programas de educação para alergia ao látex para pacientes e para quem os assiste, até a instalação de prevenção primária e secundária para alergia ao látex. Com a identificação precoce dos indivíduos sensibilizados ao látex ou das primeiras manifestações clínicas relacionadas ao látex é possível a atuação de maneira mais precisa na prevenção de reações potencialmente fatais nesses pacientes.

REFERÊNCIAS BIBLIOGRÁFICAS

1. Sa AB, Mallozi MC, Solé D. Alergia ao látex: atualização. Rev Bras Alerg Imunopatol. 2010;33(5):173-83.
2. Sa AB, Mallozi MC, Solé D. Alergia ao látex: atualização. Rev Bras Alerg Imunopatol. 2007;30(6):214-9.
3. Sa AB, Araujo RFC, Cavalheiro S, Mallozi MC, Solé D. Profile of latex sensitization and allergies in children and adolescents with myelomeningocele in São Paulo, Brazil. J Investig Allergol Clin Immunol. 2013;23(1):43-9.
4. Sa AB, Mallozi MC, Zanon N, Solé D. Latex-specific IgE and its recombinant fractions in a child with cerebrospinal eosinophilia. Allergol Immunopathol. 2014;42(5):504-5.
5. Sa AB, Garro LS, Fernandes FR, Rizzo MCV, Sandrin LNA, Ensina LF, et al. Recomendações para o diagnóstico de alergia ao látex. Rev Bras Alerg Imunopatol. 2012;35(5):183-9.
6. http://www.allergen.org/search.php?Species=Hevea%20brasiliensis Acesso em 02/mai/2016.
7. Poley GE, Jr., Slater JE. Latex allergy. J Allergy Clin Immunol. 2000;105(6):1054-62.
8. Weissman DN, Lewis DM. Allergic and latex-specific sensitization: route, frequency, and amount of exposure that are required to initiate IgE production. J Allergy Clin Immunol. 2002;110:S57-63.
9. Bernstein DI, Biagini RE, Karnani R, Hamilton R, Murphy K, Bernstein C, et al. In vivo sensitization to purified Hevea brasiliensis proteins in health care workers sensitized to natural rubber latex. J Allergy Clin Immunol. 2003;111(3):610-6.
10. Wagner B, Buck D, Hafner C, Sowka S, Niggemann B, Scheiner O, et al. Hev b 7 is a Hevea brasiliensis protein associated with latex allergy in children with spina bifida. J Allergy Clin Immunol. 2001;108(4):621-7.
11. Peixinho C, Tavares-Ratado P, Tomas MR, Taborda-Barata L, Tomaz CT. Latex allergy: new insights to explain different sensitization profiles in different risk groups. Br J Dermatol. 2008;159(1):132-6.
12. Blanco C. Latex-fruit syndrome. Curr Allergy Asthma Rep. 2003;3(1):47-53.
13. Ownby DR. A history of latex allergy. J Allergy Clin Immunol. 2002;110(2):S27-32.
14. Gaspar A, Pires G, Matos V, Loureiro V, Almeida MM, Pinto JR. Prevalence and risk factors for latex-fruit syndrome in patients with latex allergy. Revista Portuguesa de Imunoalergologia. 2004;XII:209-23.
15. Yunginger J. Natural rubber latex allergy. 7 ed. Adkinson Jr NF BB, Busse WW, Holgate ST, Lemanske Jr RF, Simons FER, editor. Philadelphia, Pensilvania: Mosby; 2009.
16. Hunt LW, Fransway AF, Reed CE, Miller LK, Jones RT, Swanson MC, et al. An epidemic of occupational allergy to latex involving health care workers. J Occup Environ Med. 1995;37(10):1204-9.
17. Bernardini R, Pucci N, Azzari C, Novembre E, De Martino M, Milani M. Sensitivity and specificity of different skin prick tests with latex extracts in pediatric patients with suspected natural rubber latex allergy – A cohort study. Pediatr Allergy Immunol 2008;19:315-8.
18. Pereira C. Imunoterapia específica. Rev Port Imunoalergologia 2005;13:35-9.
19. Bahima AC, Sastre J, Enrique E, Fernández M, Alonso R, Quirce S, et al. Tolerance and effects on skin reactivity to latex of sublingual rush immunotherapy with a latex extract. J Invest Allergol Clin Immunol 2004;14:17-25.
20. Nettis E, Colanardi MC, Soccio AL, Marcandrea M, Pinto L, Ferrannini A, et al. Double-blind, placebo-controlled study of sublingual immunotherapy in patients with latex-induced urticaria: a 12-month study. Br J Dermatol. 2007;156:674-81.
21. Cox L, Li JT, Nelson H, Lockey R. Allergen immunotherapy: A practice parameter second update. J Allergy Clin Immunol 2007;120:S25-67.
22. Till JS, Francis JN, Nouri-Aria K, Durham SR. Mechanisms of immunotherapy. J Allergy Clin Immunol 2004;113:1025-34.
23. Rolland JM e O'Hehir RE. Latex allergy: a model for therapy. Clinical and Experimental Allergy 2008;38:898-912.
24. Sutherland MF, Suphioglu C, Rolland JM, O`Hehir RE. Latex allergy: towards immunotherapy for health care workers. Clin Exp Allergy 202; 32:667-73.
25. Cabañes N, Igea JM, de la Hoz B, Augustín P, Blanco C, Dominguéz J, et al. Latex allergy: position paper 2012; J Investig Allergol Clin Immunol. 2012;22(5):313-30.
26. Tarlo SM, Easty A, Eubanks K, et al. Outcomes of a natural rubber latex control program in an Ontario teaching hospital. J Allergy Clin Immunol 2001:108:628–33.
27. Bernstein DI. Management of natural rubber latex allergy. J Allergy Clin Immunol. 2002:110:S111-6.

28. Smith AM, Amin HS, Biagini RE, Hamilton RG, Arif SAM, Yeang HY, et al. Percutaneous reactivity to natural rubber latex proteins persists in health-care workers following avoidance of natural rubber latex. Clin Exp Allergy. 2007;37:1349–56.
29. Nieto A, Mazón A, Pamies R, Lanuza A, Muñoz A, Estornell F, et al. Efficacy of latex avoidance for primary prevention of latex sensitization in children with spina bifida. J Pediatr. 2002;140(3):370-2.
30. Cullinan P, Brownw R, Fieldz A, Hourihane J, Jones M, Kekwickz R, et al. Latex allergy. A position paper of the British Society of Allergy and Clinical Immunology. Clin Exp Allergy 2003;33:1484–99.
31. National Institute for Occupational Safety and Health (NIOSH): Latex Allergy. A prevention guide. Acesso em 02/mai/2016. Disponível em http://www.cdc.gov/niosh/docs/98-113/pdfs/98-113.pdf.
32. LaMontagne AD, Radi S, Elder DS, Abramson MJ, Sim M. Primary prevention of latex related sensitisation and occupational asthma: a systematic review. Occup Environ Med. 2006;63(5):359-64.
33. Taylor JS, Erkek E. Latex allergy: diagnosis and management. Dermato Therap. 2004;17:289–30.
34. Hunt LW, Kelkar P, Reed CE, Yunginger JW. Management of occupational allergy to natural rubber latex in a medical center: the importance of quantitative latex allergen measurement and objective follow-up. J Allergy Clin Immunol 2002:110:S96–106.
35. Bollinger ME, Mudd K, Keible LA, Hess BL, Bascom R, Hamilton RG. A hospital-based screening program for natural rubber latex allergy. Ann Allergy Asthma Immunol 2002;88(6):560-7.
36. Mertes PM, Lambert M, Guéant-Rodriguez RM, Aimone-Gastin I, Mouton-Faivre C, Moneret-Vautrin DA, et al. Perioperative anaphylaxis. Immunol Allergy Clin N Am 2009;29(3):429-51.
37. Quercia O, Stefanini GF, Scardovi A, Asero R. Patients monosensitised to Hev b 8 (Hevea brasiliensis latex profilin) may safely undergo major surgery in a normal (non-latex safe) environment. Eur Ann Allergy Clin Immunol. 2009;41(4):112-6.
38. Reines HD, Seifert PC. Patient safety: latex allergy. Surg Clin N Am 2005;85:1329–40.
39. Kwittken PL, Becker J, Oyefara B, Danziger R, Pawlowski NA, Sweinberg S. Latex hypersensitivity reactions despite prophylaxis. Allergy Proc. 1992;13(3):123-7.
40. Holzman RS. Latex allergy: an emerging operating room problem. Anesth Analg. 1993;76(3):635-41.
41. Gold M, Swartz JS, Braude BM, Dolovich J, Shandling B, Gilmour RF. Intraoperative anaphylaxis: an association with latex sensitivity. J Allergy Clin Immunol. 1991;87(3):662-6.
42. Setlock MA, Cotter TP, Rosner D. Latex allergy: failure of prophylaxis to prevent severe reaction. Anesth Analg. 1993;76(3):650-2.

capítulo 18

Hipersensibilidade aos anestésicos locais

- Gladys Queiroz
- Luiz Alexandre Ribeiro da Rocha

CONSIDERAÇÕES GERAIS

Os anestésicos locais (AL) são usados há mais de 100 anos, pois sua descoberta se deu em 1884 por Carl Koller, mas somente em 1905 a procaína foi introduzida como primeiro anestésico local seguro. Desde então, têm sido amplamente utilizados para prevenir e aliviar a dor cirúrgica e em diversos procedimentos obstétricos, odontológicos, oftalmológicos, dermatológicos, entre outros. Reações adversas aos AL têm sido relatadas ao longo dos anos. No entanto, reações verdadeiramente alérgicas são raras, correspondendo a menos de 1% do que comumente é relatado por pacientes e até por profissionais.[1,2,3,4]

Os AL ligam-se de forma reversível aos canais de sódio da membrana, o que leva à inativação desses receptores, com impedimento da entrada de sódio que seria necessária para a despolarização da célula nervosa e consequente propagação do impulso nervoso. Quase todos são sintéticos, com exceção da cocaína.[2,3,5] Com relação à sua estrutura química (molecular), são compostos de três partes: um anel aromático (hidrofóbico e lipofílico, responsável pela difusão do anestésico através da membrana nervosa); um grupo amina (hidrofílico e responsável pela solubilidade do anestésico); uma cadeia intermediária que contém um éster ou uma amida. Essa diferença classifica os anestésicos locais em dois grupos: o tipo éster e o tipo amida[3,4] (Tabela 18.1).

Reações adversas ao grupo éster, em especial dermatite de contato, são mais relatadas na literatura. Esse grupo de AL é hidrolisado pela pseudocolinesterase, formando o ácido para-aminobenzoico (PABA), principal responsável pelas reações alérgicas dos anestésicos. Pode ocorrer sensibilização prévia ao PABA, mesmo em pacientes que nunca tenham utilizado o produto em anestesia local, através de aditivos parabenos, presentes em cosméticos, loções, protetores solares e comidas que parecem ter reação cruzada com o PABA.[1,2,6]

Já os do grupo amida são metabolizados pela enzima microssomal hepática, não originam PABA, e reações a esses agentes são menos comuns, por isso têm sido preferidos e mais usados.[4,6]

Tabela 18.1: Classificação farmacológica dos anestésicos locais, características e componentes

Ésteres	Amidas
Derivados do PABA Metabolizados pela pseudocolinesterase	Metabolizados pela enzima microssomal hepática
• Cocaína • Cloroprocaína • Procaína • Tetracaína • Benzocaína • Propacaína	• Lidocaína • Bupivacaína • Levobupivacaína • Mepivacaína • Prilocaína • Articaína • Dibucaína • Ropivacaína • Etidocaína

Fonte: Phillips JF, Yates AB, Deshazo RD. Approach to patients with suspected hypersensitivity to local anesthetics. Am J Med Sci. 2007;334:190-6

De acordo com a presença ou ausência de um mecanismo imunológico de base, as reações de hipersensibilidade dividem-se, respectivamente, em alérgicas e não alérgicas. Todas as reações alérgicas necessitam de uma substância que funcione como antígeno e inicie o mecanismo em cadeia. Uma molécula alergênica típica precisa ter um peso molecular entre 10 e 20 KDa para desencadear uma resposta alérgica.[2,7] As moléculas com peso molecular menor do que 10 KDa não são capazes de desencadear esse processo e, portanto, necessitam se ligar a um carreador tipo albumina para adquirirem função antigênica. Alguns autores apontam essa possibilidade para os AL, pois esses são muito pequenos e pesam entre 200 e 300 Da. A maioria dos autores descreve que as reações de hipersensibilidade ao AL são por mecanismos tipo I (reação imediata, IgE mediada) e tipo IV (reação de hipersensibilidade tardia, mediada por célula).[2,4,8,9,10]

Em casos de reações alérgicas, ou seja, imunologicamente mediadas, as principais manifestações são: prurido, urticária, angioedema, dermatite e anafilaxia. A dermatite é a reação mais comum, e a anafilaxia, a mais rara. A dermatite de contato é mais descrita para os anestésicos do tipo éster, enquanto as reações de hipersensibilidade imediata são descritas para ambos os tipos. Com a introdução e uso dos AL do tipo amida, os relatos de reações imediatas aos AL têm diminuído drasticamente.[4,5,11]

A reação tipo I é a mais grave e pode causar a morte. É mediada pela IgE, e quando esse anticorpo se liga à superfície dos mastócitos ocorre degranulação deles, com consequente liberação de histamina, leucotrienos, citocinas e proteases. O resultado é a conhecida reação anafilática e pode desenvolver-se dentro de minutos, após a exposição ao agente causador. Quando o mastócito é ativado por outra via que não a IgE, o resultado clínico é o mesmo, porém a reação é chamada de reação de hipersensibilidade não alérgica.[2,4]

A reação do tipo IV é tardia e não mediada por anticorpo, mas por mecanismo que ativa linfócitos. Quando o antígeno é introduzido na pele, as células de Langerhans processam esse antígeno e o apresentam aos linfócitos T auxiliares sensibilizados. Os linfócitos sensibilizados pelo antígeno liberam interleucinas após um segundo contato. Assim, os sintomas surgem 12 a 48 horas após a exposição em pacientes já sensibilizados.[2,4,9]

DIAGNÓSTICO DIFERENCIAL

Qualquer reação incomum pode ser erroneamente tachada como alergia, e sintomas como mal-estar, náuseas, tontura, aperto no peito, sensação de sufocação, eritema facial e até desmaios (lipotimia) podem levar a confusão diagnóstica e privar o paciente dos benefícios dos AL em procedimentos futuros até que a avaliação de um profissional alergologista e imunologista seja realizada.[9,12]

A maioria das reações aos AL não decorre de hipersensibilidade alérgica aos anestésicos, e devemos considerar essas manifestações clínicas decorrentes de outros mecanismos, conforme visto na Tabela 18.2.[13]

Tabela 18.2: Reações não mediadas imunologicamente aos AL

1. Reações psicossomáticas
   - Reação vasovagal
   - Hiperventilação e ataque de pânico
   - Estimulação simpática endógena
2. Reações tóxicas: sistema cardiovascular e sistema nervoso central
3. Reações adversas a outros agentes administrados concomitantemente
   - Reações e efeitos dos aditivos e preservativos
   - Alergia ao látex
   - Reações adversas a medicamentos utilizados antes, durante ou após procedimento.
4. Resposta do organismo ao trauma do procedimento

Fonte: Bhole MV, Manson AL, Seneviratne SL, Misbah SA. IgE-Mediated allergy to local anaesthetics: separating fact from perception: a UK perspective. British Journal of Anaesthesia. 2012; 108(6): 903-11. Adaptado. 13

As reações psicossomáticas são as mais frequentes, têm a participação do sistema nervoso autônomo e, portanto, não são relacionadas aos fármacos. Em alguns casos, podem simular reações de hipersensibilidade não alérgica. No geral se apresentam com sinais e sintomas do tipo palidez, sudorese, tontura, hiperventilação que pode chegar a apneia, bradicardia e parestesias, além de sensação de aperto na orofaringe.[14]

Reações tóxicas, locais ou sistêmicas, também podem fazer parte do diagnóstico diferencial. Ocorrem quando é usada dose excessiva (concentração e volume) ou há administração intravascular acidental, ocasionando assim irritação direta do nervo pelas altas concentrações, isquemia local por conta de grandes volumes injetados ou efeito direto dos vasopressores. Dose excessiva do anestésico com rápida absorção pode atingir diretamente os sistemas nervoso e cardiovascular. O quadro clínico pode ser de hiperatividade ou depressão do sistema nervoso e alterações arrítmicas, com náusea, vômitos, desorientação, tremores, inconsciência, convulsões, depressão respiratória, coma, hipotensão arterial, até a morte, sem significar reação alérgica, mas tóxica.[8,15]

A epinefrina, para exemplificar, é um vasoconstritor frequentemente associado aos AL, cuja finalidade é a de diminuir a absorção daqueles e ajudar na hemostasia. Em geral, os vasoconstritores são mais efetivos em prolongar e intensificar a ação dos AL hidrofílicos do que os hidrofóbicos.[4] Por serem absorvidos, a adrenalina e alguns outros podem causar reações sistêmicas, como taquicardia, palpitações, ansiedade, cefaleia e elevação da pressão arterial.[2,4,8]

Reações a outros agentes administrados em conjunto com os AL ou usados no procedimento também podem ser citadas com ocorrência frequente. Destacamos o látex, a clorexidina, os sulfitos e o parabeno.

Dentre os conservantes dos AL, estão os sulfitos, que atuam como antioxidantes, usados para estabilizar os vasoconstritores, que estão presentes nas preparações da articaína, bupivacaína, lidocaína, mepivacaína e prilocaína. Há relatos dessas substâncias (sulfitos) causando reações de hipersensibilidade. Já o parabeno apresenta cinco subtipos (metilparabeno, etilparabeno, propilparabeno, butilparabeno e benzilparabeno) que estão presentes nos AL do tipo éster, podendo estar relacionados ao desencadeamento de reações alérgicas. Essas reações têm sido menos frequentes pelo uso cada vez menor dos AL do tipo éster.[16] A alergia ao látex também deve fazer parte do diagnóstico diferencial das reações aos AL. O látex pode ser encontrado nas luvas e em diversos outros materiais cirúrgicos, inclusive na tampa do recipiente do AL, e pode desencadear desde reações do tipo dermatite de contato até reações de hipersensibilidade imediata, inclusive anafilaxia.[2]

Por último, lembrar a própria resposta do organismo ao trauma cirúrgico, determinando edema na área do procedimento. E dentro desse campo, apesar de raro, não esquecer do angioedema hereditário, que pode desencadear angioedema local com envolvimento laríngeo após estresse causado pela manipulação cirúrgica.[14]

DIAGNÓSTICO E TRATAMENTO

Quando há suspeita de reação aos AL, o primeiro passo é fazer uma história clínica detalhada, incluindo os tipos de medicações usadas, a dose, a via de administração e o motivo do uso. Deve-se obter os conservantes e vasoconstritores presentes no AL; colher detalhes da reação, como tempo de aparecimento dos sinais e sintomas, duração e as medidas tomadas para sua resolução; levantar dados da história pessoal e médica do paciente, quanto a hábitos e profissão, reação medicamentosa anterior conhecida, medicamentos de uso regular ou ocasional e doenças de base, pois o paciente pode preencher algum dos critérios de fatores de risco para reação alérgica a fármacos.[2,4,14]

Para estratégia de investigação no nível de procedimentos, podem-se realizar testes de investigação *in vivo*, como testes cutâneos e teste com medicamentos (provocação), e investigação *in vitro*, como testes laboratoriais. Os testes cutâneos são do tipo *prick test*, teste intradérmico e *patch test*.[17]

O *prick test* (teste de puntura) é recomendado para iniciar a investigação, por ser simples, rápido, de baixo custo e ter boa especificidade. É realizado com a apresentação comercial, não diluída e sem vasoconstritor do AL suspeito. Recomenda-se incluir no procedimento um AL alternativo e extrato de látex para exclusão de sensibilização a esse último.[6,14,17]

O teste intradérmico deve ser realizado quando o teste de puntura for negativo. Sua sensibilidade e valores preditivos variam em trabalhos recentes, mas demonstram ter valores de moderados a baixos. Na suspeita de reações graves, pode-se iniciar com diluições do tipo 1/1.000.[6,14,17]

O *patch test* (teste de contato) é útil para investigação de reações tardias, tipo IV, em que há o envolvimento de células T, do tipo dermatite de contato. Os AL são aplicados no dorso do paciente e cobertos com adesivo hipoalergênico. As leituras deverão ser realizadas com intervalos de 48 horas. Esse teste apresenta como limitações o tempo demorado para o resultado e também o fato de que diferentes populações de células T podem estar envolvidas.[5,7,14,17]

Não há até o momento pesquisa de IgE específica e testes diagnósticos *in vitro* disponíveis.

A dosagem de triptase sérica, que deve ser colhida entre 1 hora e 4 horas após a anafilaxia, pode ajudar para diagnóstico e acompanhamento da reação imediata. Existem dificuldades em se estabelecer o nível normal desse marcador de liberação dos mastócitos. Entretanto, comparando o nível basal da triptase e o nível após a reação anafilática, se ocorrer aumento de duas vezes o valor inicial, esse fato deve ser considerado significativo. Níveis acima de 25 microgramas/kg são sugestivos de reação alérgica. Apesar de ser recomendada em trabalhos e em consensos, não está disponível na maioria dos centros do país.[18]

O padrão-ouro para diagnosticar ou excluir hipersensibilidade ao AL é o teste de provocação (TP), que pode ser realizado com o medicamento suspeito ou alternativo. Na literatura existe uma variabilidade de protocolos, mas a maioria usa uma combinação de testes cutâneos e provocação para encontrar o agente causal da reação ou uma alternativa segura.[8,10,19]

A sugestão para diagnóstico e tratamento nessa revisão é a seguinte:[18]

- Se há suspeita de hipersensibilidade imediata por AL, devemos proceder a investigação com testes cutâneos e TP, seguindo as recomendações da *European Network for Drug Allergy* (ENDA).[20]

- Caso o AL seja do grupo éster, indicamos a utilização de AL do grupo amida, pois os ésteres, cada vez menos utilizados atualmente, são muito sensibilizantes.
- Se há suspeita de hipersensibilidade por amidas e o AL for conhecido, como a verdadeira reação alérgica IgE-mediada é excepcional, devemos testar o AL suspeito para confirmação diagnóstica. Se o AL for desconhecido, devemos testar lidocaína. Lembramos que os testes devem ser realizados sem vasoconstritor, pois ele pode inibir a formação de pápula durante o procedimento (Figura 18.1).

Caso os testes sejam negativos e haja suspeita de reação aos conservantes, por exemplo, pacientes com reações a alimentos contendo conservantes, é necessário confirmar por meio de

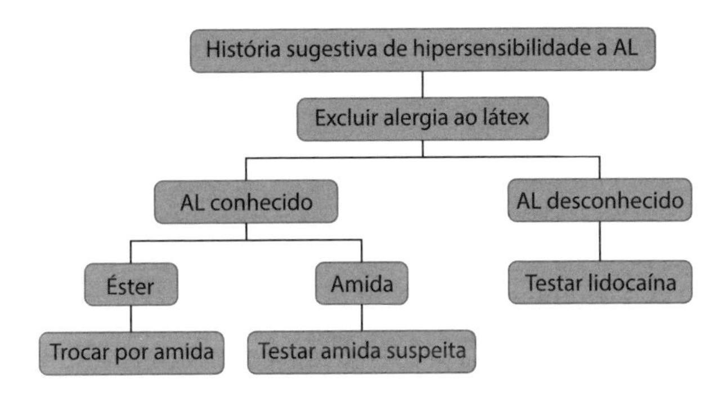

Figura 18.1: Fluxograma para investigação de suspeita de hipersensibilidade com AL.

teste de provocação oral com o agente suspeito (por exemplo, metabissulfitos) ou utilizar apresentação de AL sem aditivos para um novo teste de medicamento.

Os testes devem ser indicados e realizados por especialista em Alergia e Imunologia Clínica, feitos em ambiente hospitalar por profissional treinado e com material de ressuscitação cardiopulmonar disponível. Particular atenção deve ser dada aos anti-histamínicos e corticosteroides (que devem ser suspensos na semana anterior) e beta-bloqueadores, que devem ser substituídos por outra classe de medicamentos por pelo menos 7 dias.[20]

Devemos considerar as contraindicações absolutas e relativas para TP e lembrar que esse teste tem limitações como: não estabelecer o mecanismo fisiopatológico envolvido, resultados falsos positivos por queixas subjetivas do paciente durante a realização e falsos negativos (nos casos de reações de hipersensibilidade não alérgicas).[17,19]

Todos os pacientes selecionados para o teste de provocação de anestésico local (TPAL) devem ser orientados quanto aos riscos de tal procedimento, seguindo-se a leitura do termo de consentimento livre e esclarecido (TCLE) e a assinatura.[19]

É recomendado avaliar os referidos pacientes em relação à alergia ao látex, baseado em história clínica, teste cutâneo (*prick to prick* com luva) e dosagem de IgE específico para látex. Se foi utilizada a clorexidina durante o procedimento no qual ocorreu a reação, principalmente em pacientes de risco, realizar testes cutâneos padronizados para esse fármaco.[18]

Antes, e a cada etapa do TPAL, devem ser verificados os seguintes parâmetros: exame cutâneo, ausculta respiratória, saturação de O_2 em ar ambiente, pico de fluxo expiratório e frequência cardíaca.

Os TPAL se iniciam com teste cutâneo de leitura imediata (teste de puntura), utilizando o AL puro (concentração 1:1), controles positivos (histamina) e negativos (solução fisiológica 0,9%). Os testes são realizados na face volar do antebraço e reavaliados após 20 minutos; se negativo, prossegue-se para a etapa intradérmica. Nessa fase, utilizamos controle negativo e a leitura é realizada após 20 minutos de cada aplicação nas diferentes concentrações. Inicialmente, injeta-se 0,04 mL da droga na concentração 1:100. Concentrações progressivamente maiores serão aplicadas quando o resultado se mantiver negativo, então, segue-se a aplicação do mesmo volume nas concentrações 1:10 e 1:1, considerando-se positivo diante da formação de pápula com o dobro do diâmetro inicial. Com a etapa intradérmica finalizada sem positividade, inicia-se o teste de provocação com aplicação da droga. Administram-se 2 mL do AL puro (concentração 1:1) em região subcutânea profunda, e o paciente deve ser reavaliado após 20 minutos; com 1 hora, não havendo reação local ou sistêmica nesse período, o paciente é orientado a observar sintomas tardios. Posteriormente o paciente recebe um relatório, documentando o procedimento realizado e o resultado (Figura 18.2).

No paciente com suspeita de hipersensibilidade tardia a AL devem ser realizados testes cutâneos de leitura tardia. Recomenda-se teste intradérmico, cuja técnica foi descrita acima, com a diluição de 1/10 e *patch test* com o Al puro.[20]

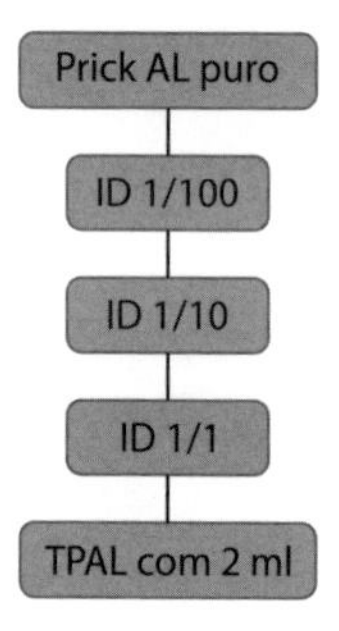

Figura 18.2: Etapas da investigação com testes para AL.

REFERÊNCIAS BIBLIOGRÁFICAS

1. Funicane BT. Allergies to local anesthetics – the real truth. Can J Anesth. 2003;50(9):869-74.
2. Phillips JF, Yates AB, Deshazo RD. Approach to patients with suspected hypersensitivity to local anesthetics. Am J Med Sci. 2007;334(3):190-6.
3. Vasconcelos RJH, Nogueira RVB, Leal AKR, Oliveira CTV, Bezerra JGB. Alterações sistêmicas decorrentes do uso da lidocaína e prilocaína na prática odontológica. Rev Cir Traumat Buco-Maxilo-Facial. 2002;1(2):13-9.
4. Queiroz G, Cunha AMF, Maia PFCMD, Rizzo JA, Sarinho ESC. Alergia aos anestésicos locais: aspectos atuais. Rev. Cir. Traumatol. Buco-Maxilo-Fac. 2008;8(4):9-16.
5. Berde C. Local anesthetics in infants and children: an update. Pediatr Anesth. 2004;14(5):387-93.
6. Thyssen JP, Menné T, Elberling J, Plaschke P, Johansen JD. Hypersensitivity to local anaesthetics – update and proposal of evalution algorithm. Contact Dermatitis. 2008;59(2):69-78.
7. Nagao-Dias AT, Barros-Nunes P, Coelho HLL, Solé D. Reações alérgicas a medicamentos. J Pediatr. 2004;80(4):259-66.
8. Araújo LMT, Amaral JLG. Alergia à lidocaína. Relato de caso. Rev Bras Anestesiol. 2004;54(5):672-6.
9. Gall H, Kaufmann R, Kalveram CM. Adverse reactions to local anesthetics: Analysis of 197 cases. J Allergy Clin Immnunol. 1996;97(4):933-7.
10. Pregal AL. Alergia medicamentosa – Diagnóstico in vivo. Testes cutâneos. Rev Port Imunoalergol. 2003;10(11):185-8.
11. Gunera-Saad N, Guillot I, Cousin F, Phillips K, Besard A, Vicent L, et al. Immediate reactions to local anesthetics: diagnostic and therapeutic procedures. Ann Dermatol Venereol. 2007;134(4):333-6.
12. Demoly P, Pichler W, Pirmohamed M, Romano A. Important questions in allergy: 1-drug allergy/hypersensitivity. Allergy. 2008;63(5):616-9.

13. Bhole MV, Manson AL, Seneviratne SL, Misbah SA. IgE-mediated allergy to local anaesthetics: separating fact from perception: a UK perspective. Br J Anaesth. 2012; 108(6): 903-11.
14. Mascarenhas MI, Silva SL, Mendes A, Santos AS, Pedro E, Barbosa MP. Alergia aos anestésicos locais: artigo de revisão. Acta Med Port. 2011;24(2):293-298.
15. Becker DE. Adverse drug reactions in dental practice. Anesth Prog. 2014;61(1):26-34.
16. Cashman AL, Warshaw EM. Parabens: a review of epidemiology, structure, allergenicity, and hormonal properties. Dermatitis. 2005;16(2):57-66.
17. Demoly P, Adkinson NF, Brockow, Castells M, Chicirac AM, Greenberg PA, et al. International Consensus on Drug Allergy: Position paper. Allergy. 2014;69(4):420-437.
18. Volcheck GW, Mertes PM. Local and general anesthetics immediate hypersensitivity reactions. Immunol Allergy Clin North Am. 2014;34(3):525-546.
19. Aberer W, Bircher A, Romano A, Blanca M, Campi P, Fernandez J, et al. Drug provocation testing in the diagnosis of drug hypersensitivity reactions: general considerations. Allergy. 2003;58:854-63.
20. Brockow K, Garvey LH, Aberer W, Atanaskovic-Markovic M, Barbaud A, Bilo MB, et al. Skin test concentrations for systemically administered drugs – an ENDA/EAACI Drug Allergy Interest Group position paper. Allergy. 2013;68(6):702-712.

capítulo 19

Hipersensibilidade aos contrastes radiológicos

- Tânia Maria Tavares Gonçalves
- Luiz Carlos Gondar Arcanjo

INTRODUÇÃO

Meios de contraste radiológicos são substâncias que pelas suas características físico-químicas possibilitam a obtenção de imagens de alta definição e, com isso, maior precisão em exames de diagnóstico por imagem. São representados pelo sulfato de bário, pela fluoresceína, pelo gadolínio e pelos meios de contraste iodados (MCI). Estes últimos, desde 1950, são os mais utilizados na prática clínica, e estima-se que cerca de 75 milhões de exames sejam realizados em todo o mundo anualmente.[9,16] Embora os meios de contraste radiológicos sejam inertes e relativamente seguros, reações de hipersensibilidade podem ocorrer em diferentes graus de gravidade.[10]

HIPERSENSIBILIDADE AOS MEIOS DE CONTRASTE IODADO

Todos os MCI são derivados de uma estrutura funcional similar, o ácido tri-iodobenzoico. Eles se caracterizam por apresentar um anel benzeno (monômeros) ou dois anéis (dímeros). Estes últimos se unem por meio de ligação funcional orgânica com a presença de um grupo carboxila (iônico) ou não (não iônico)[15] (Figura 19.1). Os contrastes iônicos têm alta osmolaridade, pois são capazes de se dissociarem em solução aquosa, formando íons cátions e ânions.[16] Essas peculiaridades químicas são responsáveis pelos seus diferentes perfis de efeitos adversos (Tabela 19.1).

As reações adversas aos MCI podem ser classificadas em:

1. Tóxicas (p. ex.: nefrotoxicidade, neurotoxicidade);
2. Não relacionadas ao contraste (p. ex.: urticária crônica espontânea);
3. Reações de hipersensibilidade alérgicas e não alérgicas, que podem se manifestar de maneira imediata (< 1h) ou de maneira não imediata (> 1h), após a exposição ao contraste.[2] (Figura 19.2).

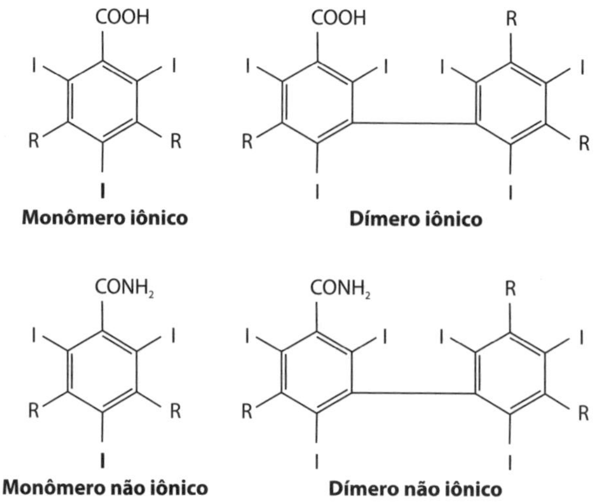

Monômero iônico **Dímero iônico**

Monômero não iônico **Dímero não iônico**

Figura 19.1: Estrutura química dos MCI.

Tabela 19.1: Classes, propriedades e exemplos de MCI

Classes	Osmolaridade	Exemplos
Monômeros Iônicos Alta osmolaridade	1400-2400 mOsm/L	Diatizoato (Hypaque®) Ioxitalâmico (Telebrix®)
Dímeros Iônicos Baixa osmolaridade	600 mOsm/L	Ioxagalto (Hexabrix®)
Monômeros Não iônicos Baixa osmolaridade	290-860 mOsm/L	Iohexol (Omnipaque®) Iopamidol (Iopamiron®)
Dímeros não iônicos Iso-osmolares	280 mOsm/L	Iodixanol (Visipaque®)

Adaptado de Pasternak et al.[15]

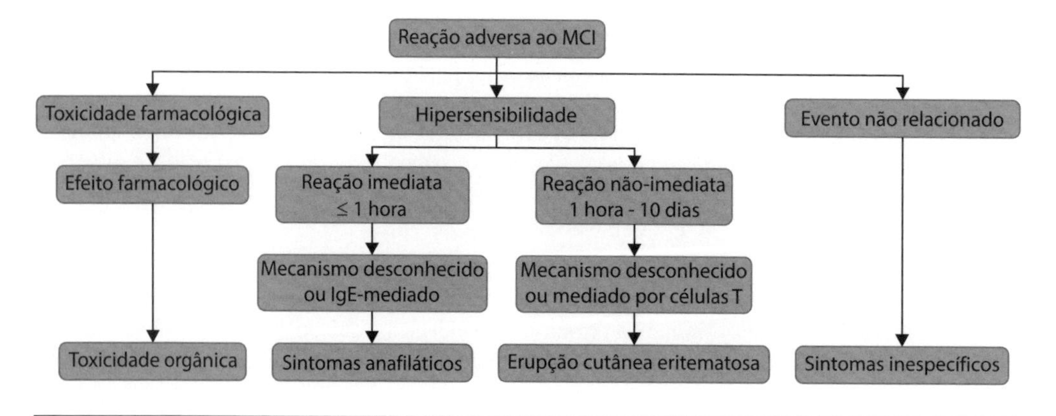

Figura 19.2: Algoritmo de classificação das reações adversas ao MCI.

EPIDEMIOLOGIA

A prevalência de hipersensibilidade aos MCI varia de acordo com o tipo de contraste utilizado. Com a substituição dos MCI iônicos pelos não iônicos, houve uma redução na incidência de reações adversas. Reações imediatas leves têm sido relatadas em 3,8% a 12,7% dos pacientes recebendo MCI iônicos em 0,7% a 3,1% com MCI não iônicos.[2,4] Reações imediatas graves com MCI iônico variam de 0,1% a 0,4%, enquanto com o não iônico são menos frequentes (0,02% a 0,04%). As reações não imediatas se manifestam em 0,5% a 23% dos pacientes expostos ao MCI, com maior incidência de exantema relacionado ao dímero não iônico. A história clínica prévia de uma reação ao MCI é o principal fator de risco para que ocorra uma nova reação do tipo imediato ou tardio. Quando o paciente é reexposto ao MCI iônico, tem seu risco aumentado em 21% a 60% de uma nova reação imediata, com redução de incidência em dez vezes para uma reação imediata grave quando substituído pelo não iônico. Dentre outros fatores predisponentes relatados para reação de hipersensibilidade ao meio de contraste iodado (RHMCI) do tipo imediata, encontram-se: sexo feminino, presença de doenças alérgicas (asma, urticária), alergia a medicamento e uso de betabloqueador. O tratamento com interleucina 2 e uma história de alergia a medicamento ou de contato predispõem a um maior risco de reações não imediatas.[4] Algumas características relacionadas ao contraste influenciam a uma maior incidência de reação, tais como dose > 65 g, concentração > 70% e via de administração intra-arterial quando comparada à intravenosa.[14] Pacientes com comorbidades (doenças cardiovasculares e renais) e idosos apresentam um risco maior de desenvolver reações graves ou fatais.[17] A alergia a crustáceos não representa de modo direto um fator de risco para o desenvolvimento de alergia aos MCI. Apesar de os crustáceos conterem iodo, seu alérgeno é a tropomiosina e, além disso, as RHMCI são principalmente causadas pela molécula do contraste e não pelo iodo.[10]

MANIFESTAÇÕES CLÍNICAS

As reações de hipersensibilidade imediata (RHI) aos MCI normalmente manifestam-se rapidamente. Destas, 70% surgem 5 minutos após aplicação do contraste, com 96% das reações graves ocorrendo nos primeiros 20 minutos após a exposição.. Prurido e urticária, algumas vezes acompanhada de angioedema, são os sintomas mais frequentes, ocorrendo em 65% a 85% dos pacientes. Outras reações comuns são sensação de calor, náusea e vômito, que podem estar relacionadas a uma reação tóxica, porém, se estiverem acompanhadas de dor abdominal e diarreia, assemelham-se mais a reação de hipersensibilidade. Reações mais graves envolvem os sistemas respiratório e cardiovascular, com manifestações clínicas como dispneia, broncoespasmo, hipotensão com taquicardia reflexa, perda da consciência e choque anafilático. O sistema de graduação de gravidade proposto por Ring e Messmer é bastante útil na classificação da intensidade da reação independentemente do mecanismo[4] (Tabela 19.2).

Tabela 19.2: Grau de anafilaxia de acordo com a gravidade dos sintomas

Grau	Pele	Gastrintestinal	Respiratório	Cardiovascular
I	Prurido Rubor Urticária Angioedema			
II	Prurido Rubor Urticária Angioedema	Náuseas Cólicas	Rinorreia Rouquidão Dispneia	Taquicardia Hipotensão Arritmia

Continua

Continuação

Grau	Pele	Gastrintestinal	Respiratório	Cardiovascular
III	Prurido Rubor Urticária Angioedema	Vômitos Diarreia	Edema laríngeo Broncoespasmo Cianose	Choque
IV	Prurido Rubor Urticária Angioedema	Vômitos Diarreia	Parada respiratória	Parada cardíaca

Adaptado de Ring e Messmer.

As reações de hipersensibilidade aos MCI não imediatas normalmente manifestam-se de forma leve a moderada, algumas horas até vários dias após a administração do contraste, sendo o exantema maculopapular a reação cutânea principal. Com menos frequência, observam-se erupção fixa por droga, eritema multiforme exsudativo, prurido, reação tipo enxerto *versus* hospedeiro, exantema simétrico flexural e intertriginoso (SDRIFE) e sintomas sistêmicos com eosinofilia relacionados a droga (DRESS). Raramente ocorrem reações graves como vasculite cutânea, síndrome de Stevens-Johnson (SSJ) e necrólise epidérmica tóxica (NET).[2,5]

FISIOPATOLOGIA

Em geral, é aceito que a maioria das reações adversas imediatas não é associada com a presença de IgE, por isso elas não são consideradas verdadeiramente alérgicas. Alguns estudos porém mostram evidências definitivas de mediação por IgE em 4% dos casos de anafilaxia. A detecção de IgE específica para meio de contraste em pacientes com reações de hipersensibilidade imediata através de testes cutâneos de leitura imediata, e testes de ativação de basófilos em subgrupo de pacientes, pode sugerir um mecanismo mediado por IgE. Existem também relatos de altos níveis de triptase em reações fatais e graves. Além disso, alguns mecanismos alternativos, como um efeito direto sobre a membrana de mastócitos e basófilos possivelmente relacionado à osmolaridade da solução, uma ativação do sistema complemento ou formação direta de bradicinina, também não foram definitivamente comprovados. Aproximadamente 90% das reações adversas são associadas com a liberação direta de histamina e de outros mediadores. A osmolaridade do agente de contraste, assim como o tamanho e a complexidade da molécula, tem influência potencial na probabilidade de reações adversas.

A maior utilização de radiocontrastes não iônicos em relação aos iônicos tem provocado um aumento nas reações não imediatas associadas ao uso dessas substâncias. Essas reações sugerem um mecanismo de hipersensibilidade do tipo IV, mediado por células T, que pode ser explicado pelo aparecimento de erupções cutâneas 2 a 10 dias após a primeira exposição, e foi avaliado por meio de estudos imuno-histoquímicos dos exantemas e dos sítios dos testes cutâneos (mostrando um infiltrado perivascular de células T CD4 e T CD8 com expressão de CD25, HLA-DR, CLA e CD69) e/ou testes cutâneos de leitura tardia positivos. Observa-se também proliferação *in vitro* de células mononucleares do sangue periférico na presença do meio de radiocontraste suspeito quando adicionado a cultura e expresso num aumento de diferentes marcadores de ativação de linfócitos (CD69, CD25, HLA-DR, CLA).[2]

Convém ressaltar que reações após a primeira dose do meio de contraste iodado, sejam imediatas ou tardias, não são necessariamente dependentes de sensibilização prévia.

DIAGNÓSTICO

O diagnóstico das RHMCI é um desafio, e deve ser baseado inicialmente na história clínica. Os dados principais devem ser obtidos por meio de um questionamento direcionado: (1) história de reação prévia a um MCI; (2) manifestações clínicas apresentadas; (3) intervalo entre a administração do MCI e o aparecimento dos sintomas; (4) MCI utilizado no procedimento; (5) história pessoal de atopia, principalmente asma e urticária; (6) comorbidades e (7) uso de medicamentos. De acordo com o tipo de RH apresentada, imediata ou tardia, investigações específicas podem ser feitas com testes diagnósticos e exames complementares. Devem ser realizados preferencialmente por alergistas experientes, em ambiente com estrutura adequada, no período de 2 a 6 meses após a reação, uma vez que a incidência de positividade se reduz caso seja realizado em um tempo maior ou menor do que o recomendado. Nas RHI com suspeita de anafilaxia, a dosagem de histamina, quando disponível, deve ser realizada o mais rápido possível, assim como a dosagem de triptase, até 1 a 2 horas após o início da reação, comparando o valor obtido com o seu nível basal, uma vez que o aumento significativo da triptase comprova anafilaxia.[3] Testes cutâneos como puntura (*prick test*) e intradérmico são indicados em pacientes com RHI com características clínicas de reações IgE-mediadas, nos quais os resultados podem auxiliar na escolha de um MCI para uma futura investigação radiológica. O teste de puntura (TP) deve ser realizado com MCI não diluído e leitura após 20 minutos. Se o tamanho da pápula for ≥ 3 mm em relação ao controle negativo, considera-se o teste positivo. Se o TP for negativo, deve ser realizado o teste intradérmico (TID), na diluição de 1:10 com solução salina, efetuando-se a leitura após 20 minutos, sendo considerado positivo se houver aumento do tamanho da pápula inicial ≥ 3 mm. A ordem desses testes deve ser respeitada, uma vez que os testes intradérmicos são mais sensíveis, gerando maior risco[2,9] (Tabela 19.3). Até o momento, não se encontra disponível a dosagem de IgE específica para os MCI, assim como os testes de ativação de basófilos (BAT), que só são realizados, por ora, em pesquisas científicas.

Nas RHMCI não imediatas recomenda-se realizar TID na diluição 1:10 com solução salina e teste de contato com MCI não diluído, de maneira conjunta para uma maior sensibilidade, com leitura tardia (48 e 72 horas). Testes *in vitro* como o teste de transformação de linfócito (atividade de célula T relacionada ao MCI) e o teste de ativação de linfócito (aumento da expressão de CD69) parecem ser ferramentas promissoras na identificação de células T reativas ao MCI, porém sua sensibilidade e especificidade permanecem desconhecidas.[5] Em uma meta-análise realizada por Yoon et al., objetivando avaliar o papel dos testes cutâneos como ferramenta diagnóstica, observou-se que de um modo geral a positividade dos testes cutâneos tem uma limitação tanto para as reações imediatas quanto para as reações não imediatas. Contudo, em pacientes com reações imediatas graves, como anafilaxia, os testes cutâneos foram considerados úteis, com um aumento em torno de 52% na sua positividade. Verificou-se também, nos estudos incluídos, que os testes cutâneos em pacientes com RHMCI são bastante seguros, com baixa taxa de reação

Tabela 19.3: Concentrações recomendadas em testes cutâneos para MCI

Leitura			
Testes	Concentração	Reação Imediata	Reação Tardia
Puntura	Não diluído	20 minutos	20 min, 48h, 72h
Intradérmico	1:10	20 minutos	20 min, 48h, 72h
Teste de contato	Não diluído	-	20 min, 48h, 72h

Adaptado de Brockow et al.[4]

sistêmica e de falsa positividade, sendo os TID comparativamente mais sensíveis que os testes de puntura. Dois importantes fatores relacionados às taxas de positividade são o uso do MCI envolvido na reação e o intervalo entre a reação de hipersensibilidade e a realização dos testes.[24] Segundo Sesé et al., ocorre um aumento de 20% na positividade dos testes cutâneos quando estes são realizados durante o primeiro ano após a RHMCI.[21] A reatividade cruzada entre meios de contraste iodados é mais frequente nas reações não imediatas, podendo tal fato ser atribuído, de acordo com estudos prévios, à presença de clones de células T, além do reconhecimento específico de receptores de células T para os MCI. Considerando a ampla possibilidade de reatividade cruzada, recomendam-se realizar testes cutâneos com quatro ou mais MCI alternativos. Iobitridol e Iotrolam apresentam a menor taxa de reatividade cruzada entre os MCI não iônicos nas RHMCI não imediatas. Nas RHMCI imediatas, o exato mecanismo de reatividade cruzada permanece desconhecido.[24]

O teste de provocação seria a última etapa no diagnóstico das RHMCI, com a finalidade de encontrar um MCI alternativo com testes cutâneos prévios positivos ou, ainda que controverso, encontrar um MCI seguro em pacientes com testes cutâneos negativos, uma vez que tais testes não garantem total tolerância. Não devem ser realizados rotineiramente, sobretudo nas RHMCI imediatas, devido ao alto risco de reações graves. Nas RHMCI não imediatas, sem gravidade, testes de provocação são recomendados e úteis na validação dos testes cutâneos. Uma reação do tipo exantemática tardia não representa um fator de risco para o desenvolvimento de uma reação anafilática durante o procedimento de provocação.[3,5] Devido ao alto risco inerente aos testes de provocação, estes devem ser realizados em ambiente hospitalar, com suporte adequado e equipe treinada. Alguns estudos foram realizados com diferentes protocolos de provocação, como o de Salas et al., em RHMCI imediata, no qual foram utilizadas quatro doses (5, 15, 30 e 50 mL) com intervalo de 45 minutos entre as doses até a dose cumulativa total de 100 mL. Dos 90 pacientes estudados, cinco (5,56%) tiveram testes cutâneos positivos, sendo estes posteriormente submetidos a teste de provocação com MCI alternativo, com positividade em dois pacientes (40%). Os que tiveram teste cutâneo negativo foram submetidos a provocação com o MCI suspeito, com três testes positivos (4,05%). Já o trabalho de Sesé et al., realizado com pequenas doses do MCI (10 mL), mostrou um valor preditivo negativo (VPN) para testes cutâneos e de provocação de 80%.[18,21]

TRATAMENTO

Mesmo tomando todas as precauções possíveis a fim de evitar ou minimizar reações adversas, estas podem ocorrer, e o examinador deve estar preparado e atento para reconhecê-las e prontamente iniciar o tratamento. Este deve ser direcionado para o tipo de reação apresentada pelo paciente durante o teste realizado. O paciente deve estar monitorizado, o que permite um reconhecimento precoce das reações, o que é fundamental para o sucesso do tratamento, em especial nas reações mais graves. Valorizar toda e qualquer queixa é fundamental no manejo do paciente, evitando-se o atraso no início do tratamento. Nos casos de reações mais graves, como anafilaxia, devem ser iniciadas as medidas para manutenção de vias aéreas, respiração e circulação, com administração precoce de adrenalina, objetivando o não agravamento do quadro do paciente. Aplica-se adrenalina (na concentração 1:1.000) por via IM, nas doses de 0,01 mL/kg, até o máximo de 0,3 mL em crianças, e de 0,3 mL a 0,5 mL em adultos. No caso de persistência do quadro clínico de anafilaxia ou hipotensão, pode-se repetir a adrenalina, mantendo o paciente em decúbito dorsal e sob acesso venoso para possível expansão volêmica. Utilizar anti-histamínicos principalmente se o paciente apresentar sintomas cutâneos e/ou de vias aéreas superiores, assim como aumento de secreção brônquica. A fim de atenuar os possíveis sintomas de fase tardia da anafilaxia e a progressão de sintomas cutâneos, a administração de corticosteroides é recomendada. Se o paciente apresentar broncoespasmo ou dificuldade respiratória, devem ser utilizados oxigenoterapia e broncodilatadores. Nos casos de reações leves, em especial aqueles que apresentam apenas sintomas cutâneos, como prurido, urticária e angioedema, o uso de anti-histamínicos, associados ou não aos corticosteroides, geralmente controla os sintomas.[19]

PREVENÇÃO

A prevenção é a melhor maneira de se evitar uma RHMCI. Dentre as medidas preventivas, dispomos de uma abordagem adequada diante dos pacientes que fazem parte do grupo de risco, principalmente aqueles com histórico de reação prévia ao meio de contraste, nos quais a identificação do agente causador é de vital importância. O contraste envolvido na reação deve ser abolido em um próximo exame em virtude de a hipersensibilidade poder estar relacionada à sua estrutura química. Testes cutâneos são recomendados na escolha de outro meio de contraste, e os que forem positivos devem ser evitados devido a reatividade cruzada. Testes cutâneos negativos não garantem tolerância, porém estudos recentes têm demonstrado um alto valor preditivo negativo (VPN) para eles. Outra medida importante na prevenção é a utilização de pré-medicações (corticosteroides e anti-histamínicos) em pacientes de risco, que podem ser utilizadas baseando-se em diferentes protocolos (Tabela 19.4). A pré-medicação é mais efetiva na redução das reações leves a moderadas, porém estudos controlados não têm mostrado o mesmo benefício nas reações graves, uma vez que nesse grupo cerca de 10% dos pacientes evoluem com reação apesar dessa medida profilática.[3,20]

Tabela 19.4: Protocolos de prevenção por meio de pré-medicação

Protocolos	Esquema
Greenberger	Prednisona 50 mg via oral (VO) 13h, 7h e 1h antes do exame; difenidramina 50 mg intravenosos, intramuscular ou VO 1h antes.
Lasser	Metilprednisolona 32 mg VO 12h e 2h antes do exame.

Adaptado de Bush et al.[23]

Della-Torre et al. propõem a escolha de um meio de contraste alternativo, a partir de um algoritmo baseado na história clínica do paciente e nos resultados dos testes cutâneos e de provocação:

1. Evitar o MCI culpado, quando conhecido, mesmo com testes cutâneos negativos para esse composto;
2. MCI com testes cutâneos positivos devem ser evitados;
3. Na ausência de testes cutâneos positivos e/ou de conhecimento do MCI culpado, preferir dímeros não iônicos a monômeros, devido a serem os primeiros menos implicados em reações imediatas graves;
4. Na presença de testes positivos para todos os MCI testados, especialmente se a reação de hipersensibilidade prévia foi grave, desencorajar um novo exame com MCI, ou sugerir procedimentos alternativos.

De acordo com esse estudo, a pré-medicação foi adotada em todos os pacientes com história prévia de hipersensibilidade ao MCI submetidos a novo exame radiológico[7] (Figura 19.3).

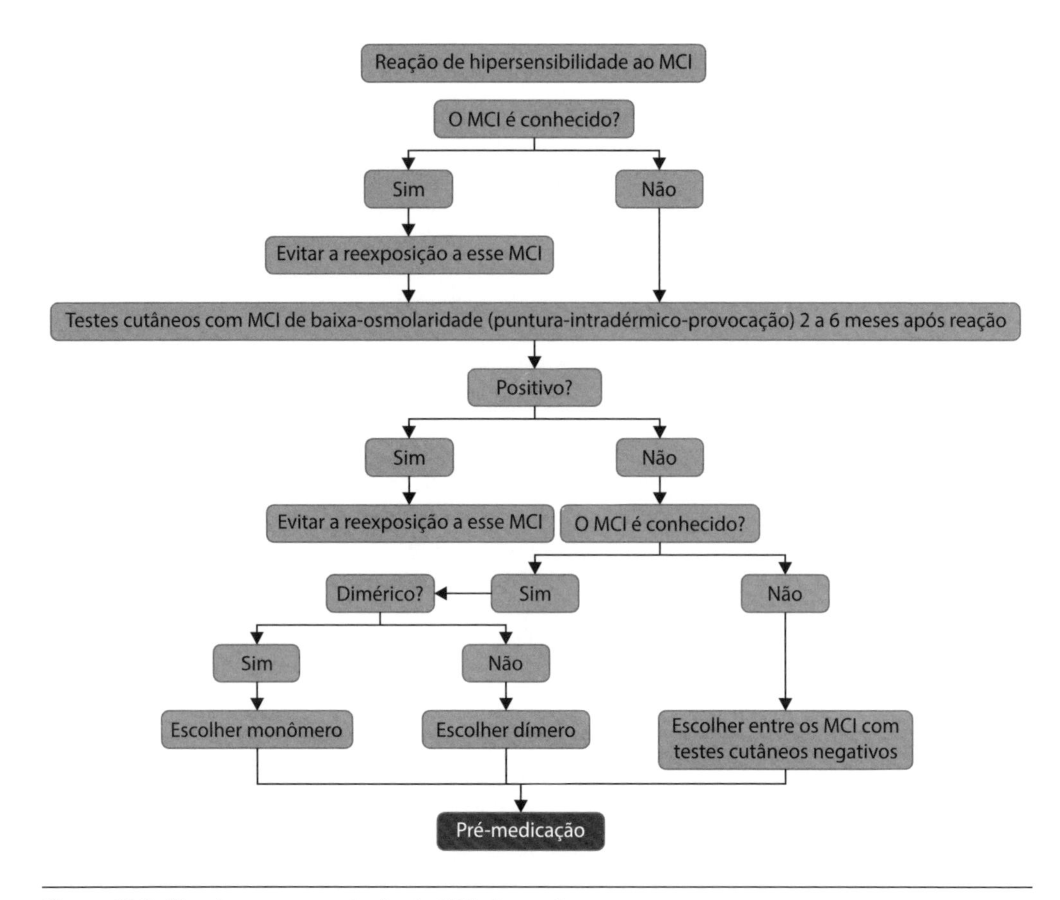

Figura 19.3: Algoritmo para a seleção de MCI alternativos.

REAÇÕES DE HIPERSENSIBILIDADE AO MEIO DE CONTRASTE GADOLÍNIO

Introdução

O gadolínio (Gd) é o contraste mais utilizado nos exames de ressonância magnética (RM) e liberado para uso parenteral desde o final dos anos 1980. Apesar de mais seguro que os contrastes iodados, reações adversas devem ser reconhecidas e exigem orientação pré e pós-exame, assim como tratamento específico. O íon Gd, quando livre na circulação, é bastante tóxico, com meia-vida biológica de algumas semanas, muito maior que dos compostos quelados de Gd, cuja meia-vida é em torno de 90 minutos. O íon Gd, quando está quelado a uma molécula, tem sua depuração acelerada, reduzindo de maneira acentuada sua toxicidade. A quelação do gadolínio possibilita aumento de até 500 vezes na taxa de excreção renal do composto.[22]

A taxa de eventos adversos com o Gd foi de 0,079% em adultos e de 0,04% em crianças, com uma taxa de recorrência da reação de hipersensibilidade de 30%, das quais 74% foram consideradas leves, 19% moderadas e 7% graves.[8,13] A incidência de reação anafilática varia de 1 por 100.000 a 1 por 500.000 administrações de gadolínio. As reações ao Gd são mais frequentes em exames abdominais (0,01%) quando comparados com exames de cérebro e de coluna (0,005%).[8] Os fatores de risco para reações de hipersensibilidade imediata: sexo feminino, doença alérgica prévia, exposição múltipla ou história prévia de hipersensibilidade a Gd , doença renal (risco de nefrotoxicidade induzida por contraste e fibrose sistêmica nefrogênica) e doença cardíaca significativa, devendo-se nesses casos limitar o volume e a osmolaridade do meio de contraste.[1,13] Descreve-se incidência de 0,01% de reações de hipersensibilidade não alérgicas com o uso de Gd, enquanto para o contraste iodado iônico chega a 0,17% (Elias et al., 2008), não existindo relato de reações de hipersensibilidade tardia ao Gd.

Fisiopatologia

Assim como nos casos de reação aos meios de contraste iodado, o mecanismo das reações de hipersensibilidade ao Gd também não foi totalmente elucidado. No entanto, testes cutâneos específicos positivos em alguns pacientes indicam um mecanismo mediado por IgE.[2]

Diagnóstico

Os testes cutâneos utilizados para diagnóstico de alergia ao Gd são realizados e interpretados da mesma maneira que os do meio de contrastes iodados, teste de puntura com a solução não diluída e TID na diluição de 1:10 em solução salina com leitura em 20 minutos.[2]

Prevenção

Em pacientes com reação prévia ao Gd, indica-se evitar uma nova exposição e utilizar meio de radiocontraste iodado, quando possível. Alternativamente, pode-se utilizar uma preparação de Gd cujo teste cutâneo foi negativo ou uma que seja estruturalmente diferente da preparação de Gd suspeita, a fim de encontrar um produto possivelmente mais seguro. [2] Apesar de não existir reatividade cruzada entre Gd e meios de contraste iodados, pacientes com história prévia de alergia a qualquer tipo de contraste intravenoso, ou de outras alergias, podem se beneficiar do uso de esquema de medicação profilática pré-exame com corticosteroides e anti-histamínicos. A incidência de reação adversa ao Gd após pré-medicação foi baixa. Quando a reação anterior for leve, ou quando existe uma história de asma, usar o protocolo de pré-medicação possibilita realizar o procedimento com mais segurança. No entanto, quando a reação adversa tiver sido moderada a grave, o contraste só deverá ser usado, mesmo com pré-medicação, quando não houver alternativas disponíveis, devendo-se reiterar que a troca por outro tipo de Gd não assegurará a não repetição da reação apresentada.[12,13]

O fundamento para utilização de pré-medicação é que o uso de metilprednisolona foi capaz de diminuir significativamente o número de basófilos e eosinófilos circulantes após 60 minutos de uso, com o efeito máximo em 8h. O uso de anti-histamínico oral ou IV pode reduzir a frequência de urticária, angioedema e sintomas respiratórios. [1]

REAÇÕES DE HIPERSENSIBILIDADE À FLUORESCEÍNA

Vários corantes naturais e sintéticos são utilizados para diagnóstico em oncologia, oftalmologia e urologia. A reação de hipersensibilidade a essas substâncias não é comum, porém eventualmente são descritas reações graves. Dentre esses corantes, está a fluoresceína sódica, que é uma molécula de baixo peso molecular, altamente solúvel em água, com propriedades fluorescentes, usada para avaliação de doenças da coriorretina. A fluoresceína intravenosa causa reações em 5% dos pacientes, com manifestações graves em 0,05%, enquanto a administração de fluoresceína oral pode causar eventos adversos em 1 a 2%. Reações prévias a substitutos do plasma, história de sensibilidade a corantes diagnósticos, diabetes, hipertensão arterial e história pessoal de alergia representam fatores de risco para reações de hipersensibilidade à fluoresceína.[2]

Fisiopatologia

O mecanismo responsável pela reação de hipersensibilidade imediata à fluoresceína ainda não foi totalmente esclarecido, mas pode estar relacionado a:

- liberação de histamina por mecanismo não alérgico;
- hipersensibilidade imediata mediada por IgE;
- ativação do complemento;
- alterações do metabolismo do ácido araquidônico;
- efeito tóxico vasoespástico direto;
- destruição do endotélio vascular pelo fator XII do sistema de coagulação; entre outros.[2]

Diagnóstico e prevenção

Não existe um consenso na investigação de possíveis reações à fluoresceína, uma vez que diversos mecanismos fisiopatológicos podem estar envolvidos: Recomenda-se atualmente:

1. Teste cutâneo de puntura com fluoresceína a 20% sem diluição e teste intradérmico com fluoresceína a 2%, nas seguintes diluições em solução salina 1:1.000 e 1:10, de acordo com Lopez-Sáez et al.;
2. Teste de provocação intravenoso;
3. Provocação conjuntival, de acordo com Trindade-Porto et al., quando os testes cutâneos forem negativos.

Medidas preventivas, como o uso isolado de anti-histamínicos ou em combinação com corticosteroides, devem ser adotadas em pacientes com risco de desenvolver hipersensibilidade à fluoresceína, embora nem sempre sejam efetivas.[2]

REFERÊNCIAS BIBLIOGRÁFICAS

1. American College of Radiology (ACR) Committee on Drugs and Contrast Media. ACR Manual on Contrast Media, Version 10.1, 2015.
2. Brockow K, Borges MS. Hypersensitivity to contrast media and dyes. Immunol Allergy Clin N Am 2014;34:547-64.
3. Brockow K. Immediate and delayed cutaneous reactions to radiocontrast media. French LE (ed). Adverse cutaneous drug eruptions. Chem Immunol Allergy. 2012; 97:180-90.
4. Brockow K. Immediate and delayed reactions to radiocontrast media: is there an allergic mechanism? Immunol Allergy Clin N Am 2009;29:453-68.
5. Brockow K, Ring J. Classification and pathophysiology of radiocontrast media hypersensitivity. Ring J (ed): Anaphylaxis. Chem Immunol Allergy. 2010; 95: 157-9.
6. Bumbăcea RS, Petrutescu B, Bumbăcea D, Strâmbu I. Immediated and delayed hypersensitivity reactions to intravascular iodine based radiocontrast media – an update. Pneumologiae. 2013;62(1):47-51.
7. Della-Torre E, Berti A, Yacoub MR, Guglielmi B, Tombetti E, Sabbadini MG, et al. Proposal of a skin tests based approach for the prevention of recurrent hypersensitivity reactions to iodinated contrast media. Eur Ann Allergy Clin Immunol 2015;47(3): 77-85.
8. Dillman JR, Ellis JH, Cohan RH, Caoili EM, Hussain HK, Campbell AD, et al. Frequency and severity of acute allergic-like reactions to gadolinium-containing i.v. contrast media in children and adults. AJR Am J Roentgenol 2007; 189:1533–8.
9. Felix MMR, Malaman MF, Ensina LFC. Diagnóstico das reações imediatas aos meios de contraste iodado: revisão de literatura. Braz J Allergy Immunol. 2013;1(6): 305-12.
10. Goksel O, Aydin O, Atasoy C, Akyar S, Demirel YS, Misirligil Z, et al. Hypersensitivity reactions to contrast media: prevalence, risk factors and the role of skin tests in diagnosis – a cross-sectional survey. Int Arch Allergy Immunol 2011;155:297-305.
11. Iyer RS, Schopp JG, Swanson JO, Thapa MM, Phillips GS. Safety essentials: acute reactions to iodinated contrast media. Can Assoc Radiol J. 2013;64:193-9.

12. Jingu A et al. Breakthrough reactions of iodinated and gadolinium contrast media after oral steroid premedication protocol. BMC Medical Imaging 2014;14:34.
13. Jung JW, Kang HR, Kim MH, Lee W, Min KU, Han MH, Cho SH. Immediate hypersensitivity reaction to gadolinium-based MR contrast media. Radiology. 2012; 264: 2-.
14. Kobayashi D, Takahashi O, Ueda T, Deshpande GA, Arioka H, Fukui T. Risk factors for adverse reactions from contrast agents for computed tomography. BMC Med Inform Decis Mak. 2013;13:18.
15. Pasternak JJ, Williamson EE. Clinical pharmacology, uses, and adverse reactions of iodinated contrast agents: a primer for the non-radiologist. Mayo Clin Proc. 2012;87(4):390-402.
16. Pinho KEP, Gewer PM, Silva CWP, Barison A, Tilly J, Soboll DS. Avaliação de meios de contraste submetidos a radiação ionizante. Radiol Bras 2009;42(5):309-13.
17. Pradubpongsa P, Dhana N, Jongjarearnprasert K, Janpanich S, Thongngarm T. Adverse reactions to iodinated contrast media: prevalence, risk factors and outcome - the results of a 3-year period. Asian Pac J Allergy Immunol 2013;31:299-306.
18. Salas M, Gomez F, Fernandez TD, Doña I, Aranda A, Ariza A. Diagnosis of immediated hypersensitivity reactions to radiocontrast media. Allergy 2013;68:1203-1206.
19. Sampson HA, Muñoz-Furlong A, Campbell RL, Adkinson NF Jr, Bock SA, Branum A, et al. Second symposium on the definition and management of anaphylaxis: summary report - Second National Institute of Allergy and Infectious Disease/Food Allergy and Anaphylaxis Network symposium. J Allergy Clin Immunol 2006; 117:391-7.
20. Schopp JG, Iyer RS, Wang CL, Petscavage JM, Paladin AM, Bush WH, et al. Allergic reactions to iodinated contrast media: premedication considerations for patients at risk. Emerg Radiol 2013;20:299-306.
21. Sesé L, Gaouar H, Autergarden J-E, Alari A, Amsler E, Vial-Dupuy A, et al. Immediate hypersensitivity to iodinated contrast media: diagnostic accuracy of skin tests and intravenous provocation test with low dose. Clin Exp Allergy. 2016;46:472-8.
22. Spinosa DJ, Kaufmann JA, Hartwell GD. Gadolinium chelates in angiography and interventional radiology: a useful alternative to Iodinated contrast media for angiography. Radiology 2002; 223(2):319-25.
23. Treudler R, Kozowska Y, Simon JC. Severe immediate type hypersensitivity reactions in 105 german adults: when to diagnose anaphylaxis. J Investig Allergol Clin Immunol 2008;18 (1): 52-8.
24. Yoon SH, Lee SY, Kang HR, Kim YJ, Hahn S, Park CM. Skin tests in patients with hypersensitivity reaction to iodinated contrast media: a meta-analysis. Allergy 2015;70:625-37.

capítulo 20

Reação de hipersensibilidade à insulina

- Adriana Teixeira Rodrigues
- Maria Elisa B Andrade

As reações adversas a medicamentos ocorrem por efeitos não terapêuticos nas doses habitualmente empregadas para a prevenção, diagnóstico ou tratamento de doenças. As reações de hipersensibilidade são reações iniciadas por estímulo definido e que pode ser reproduzido, ocorrem por mecanismos imunológicos ou alérgicos e por mecanismos não alérgicos ou não imunológicos.

As reações adversas à insulina têm diminuído significativamente após a introdução da preparação de insulina humana. Ela é obtida por engenharia genética através do DNA recombinante a partir de dois vetores, *Saccharomyces cerevisiae* e *Escherichia coli.* Sua estrutura primária é idêntica à da insulina humana. Três insulinas análogas foram recentemente introduzidas:

- Lispro (B28-B29 Lys *Pro insulina humana)* resulta de uma inversão de prolina e de lisina na posição 28 e 29 da cadeia B; ela monomeriza logo após a injeção subcutânea e resulta numa melhor biodisponibilidade;
- Insulina Aspart (B28 *Asp insulina humana*); e
- Insulina Glargina (Gli A21, Arg B31, Arg B23 *análogo da insulina humana*).

Quando a insulina usada era a não purificada, as reações de hipersensibilidade variavam de 10 a 56%. Com a introdução de insulina humana e análogos as reações adversas passaram a ocorrer em 0,1 a 2% dos pacientes.[1] Contudo, alguns casos de hipersensibilidade à insulina continuam presentes na prática clínica,[2] mas sua real incidência não é bem estabelecida.[2] As reações de hipersensibilidade ocorrem mais frequentemente com insulina bovina, seguida pela porcina e menos frequente com a humana.[3]

FATORES DETERMINANTES DA IMUNOGENICIDADE DA INSULINA

A imunogenicidade da insulina guarda relação direta com diversos fatores, entre os quais os mais importantes são:

1. Tipo de insulina: a insulina é um polipeptídeo de 51 aminoácidos de peso molecular elevado (cerca de 5800 daltons). É composta por duas cadeias de aminoácidos, a cadeia A

(21 aminoácidos) e a cadeia B (30 aminoácidos), que são ligadas por duas pontes dissulfídicas. A diferença entre insulinas de origem animal (bovina e suína) e a insulina de linhagem humana está na sequência de aminoácidos. A sequência primária de aminoácidos da insulina bovina difere da humana por três aminoácidos, enquanto a da porcina difere por um aminoácido, o que explicaria a maior antigenicidade da insulina bovina quando comparada com a porcina.[4]

2. Pureza da insulina, que, na forma purificada, contém menos que 10 ppm de impurezas e tem menor probabilidade de causar reação de hipersensibilidade. Em um estudo de reatividade cutânea da insulina em um grupo de pacientes com diabetes melito (DM) insulinodependente demonstrou-se que aproximadamente 50% da reatividade cutânea foi causada por proteínas não pertencentes à insulina porcina e bovina.[4]
3. Presença de aditivos não proteicos, como o zinco, que podem agir como hapteno e se ligar a proteínas carreadoras e serem reconhecidos pelo sistema imune, desencadeando uma reação alérgica.[4] A protamina, um aditivo comum à insulina, é um pequeno polipeptídeo policatiônico, proteína de baixo peso molecular, derivado do esperma do salmão, e serve para retardar a absorção da insulina. Pacientes tratados com insulina contendo protamina têm risco 40 vezes maior de sensibilização a essa substância.[1,2] Apesar disso, a protamina está contida em várias preparações de insulina: *neutral protamine Hagedorne* (NPH) e *protamine zinc insulin* (PZI). Há relatos de reação de hipersensibilidade sistêmica com a insulina NPH secundária à protamina.[5] Embora tenham sido relatados alguns casos de pacientes com reação à insulina que apresentaram teste cutâneo positivo para protamina, ainda há dúvida se existe mecanismo imunológico envolvido nessas reações.[2,6]
4. Outro contaminante comum da insulina é a pró-insulina que contém a cadeia A, B e o peptídeo C.[7]
5. Alteração da estrutura terciária da insulina humana com aparecimento de determinantes antigênicos, resultantes de seu processamento. Alterações similares podem levar a antigenicidade similar na insulina bovina, porcina e humana.[8] A insulina heteróloga, não humana, apresenta diferença na sequência de aminoácidos primários em relação à da insulina humana e alteração na estrutura terciária. As proteínas homólogas da insulina, também chamadas autólogas, têm a possibilidade de serem estruturalmente alteradas e se tornarem antigênicas. A insulina homóloga, insulina recombinante humana, também apresenta alteração na estrutura terciária e é capaz de dessa maneira gerar reações de hipersensibilidade. Contaminantes proteicos não insulínicos têm sequência diferente de aminoácidos primários quando comparados com as proteínas nativas da insulina humana.[9]
6. A antigenicidade da insulina também pode ser determinada por fatores individuais, como idade, HLA (DR 2, 3, 4).
7. Modo de administração da insulina ter participação no mecanismo imunogênico (SC > EV) [3] (Tabela 20.1).

Tabela 20.1: Fatores determinantes da imunogenicidade da insulina

Fatores
1. Tipo de insulina
2. Suas impurezas
3. Presença de aditivos não proteicos como o zinco
4. Pró-insulina (ausente na insulina recombinante), entre outros fatores
5. Estrutura terciária.
6. HLA
7. Via de administração

REAÇÕES DE HIPERSENSIBILIDADE À INSULINA

As reações de hipersensibilidade à insulina podem ser do tipo I, do tipo III e do tipo IV de Gell & Coombs. O tempo de surgimento das reações é critério importante para distinguirmos a reação de hipersensibilidade à insulina tipo IgE-mediadas das reações de formação de imunocomplexos, por anticorpo IgG, como resistência à insulina.[10,11]

As reações de hipersensibilidade tipo I podem ocorrer no local da aplicação da insulina, caracterizadas por eritema, prurido e edema local, podendo progredir para a reação generalizada em 0,1 a 3% dos pacientes tratados com insulina humana.[12] Surgem mais frequentemente nas primeiras 4 semanas do início do tratamento e podem durar alguns dias. As manifestações clínicas são: urticária, angioedema, broncoespasmo, hipotensão e choque anafilático.[13]

A hipersensibilidade tipo III resulta em formação de imunocomplexos com a fixação de complemento e atração de leucócitos com resposta inflamatória.[14] A reação local que ocorre após 4 horas, descrita como reação de Arthus (imunocomplexo por IgG), é rara, e sua história natural e tratamento não são bem estabelecidos.[15] A doença do soro, também mediada por anticorpo IgG, se manifesta por nódulo não eritematoso, pequeno, localizado, doloroso, com hematoma central, ocorre de 6 a 8 horas após a injeção e dura usualmente 48 horas.[12] Os pacientes apresentam elevados níveis de IgG contra insulina.[4]

A hipersensibilidade tipo IV corresponde à reação tipo tuberculínica, mediada por linfócito. Os nódulos cutâneos podem ser distinguidos da hipersensibilidade tipo III porque ocorrem usualmente em 24 horas ou mais e duram de 4 a 7 dias.[12]

Existem alterações secundárias ao uso de insulina cujo mecanismo imunológico não é bem estabelecido,[4] como, por exemplo, a lipodistrofia. Trata-se de uma atrofia do tecido subcutâneo no local de aplicação da insulina, podendo ter associação com aplicações repetidas no mesmo local ou com insulina pouco purificada. Insulinas purificadas aliviam esse problema de maneira significativa. Uma forma alternativa de tratamento é a aplicação de insulina nesses locais associada com dexametasona.[4,16] A lipo-hipertrofia é vista em 25% dos pacientes e a lipotrofia, em 2,5% dos que usam insulina animal. A biópsia mostra áreas lipoatróficas com deposição de substâncias imunológicas na derme e em pequenos vasos. Há formação de complexos imunes, fixação de complemento e mediadores inflamatórios.[10]

Resistência à insulina

A resistência à insulina é mais rara que a hipersensibilidade à insulina e ocorre quando uma dada concentração de insulina produz resposta menor que o normal. Há desenvolvimento de IgG anti-insulina, o que muitas vezes faz com que seja necessário o uso de mais de 200 U de insulina por dia para o controle do diabetes, na ausência de cetoacidose. Pode estar relacionado com hipersensibilidade à insulina, porém também pode ter mecanismo não imunológico.[2,10] É mais frequente em pacientes com mais de 40 anos, e ocorre mais frequentemente no primeiro ano de tratamento. Nem sempre existe formação de anticorpos bloqueadores, podendo estar relacionada a fatores como obesidade, hipertensão, estresse, infecção, puberdade, gravidez e outras síndromes associadas, como síndrome de Cushing e acromegalia.[2,10] Seu espectro clínico é heterogêneo. É mais comum no DM não insulinodependente. A resistência pode ocorrer por formação de anticorpos contra a insulina ou a seu receptor. Anticorpos anti-insulina são mais comuns em pacientes tratados com insulina heteróloga e com exposição intermitente à insulina. A resistência à insulina não apresenta altos títulos de IgG e ocorre em menos de 0,01% dos pacientes tratados com insulina.[10] O tratamento envolve uso de insulina altamente purificada ou insulina sulfatada (25 U/mg de insulina equivalem a 12,5 U/mg de insulina sulfatada) e corticosteroide com redução gradativa da dose por um período de 6 a 12 meses.[2,10]

Diagnóstico e tratamento

A sensibilização à insulina pode ser avaliada por teste cutâneo de leitura imediata, pesquisa de IgE sérica específica, teste intradérmico e pesquisa de IgG específica.[17]

O teste cutâneo de leitura imediata deve ser realizado com a insulina que causou sintoma e com preparações alternativas e seus aditivos.[11] A concentração para o teste cutâneo de puntura é de 40 UI/mL,[3,11] mas atualmente as apresentações das insulinas são de 100 U. Estes passaram a ser utilizados para os testes de puntura na sua apresentação original, e o intradérmico pode ser realizado com concentração de 5 UI/mL de insulina.[4,11] A positividade é determinada se houver reação papular com diâmetro maior que 3 mm em 15 minutos. A histamina a 10 mg/mL e diluente (soro fisiológico 0,9%) servirão como controles positivo e negativo, respectivamente. O teste cutâneo com a protamina é realizado na concentração de 1 mg/mL.[2] Na reação de hipersensibilidade à protamina, deve-se substituir a insulina por insulina sem aditivo.[1]

O teste cutâneo negativo é útil para excluir o diagnóstico de alergia à insulina. Já o teste positivo pode não indicar reação alérgica, mas apenas sensibilização. Lieberman relatou incidência de 40% de reatividade cutânea positiva em pacientes diabéticos em uso de insulina, e Arkins, 50%. Tais estudos foram conduzidos em pacientes diabéticos sem história de alergia à insulina.[19,20]

Nos casos de hipersensibilidade à insulina também deve ser avaliada a hipersensibilidade ao látex, por meio de teste cutâneo de leitura imediata e pesquisa de IgE específica sérica.[11,17,18]

O tratamento das reações locais deve ser feito com o uso de anti-histamínico oral associado ou não a corticosteroide tópico ou sistêmico. A dose da insulina deve ser dividida com aplicações em locais diferentes até que a reação desapareça.

Nas reações sistêmicas, a investigação diagnóstica com insulinas não utilizadas anteriormente pelo paciente poderá ser uma opção terapêutica. Habitualmente utilizamos as insulinas de ação ultrarrápida, pois elas apresentam modificações químicas que envolvem a dimerização local da molécula de insulina e reduzem a sua imunogenicidade. Alguns pacientes respondem melhor com a substituição por uma insulina de ação ultralonga; nesse caso, a conformação tridimensional da molécula de insulina mascara sua antigenicidade, a molécula libera hexâmetros e posteriormente dímeros, e então liberam lentamente os monômeros, que são as formas ativas da insulina, e por esse retardo na liberação dos monômeros podem ter menor antigenicidade.[24]

É muito importante que a insulina não seja descontinuada: sua dose deve ser reduzida em um terço e progressivamente aumentada 2 a 5 U por aplicação.[2] Se mais de 24 horas se passaram desde a reação, podemos realizar a dessensibilização. Quando não há urgência, a dessensibilização deve ser feita no decorrer de dias. Se houver cetoacidose ou complicação clínica, a dessensibilização rápida é a mais indicada.[2]

A dessensibilização é uma possibilidade terapêutica e deve ser feita em ambiente hospitalar. Durante esse procedimento há diminuição de IgE e aumento de IgG protetora.[4] O mecanismo específico da dessensibilização para a insulina ainda não está bem elucidado. A indução de anergia ou deleção específica de células T tem sido sugerida, assim como a indução de células T regulatórias e a modulação de produção de anticorpo e de citocinas.[11] A dessensibilização tem apresentado bons resultados em alguns casos, e ela pode ser feita com o uso de análogos da insulina como alternativa. É comum a utilização de análogos como lispro, aspart e glargina. Na insulina lispro há a mudança de dois aminoácidos (B28-prolina e B-29 lisina), na aspart há a mudança de 1 aminoácido (B28-aspartato) ou a mudança de um aminoácido (A21-glicina), e na glargina há a adição de dois aminoácidos (B31-arginina e B32-arginina).[22]

A dessensibilização com ultra-rush é uma opção. Wessbecher e Barranco realizaram tratamento com esquema ultra-rush, atingindo tolerância à insulina em 3 dias. Alguns autores sugerem a infusão contínua SC ou intravenosa de insulina, mas há uma restrição da qualidade de vida nesses pacientes.[1]

O sucesso do tratamento da reação de hipersensibilidade à insulina pós- dessensibilização ocorre com o uso contínuo subcutâneo da insulina. Pode-se, também, efetuar o tratamento com mudança da insulina humana ou substituição da insulina regular por análogos, como aspart e lispro.

Existem diversos protocolos de dessensibilização. A seguir estão descritos dois métodos diferentes. Scheer administrou injeção de 0,1 mL de cada diluição[20] (Tabela 20.2).

Tabela 20.2: Protocolo de dessensibilização com insulina proposto por Scheer

Tempo	Concentração da insulina administrada
0	0,0001 U ID
30 minutos	0,001 U ID
60 minutos	0,01 U SC
90 minutos	0,1 U SC
120 minutos	1 U SC
150 minutos	5 U SC
180 minutos	10 U SC

Pföhler administrou injeção SC associada ao uso de fexofenadina 180 mg, 2 vezes ao dia, com regressão do uso em 6 meses (Tabela 20.3).

Tabela 20.3: Protocolo de dessensibilização com insulina proposto por Pföhler

1° dia	0,004 U
	0,01 U
	0,02 U
	0,04 U
	0,1 U
	1 U
2°dia	1 U
	2 U
	3 U
	5 U
3° dia	6 U
	6 U

No caso de reação local, a última dose deve ser repetida até não ocorrer mais reação e então se deve prosseguir com a dessensibilização. Se ocorrer reação sistêmica, a dose deve ser reduzida pela metade. Durante o procedimento a dosagem de glicemia deve ser controlada com hipoglicemiante oral e dieta no DM tipo 2, ou bomba de análogo de insulina no DM tipo 1.[11]

A Infusão Contínua de Insulina Subcutânea (ICIS), introduzida por Pickup e Keen, mostrou-se superior quando aplicada com bomba de infusão, comparada à aplicação diária de insulina. Além disso, pode oferecer novas opções terapêuticas para o tratamento da reação à insulina.[22] Utiliza-se a insulina análoga, que resulta de uma sequência de aminoácido modificada da insulina humana recombinante e pode apresentar novos epítopos para o sistema imune e ser potencialmente imunogênico para o paciente. Contudo, o desenvolvimento de monômeros estáveis da insulina pode diminuir a incidência de reação de hipersensibilidade cutânea quando comparada com a insulina humana regular, diminuindo assim as complicações associadas com essa terapia.[12]

A dessensibilização com ICIS usando a insulina lispro ou aspart tem sido usada em pacientes com DM grave, sugerindo que a bomba de insulina e a insulina de curta ação podem ser uma alternativa para o tratamento da reação à insulina. O análogo da insulina de longa ação, como a glargina, pode oferecer uma vantagem no controle da glicemia no período de 24 horas, quando comparada com a insulina NPH, e pode ser considerada uma alternativa para ICIS.[12,23]

A dermatite de contato, reação tipo IV de Gell & Coombs, foi descrita como reação ao uso de ICIS, resultante da presença de acrilato, resina epóxi e componentes do níquel necessários para o funcionamento da bomba de infusão.[12] O mecanismo proposto para o ICIS sugere que ele é capaz de manter a desgranulação do mastócito cronicamente nas áreas de infusão da insulina e por isso bloquear a reação imunológica passível de manifestação alérgica.[21]

Os análogos podem não produzir resposta que resulte em reação local ou sistêmica, porém podem apresentar novos epítopos de reconhecimento do sistema imune.[12] A incidência de reação em pacientes que recebem insulina lispro não foi diferente dos pacientes tratados com insulina regular humana. Já a insulina aspart causa reação de hipersensibilidade como a insulina regular humana; entretanto, não foi consistentemente demonstrada sua relação entre formação de anticorpo e eventos adversos.[12] Alguns estudos, entretanto, mostram que a insulina lispro e a aspart podem ser menos antigênicas e servirem como opção terapêutica.[12]

Em resumo, quando a reação à insulina é suspeitada, a história pode dar os primeiros sinais de reação e sugerir o tipo de reação (tipo I, III ou IV). A exclusão de outras causas mostra-se significativamente importante. O fato de encontrarmos um teste cutâneo positivo pode sugerir apenas sensibilização.

A dessensibilização é a alternativa final para esses pacientes com reações sistêmicas. Em casos graves em que todas as alternativas terapêuticas falharam o transplante de pâncreas pode ser realizado.[1]

REFERÊNCIAS BIBLIOGRÁFICAS

1. Pfõhler C, Müller CS, Hasselmann DO, Tilgen W. Successful desensitization with human insulin in a patient with an insulin allergy and hypersensitivity to protamine: a case report. J Med Case Rep. 2008;2:283.
2. Leslie C, Grammer MD, Paul A, Greenberger MD (Ed). Patterson's Allergic Diseases. Philadelphia. 6th ed. Lippincott Williams & Wilkins. 2002. 848p.
3. Vervloet D, Pradal M, Castelain M. Drug Allergy. Marseille. Pharmacia & Upjohn Diagnostics, 1999.
4. Grammer L. Insulin allergy. Clin Rev Allergy 1986;4: 189-200.
5. Sanchez MB, Paolillo M, Chacón RS, Camejo M. Protamine as a cause of generalized allergic reactions to NPH insulin. Lancet 1982;1243.
6. Weiler JM, et al. Serious adverse reactions to protamine sulfate: Are alternatives needed? J Allergy Clin Immunol 1985;75: 297-303.
7. Kumar D, Rosenquist RJ, Parameswaran V. Insulin allergy: Reaginic antibodies to insulin and proinsulin. J Clin Endocrinol Metab 1979;49: 252-4.
8. Grammer LC, Metzger BE, Patterson R. Cutaneous allergy to human (rDNA) insulin. JAMA 1984;251: 1459-60.
9. Paterson R, Lucena G, Metz R, Roberts M. Reaginic antibody against insulin: Demonstration of antigenic distinction between native and extracted insulin. J Immunol 1969; 103: 1061-71.
10. Goldfine AB, Kahn CR. Insulin allergy and insulin resistance. Cur Ther Endocrinol Metab. 1994;5:461-4.

11. Pruzansky JJ. Cellular aspects of immediate hypersensitivity. In Paterson R (ed). Allergic Diseases. Second edition. Philadelphia: J.B. Lippincott; 1980. pp 59-75.
12. Radermecker RP, Scheen AJ. Allergy reactions to insulin: effects of continuous subcutaneous insulin infusion and insulin analogues. Diabetes Metab Res Rev 2007;23: 348–55.
13. Ross IM. Allergy to insulin. Ped Clin N Am. 1984;31: 673-87.
14. Silva MER, Mendes MJ, Ursich MJ, Rocha DM, Brito AH, Fukui RT, et al. Human insulin allergy-immediate and late type III reactions in a long-standing IDDM patient. Diabetes Res Clin Pract 1997;36: 67–70.
15. deShazo RD, Griffing C, Kwan TH, Banks WA, Dvorak HF. Dermal hypersensitivity reactions to insulin: Correlations of three patterns to their histopathology. J Allergy Clin Immunol 1982;69: 229-37.
16. Blumer IR. Severe injection site reaction to insulin detemir. Diabetes Care 2006; 29:946.
17. Lee AY, Chey WY, Choi J, Jeon JS. Insulin-induced drug eruptions and reliability of skin tests. Acta Derm Venereol 2002;82:114–7.
18. Bodtger U, Wittrup M. A rational clinical approach to suspected insulin allergy: status after five years and 22 cases. Diabet Med. 2004;22: 102–6.
19. Heinzerling L, Raile K, Rochlitz H, Zuberbier T, Worm M. Insulin allergy: clinical manifestations and management strategies. Allergy 2008;63: 148–55.
20. Arkins JA, Engbring NH, Lennon EJ. The incidence of skin reactivity to insulin in diabetic patients. J Allergy 1962;33: 69-72.
21. Scheer BG, Sitz KV. Suspected insulin anaphylaxis and literature review. J Ark Med Soc 2001;97(8): 311-3.
22. Darmon P, et al. Type III allergy to insulin detemir. Diabet Care. 2005;28: 2980.
23. Rodrigues AT, Ensina LF, Garro LS, Kase Tanno L, Giavina-Bianchi P, Motta AA. Human insulin allergy: four case reports. Eur Ann Allergy Clin Immunol. 2010;42(6): 221-3.
24. Airaghi L, Lorini M, Tedeschi A. The insulin analog aspart: a safe alternative insulin allergy. Diabet Care. 2001;24(11): 2000.

capítulo 21

Hipersensibilidade aos anticonvulsivantes

• Fernanda Casares Marcelino

INTRODUÇÃO

Os anticonvulsivantes fazem parte de um grupo farmacológico com diversas indicações clínicas como epilepsia, transtorno bipolar, dor neuropática, estabilizador de humor, desordens alimentares, ansiedade, traumatismo cranioencefálico e metástases cerebrais. Amplamente utilizada até hoje, a fenitoína foi introduzida no ano de 1938 e logo foram descritos os primeiros relatos de reações adversas, caracterizadas por erupções cutâneas, febre e eosinofilia. Foi observado que tais sintomas também eram desencadeados por outros anticonvulsivantes aromáticos como a carbamazepina e o fenobarbital, e em 1988 o termo síndrome de hipersensibilidade aos anticonvulsivantes foi utilizado pela primeira vez.[1]

As reações adversas aos anticonvulsivantes são em sua maioria do tipo A, ou seja, previsíveis, dose-dependentes, associadas à estrutura do fármaco e com melhora após a suspensão da droga. Todavia, as reações tipo B, que ocorrem de modo inesperado, em pacientes suscetíveis e que não estão relacionadas ao mecanismo de ação da droga, não são raras.

Os anticonvulsivantes são responsáveis por 10% das farmacodermias, e praticamente todas as lesões elementares podem se desenvolver.[2]

Os eventos adversos aos anticonvulsivantes têm se tornado fatores importantes tanto no custo geral do tratamento da epilepsia quanto na escolha da droga, podendo gerar falha terapêutica e aumento da morbimortalidade. A tolerabilidade tem sido tão importante quanto a eficácia na determinação da efetividade de um anticonvulsivante. Em crianças, os anticonvulsivantes são as drogas mais frequentemente relacionadas a reações idiossincrásicas e com desfecho fatal.[3]

CLASSIFICAÇÃO DOS ANTICONVULSIVANTES

Os anticonvulsivantes são classificados como aromáticos e não aromáticos. Os aromáticos apresentam um núcleo penta ou hexamérico nitrogenado que os diferencia estruturalmente dos outros anticonvulsivantes (Figura 21.1).

No que se refere às reações de hipersensibilidade, é importante estabelecer se o anticonvulsivante é aromático ou não (Tabela 21.1).

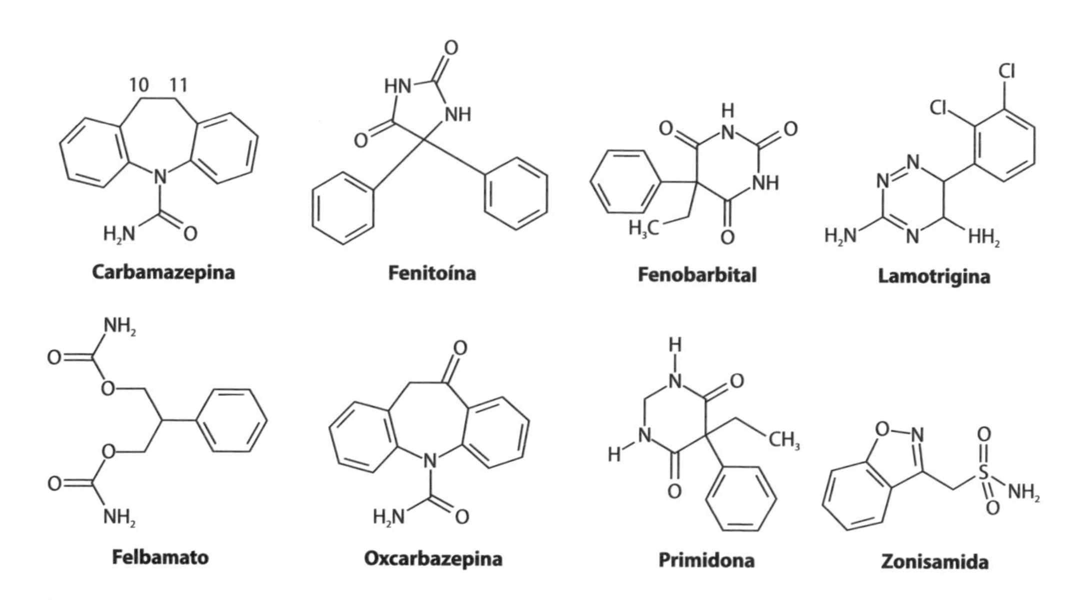

Figura 21.1: Estrutura química dos anticonvulsivantes aromáticos[4]

Tabela 21.1: Classificação dos anticonvulsivantes quanto à estrutura

Aromáticos	Não aromáticos
Difenil-hidantoína	Ácido valproico
Carbamazepina	Vigabatrina
Fenobarbital	Gabapentina
Oxcarbamazepina	Pregabalina
Primidona	Topiramato
Lamotrigina	Benzodiazepínicos
Zonizamida	Levetiracetam
Felbamato	

EPIDEMIOLOGIA

As reações adversas ocorrem em 61% dos pacientes que utilizam anticonvulsivantes e determinam a suspensão do tratamento em 40% dos casos. Desse total de reações, 6 a 10% são reações de hipersensibilidade.[5]

A reatividade cruzada entre os anticonvulsivantes aromáticos é frequente, em torno de 40-70%. Não há evidências de que a lamotrigina reaja cruzadamente com os outros anticonvulsivantes aromáticos. A reatividade cruzada entre os anticonvulsivantes aromáticos e os antidepressivos tricíclicos também pode ocorrer devido a sua similaridade estrutural.[6]

QUADRO CLÍNICO

As reações IgE-mediadas (tipo I), que incluem anafilaxia, urticária e angioedema, são eventos raros relacionados ao uso dos anticonvulsivantes. Constata-se que as reações a essas drogas são na grande maioria reações de hipersensibilidade tardia (tipo IV).

Os anticonvulsivantes podem levar a diversas outras reações não imunes, que ocorrem em apenas alguns indivíduos, independentemente da dose, chamadas reações idiossincrásicas: síndrome ombro-mão (barbitúricos), hirsutismo e hiperplasia gengival (fenitoína), sintomas parkinsonianos (ácido valproico) e precipitação de ataques de porfiria (carbamazepina).[3]

Os anticonvulsivantes aromáticos estão associados a erupções cutâneas que podem ser classificadas como exantemas maculopapulares, erupções bolhosas e erupções pustulares. Essas erupções frequentemente ocorrem como parte de uma síndrome generalizada, denominada síndrome de hipersensibilidade aos anticonvulsivantes, caracterizada pela tríade febre, *rash* cutâneo e envolvimento de órgãos internos.[7]

Reações maculopapulares sem sintomas sistêmicos ocorrem em 5 a 10% dos casos e têm resolução espontânea após a suspensão da droga,[8] mas em 40 a 60% dos casos há recorrência se for trocado por outro anticonvulsivante aromático.[3]

De modo menos frequente, a erupção fixa a drogas e a reação fototóxica também são descritas. A síndrome de Stevens-Johnson (SSJ) e a Necrólise Epidérmica Tóxica (NET) ocorrem em 1 a 6 casos a cada 10.000 pessoas expostas[8,9] (Figura 21.2).

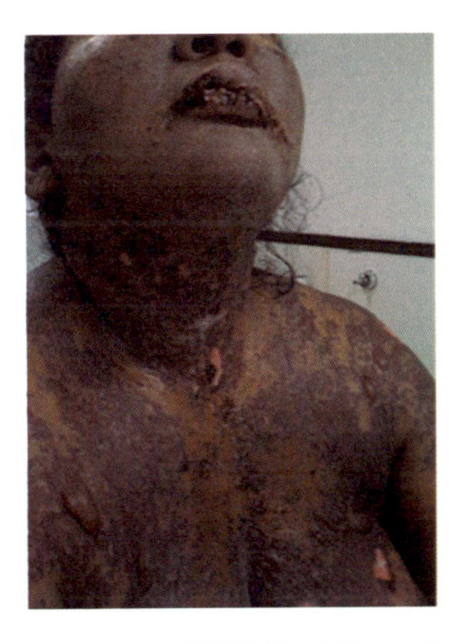

Figura 21.2: Paciente com necrólise epidérmica tóxica por carbamazepina. (Foto cedida pela Unidade de Queimados do Hospital Regional da Asa Norte – HRAN.)

SÍNDROME DE HIPERSENSIBILIDADE AOS ANTICONVULSIVANTES (SHA)

Apesar da ambiguidade de nomenclatura, a síndrome de hipersensibilidade aos anticonvulsivantes corresponde à DRESS/DIHS (*Drug Rash with Eosinofilia and Systemic Symptoms*)/ *Drug Induced Hypersensitivity Syndrome*) desencadeada por anticonvulsivantes. Originalmente descrita com a fenitoína, essa síndrome ocorre geralmente com os anticonvulsivantes aromáticos, com incidência variando de 1:1.000 a 1:10.000 exposições.[10] Segundo dados do *European Registry of Severe Cutaneous Adverse Reactions to drugs* (RegiSCAR), 35% dos casos de DRESS são causados pelos anticonvulsivantes.[11] Pode haver progressão para SSJ e NET em 9% dos pacientes.[1,12] A taxa de mortalidade é de 20% e está associada a idade avançada, envolvimento renal, hepatite com icterícia e reativação pelo citomegalovírus (CMV).[13]

O quadro clínico se inicia 2 semanas a 2 meses após o início do anticonvulsivante e se caracteriza por febre, erupção cutânea, linfadenopatia, acometimento de órgãos internos (hepatite, nefrite, miocardite, pneumonite, pancreatite, pericardite ou tireoidite) e anormalidades hematológicas (eosinofilia, anemia, linfocitose, neutropenia ou plaquetopenia) (Tabela 21.2).

Tabela 21.2: Sinais e sintomas da síndrome de hipersensibilidade aos anticonvulsivantes[1,14]

Manifestação	Incidência (%)
Febre	90-100
Linfadenopatia	70-75
Rash cutâneo	87-90
Hepatite	50-60
Eosinofilia	30
Discrasias sanguíneas	23-50
Nefrite	11
Pneumonite	9
Linfocitose atípica	6

A patogênese da síndrome de hipersensibilidade aos anticonvulsivantes não é completamente entendida. Os anticonvulsivantes aromáticos são metabolizados pelo citocromo P 450 em metabólitos areno-óxidos que por sua vez são detoxificados pelo sistema de enzimas epóxido--hidrolase. Alterações genéticas podem levar a disfunção desse sistema enzimático, gerando um acúmulo dos metabólitos tóxicos areno-óxidos.[13,15] O excesso desses metabólitos causa uma redução da atividade citotóxica, redução de linfócito B (CD 19) com indução de hipogamaglobulinemia transitória e aumento da resposta TH2.[16] Esse estado transitório de supressão imunológica permite a reativação de vírus latentes como o Herpesvírus 6 (HHV-6), Herpesvírus 7 (HHV-7), citomegalovírus (CMV) ou vírus Epstein-Barr (EBV). Além de contribuir para as características clínicas da síndrome, essa reativação viral pode agir como um cofator necessário à ativação não específica do sistema imune, com redução do nível de tolerância às drogas.[17]

Testes moleculares e de sequenciamento genético têm sido utilizados na triagem de populações de risco para reações graves a drogas. Diferentes alelos do HLA parecem representar importante fator de risco para hipersensibilidade induzida por drogas. A maior associação foi detectada entre a SSJ/NET induzida pela carbamazepina e o HLA B*1502 em populações asiáticas (valor preditivo negativo de 100%).[18,19] Nas populações europeia e japonesa forai observada a associação do HLA A3101 com hipersensibilidade a carbamazepina e dos HLAs B*5801 e A*6801 com a DRESS induzida pela lamotrigina. Chen et al. conduziram um estudo com 5.000 pacientes para avaliar o custo-benefício do teste para identificação do HLA B*1502 antes do tratamento com a carbamazepina. Foi demonstrado que houve redução da incidência de SSJ/NET, com significativa economia de custos, quando prescrita a carbamazepina apenas para os pacientes HLA B *1502 negativos.[19]

DIAGNÓSTICO

Uma história clínica detalhada e exames complementares (hemograma, transaminases, ureia, creatinina e PCR – *polymerase chain reaction* para identificação viral) solicitados durante a fase aguda são as ferramentas mais importantes para o diagnóstico da síndrome de hipersensibilidade aos anticonvulsivantes. A apresentação clínica tão variável pode simular outras doenças (infecciosas, autoimunes, oncológicas) e tornar o diagnóstico difícil (Tabela 21.3).

Tabela 21.3: Diagnóstico diferencial da síndrome de hipersensibilidade aos anticonvulsivantes[14]

Doenças do colágeno
Doença de Kawasaki
Lúpus eritematoso sistêmico Poliarterite Polimiosite
Doenças infecciosas
Choque séptico Síndrome do choque tóxico estafilocócico Mononucleose infecciosa Hepatite viral Sarampo atípico
Doenças hematológicas/oncológicas
Púrpura trombocitopênica idiopática Linfoma Micose fungoide

Apesar de não existir um teste padrão-ouro, o teste de contato (*patch test*) pode ser útil na identificação da droga envolvida. Seu valor preditivo positivo para a carbamazepina é de 70-100% e de 30-60% para a fenitoína.[20] O *patch test* deve ser realizado 2 a 6 meses após a resolução da reação e 30 dias após a suspensão do corticosteroide sistêmico, evitando assim o período refratário e resultados falsos negativos.[7,14] Quando disponível, recomenda-se a aplicação da droga pura para evitar testes falsos positivos devido a aditivos, impurezas e produtos de degradação nas formulações. As leituras são realizadas com 20 minutos, 48 e 96 horas.[4,21] As reações associadas ao *patch test* são limitadas ao local da aplicação, sendo raras as reações generalizadas.[22] Concentrações de carbamazepina de até 20% em petrolato parecem ser suficientes para induzir reação positiva no *patch test* e prevenir reações sistêmicas.[7] Em concentrações de até 10% da droga pura, o *patch test* parece não ser irritante (Tabela 21.4). Nas reações severas, o teste inicial deve ser a 1% para evitar exacerbações.[23-25]

O teste intradérmico de leitura tardia pode ser utilizado em caso de *patch test* negativo, mas sua sensibilidade, especificidade e valores preditivos não foram bem estudados com os anticonvulsivantes.

Testes *in vitro* como o teste de transformação linfocitária (LTT) e o ensaio de toxicidade linfocitária (LTA) são mais seguros, têm sensibilidade de 70% e 90%, respectivamente,[25] porém seu uso é restrito apenas a centros de pesquisa.

O teste de provocação oral está contraindicado na grande maioria das reações por anticonvulsivantes.

Tabela 21.4: Concentração dos anticonvulsivantes para o *patch test*[25]

Droga	Concentração peso/volume (%)	Veículo
Carbamazepina	1,10	Petrolato
Fenitoína	5,10	Petrolato
Lamotrigina	10, 50	Petrolato
Fenobarbital	5,10	Petrolato

O exame histopatológico das lesões da síndrome de hipersensibilidade aos anticonvulsivantes demonstra um infiltrado linfocitário denso e difuso ou superficial e perivascular. Eosinófilos ou edema da derme podem ou não estar presentes. Em algumas ocasiões, há infiltrado em faixa de linfócitos atípicos com epidermotropismo, simulando micose fungoide.[26]

TRATAMENTO

A suspensão de todas as drogas em uso é o primeiro passo do tratamento. A reatividade cruzada entre os anticonvulsivantes aromáticos é alta, e eles devem ser evitados. Drogas alternativas, como ácido valproico, gabapentina, vigabatrina, topiramato e benzodiazepínicos, podem ser utilizadas. Na fase aguda, deve-se evitar o ácido valproico pelo risco de hepatite.[7]

Geralmente, o tratamento com corticosteroide sistêmico é eficaz na síndrome de hipersensibilidade aos anticonvulsivantes. Seu uso é mantido até a normalização clínica e laboratorial e a retirada deve ser lenta para não ocorrer recidiva. Em paciente graves, com sinais de reativação viral, os antivirais (ganciclovir) podem ser utilizados. Em caso de falha terapêutica, o tratamento com imunoglobulina endovenosa (IGIV) pode ser indicado (2 g/kg por 5 dias).[13,27,28]

O grupo de reação a drogas da Sociedade Francesa de Dermatologia publicou um consenso em relação ao tratamento dos pacientes com DRESS/DHIS[27]:

a. Sem sinais de severidade: corticosteroides tópicos (potentes ou muito potentes), emolientes e anti-histamínicos (anti-H1);
b. Presença de sinais de severidade (transaminases > 5× o valor normal, envolvimento renal ou cardíaco, pneumonia, hemofagocitose): corticosteroide sistêmico equivalente a 1 mg/kg de prednisona;
c. Sinais de risco de vida (hemofagocitose com falência da medula óssea, encefalite, hepatite fulminante, falência renal e pulmonar): corticosteroides geralmente associados à IGIV;
d. Sinais de severidade e confirmação de reativação viral: combinação de corticosteroides e antiviral (ganciclovir) e/ou IGIV.

Em reações de hipersensibilidade tardia, a dessensibilização é controversa e somente deve ser tentada em pacientes que tiveram reações leves, sem complicações, como exantema maculopapular e erupção fixa à droga e com um anticonvulsivante que não tenha substituto. Existem poucos casos descritos de sucesso na dessensibilização com a carbamazepina, a oxcarbamazepina e o fenobarbital.[29]

ORIENTAÇÕES

É de suma importância que parentes de primeiro grau de pacientes que apresentaram síndrome de hipersensibilidade ao anticonvulsivante sejam orientados a evitar o uso de anticonvulsivantes aromáticos, pois há probabilidade de 25% de reação similar se expostos à mesma droga.[1,3,6]

O risco de reações de hipersensibilidade será menor se o tratamento for iniciado com doses baixas e se for realizado um aumento gradual das doses do anticonvulsivante. A relação entre a dose inicial e a incidência de reações cutâneas é particularmente evidente para a carbamazepina, a fenitoína e a lamotrigina.[3]

O uso combinado do ácido valproico e lamotrigina deve ser realizado com cuidado, pois aumenta a incidência de *rash* cutâneo. O ácido valproico reduz o *clearance* de lamotrigina, aumentando seus níveis plasmáticos e o risco de reações.[9]

Durante a síndrome de hipersensibilidade aos anticonvulsivantes, pacientes que estão em uso de outras drogas quimicamente não relacionadas poderão se sensibilizar a essas drogas (neossensibilização), apresentando reações meses ou anos depois diante de nova exposição.[16]

CONCLUSÕES

Na última década, foram desenvolvidos diversos novos anticonvulsivantes com melhor perfil de tolerabilidade, mas os anticonvulsivantes aromáticos de primeira geração, como a carbamazepina e o fenobarbital, responsáveis pela maioria das reações de hipersensibilidade, continuam sendo utilizados como opções terapêuticas eficazes e de baixo custo. Caracteristicamente tardias, as reações têm seu diagnóstico atrasado, aumentando a chance de desfechos fatais. Por esse motivo, a identificação e o tratamento precoces são essenciais.

REFERÊNCIAS BIBLIOGRÁFICAS

1. Schlienger RG, Shear NH. Antiepileptic drug hypersensitivity syndrome. Epilepsia 1998;39(7): S3-S7.
2. Estrella V, Baroni E, Leroux MB, Sánchez A, Bergero A, Fernández Bussy R. Síndrome de hipersensibilidad a anticonvulsivantes (SHA). Rev Argent Dermatol 2007;88(1): 46-54.
3. Zaccara G, Franciotta D, Perucca E. Idiosyncratic adverse reactions to antiepileptic drugs. Epilepsia 2007, 48(7):1223-44.
4. Elzagallaai AA, Knowles SR, Rieder MJ, Bend JR, Shear NH, Koren G. Patch testing for the diagnosis of anticonvulsant hypersensitivity syndrome. Drug Safety 2009;32 (5): 391-408.
5. Silva NP, Piquioni P, Kochen S, Saidon P. Risk factors associated with DRESS syndrome produced by aromatic and non-aromatic antipileptic drugs. Eur J Clin Pharmacol 2011;67: 463–70.
6. Seitz CS, Pfeuffer P, Raith P, Bröcker EB, Trautmann A. Anticonvulsant hypersensitivity syndrome: cross-reactivity with tricyclic antidepressant agents. Ann Allergy Asthma Immunol 2006; 97:698-702.
7. Romano A, Pettinato R, Andriolo M, Viola M, Guéant-Rodriguez RM, Valluzzi RL, et al. Hypersensitivity to aromatic anticonvulsants: in vivo and in vitro cross-reactivity studies. Cur Pharmac Design. 2006; 12(26): 3373-81.
8. McCormack M, Alfirevic A, Bourgeois S, Farrell JJ, Kasperavičiūtė D, Carrington M, et al. HLA-A 3101 and Carbamazepine-induced hypersensitivity reactions in Europeans. N Engl J Med 2011;364(12): 1134-43.
9. Krauss G. Current understanding of delayed anticonvulsant hypersensitivity reactions. Epilepsy Cur. 2006; 6 (2): 33-7.
10. EL omairi N, Abourazzak S, Chaouki S, Atmani S, Hida M. Drug Reaction with Eosinophilia and Systemic Symptom (DRESS) induced by carbamazepine: a case report and literature review. Pan African Med J. 2014; 18:9.
11. Kardaun SH, Sekula P, Valeyrie-Allanore L, Liss Y, Chu CY, Creamer D. Drug Reaction with Eosinophilia and Systemic Symptoms (DRESS): an original multisystem adverse drug reaction. Results from the prospective RegiSCAR study. Br J Dermatol 2013; 169(5): 1071-80.
12. Leeder SJ. Mechanisms of Idiosyncratic Hypersensitivity reactions to antiepileptic drugs. Epilepsia 1998; 39 (7): S8-S16.
13. Gentile I, Talamo M, Borgia G. Is the drug-induced hypersensitivity syndrome (DIHS) due to human Herpesvirus 6 infection or to allergy-mediated viral reactivation? Report of a case and literature review. BMC Infect Dis. 2010;10:49.
14. Bessmertny O, Pham T. Antiepileptic hypersensitivity syndrome: clinicians beware and be aware. Current Allergy and Asthma Reports 2002;2:34–9.
15. Misra UK, Kalita J, Rathore C. Phenytoin and carbamazepine cross reactivity: report of a case and review of literature. Postgrad Med J 2003;79:703–4.
16. Gaig P, García-Ortega P, Baltasar M,Bartra J. Drug Neosensitization during anticonvulsant hypersensitivity syndrome. J Investig Allergol Clin Immunol 2006;16(5): 321-6.
17. Pritchett JC, Nanau RM, Neuman MG. The link between hypersensitivity syndrome reaction development and human Herpesvirus-6 reactivation. Int J Hepatol. 2012;2012:723062.
18. Phillips EJ, Mallal SA. Pharmacogenetics of drug hypersensitivity. Pharmacogenomics 2010;11(7): 973–87.
19. Alfirevic A, Pirmohamed M. Drug induced hypersensitivity and the HLA complex. Pharmaceuticals 2011;4: 69-90.
20. Kim CW, Choi GS, Yun CH, Kim DI. Drug hypersensitivity to previously tolerated phenytoin by carbamazepine-induced DRESS syndrome. J Korean Med Sci 2006;21: 768-72.
21. Barbaud A, Gonçalo M, Bruynzeel D, Bircher A. Guidelines for performing skin tests with drugs in the investigation of cutaneous adverse drug reactions. Contact Dermatitis 2001; 45, 321–8.
22. Rive CM, Bourke J, Phillips EJ. Testing for drug hypersensitivity syndromes. Clin Biochem Rev 2013;34:15-38.
23. Brockow K, Garvey LH, Aberer W, Atanaskovic-Markovic M, Barbaud A, et al. Skin test concentrations for systemically administered drugs – an ENDA/EAACI Drug Allergy Interest Group position paper. Allergy 2013;68: 702–12.
24. Santiago F, Gonçalo M, Vieira R, Coelho S, Figueiredo A. Epicutaneous patch testing in drug hypersensitivity syndrome (DRESS). Contact Dermatitis 2010;62: 47–53.

25. Ye YM, Thong BYH, Park HS. Hypersensitivity to antiepileptic drugs. Immunol Allergy Clin N Am 2014;34: 633–43.
26. Criado PR, Criado RFJ, Vasconcellos C, Ramos RO, Gonçalves AC. Reações cutâneas graves adversas a drogas - Aspectos relevantes ao diagnóstico e ao tratamento - Parte II. An Bras Dermatol 2004;79(5):587-601.
27. Descamps V, Ben Saïd B, Sassolas B, Truchetet F, Avenel-Audran M, et al.; Groupe Toxidermies de la Société Française de Dermatologie. Management of drug reaction with eosinophilia and systemic symptoms (DRESS). Ann Dermatol Venereol 2010; 137(11):703-8.
28. Knowles SR, Shapiro LE, Shear NH. Anticonvulsant hypersensitivity syndrome incidence, prevention and management. Drug Safety1999; 21(6): 489-501.
29. Scherer K, Brockow K, Aberer W, Gooi JHC, Demoly P, Romano A, et al. Desensitization in delayed drug hypersensitivity reactions – an EAACI position paper of the Drug Allergy Interest Group. Allergy 2013;68: 844–52.

capítulo 22

Hipersensibilidade aos agentes biológicos

- Carolina Sanchez Aranda
- Ana Maria Martins
- Dirceu Solé

INTRODUÇÃO

Com o avanço da medicina, novas tecnologias foram desenvolvidas e muitas doenças, como as infecções, foram controladas. Está sendo observado aumento na prevalência das doenças crônicas não transmissíveis (DCNT), como as doenças oncológicas, autoimunes e cardiológicas.[1] Mudanças que aconteceram nas últimas décadas, como a migração das populações do campo para cidades, o aumento do número dos partos cesáreos, tabagismo e uso de drogas ilícitas, técnicas de agricultura e alteração na dieta, tentam explicar esse novo paradigma.

Diante disso, diferentes tratamentos estão sendo desenvolvidos com o objetivo de cura e melhora da qualidade de vida desses novos pacientes. Dentre um vasto arsenal terapêutico, os agentes biológicos (AB) merecem destaque.

Os AB são considerados uma das maiores descobertas das últimas décadas. A partir do novo conceito de terapia-alvo, um grande número de doenças pode ser tratado com grande eficácia e diminuição de efeitos colaterais. São produzidos a partir de biotecnologia. Esta pode ser definida como o conjunto de tecnologias que usa células ou moléculas biológicas para aplicações na produção de bens e serviços, em áreas como saúde humana e animal, agricultura, energia e meio ambiente.[2]

Os antibióticos, as insulinas e os hormônios foram os primeiros AB a serem utilizados na medicina. Com a ajuda da biologia molecular, o estudo da interação dos genes e seus produtos de expressão no indivíduo possibilitou a construção de agentes biológicos ótimos e combinações ótimas 'célula-biorreator'. Com isso, o grupo dos AB incluem também os anticorpos monoclonais (Mabs), as vacinas, as imunoglobulinas humanas (Ig) e as enzimas recombinantes.[3] Esses AB, juntamente com os agentes quimioterápicos, são considerados medicamentos-ouro.

A história dos Mabs começou com a descoberta de que o soro de paciente em convalescença de infecções poderia curar doenças de outras pessoas. O estudo das Ig incentivou a ideia da produção de anticorpos específicos para tratamentos de doenças.[4]

Devido ao seu crescente uso, reações de hipersensibilidade induzidas pelos AB têm sido cada vez mais frequentes. É importante conceituar que os AB são macromoléculas, de origem animal, quimérica, humanizadas ou humanas (pretendidas - utilização de animais transgênicos que, ao transportarem genes humanos, podem produzir anticorpos humanos específicos), que podem não ser reconhecidas como próprias pelo paciente.[5]

O objetivo principal deste capítulo é discutir a fisiopatologia, a apresentação clínica, o diagnóstico e as propostas terapêuticas para as reações de hipersensibilidade aos Mabs e enzimas recombinantes: AB considerados primeira linha de tratamento e profilaxia de diferentes doenças. As vacinas terão destaque num próximo capítulo.

Também será abordado o novo conceito de formação de anticorpos antidrogas (*anti-drug antibodies*-ADAs), além da formação do isotipo IgE, como também de IgM e IgG.

ANTICORPOS MONOCLONAIS

A terapia com anticorpos monoclonais (Mabs) tem modificado os resultados do tratamento de diversas doenças, principalmente as oncológicas e imunológicas. A Tabela 22.1 descreve os Mabs mais utilizados, atualmente na prática clínica, sua estrutura e suas indicações.

Devido às suas características estruturais, os Mabs são macromoléculas proteicas, geralmente de longa permanência e distribuição lenta para os tecidos, com necessidade de administração parenteral.

Os Mabs podem gerar eventos adversos (EA). Didaticamente, EA é definido como a ocorrência de sintomas não esperados, associados ao uso de certas drogas. Entretanto, a frequência com que eles ocorrem varia de acordo com o estado de ativação do sistema imunológico do paciente, a dose e a via de administração do fármaco, e também a predisposição genética.[6] Além dos mecanismos de hipersensibilidade, idiossincrasias e intolerâncias devem ser consideradas.

O conceito EA incorpora as reações infusionais, e estas englobam as reações de hipersensibilidade (Figura 2.1). O termo hipersensibilidade se refere a respostas mediadas por anticorpos e/ou células. O paciente pode não reconhecer epítopos dos Mabs como próprios e estimular o sistema imunológico a produzir anticorpos e ativar outros mecanismos associados, ocasionando diferentes manifestações clínicas.[7]

Não há dados concretos sobre a epidemiologia das reações aos Mabs, pois a maioria dos estudos foi realizada em centros para adultos com doenças específicas. É importante lembrar que os Mabs que são quiméricos podem levar a reações já na primeira infusão, pois o paciente pode ter sido sensibilizado previamente a algum dos seus componentes, como acontece nas reações ao cetuximabe pela sensibilização prévia à galactose-alfa-1,3-galactose, carboidrato presente em carne de mamíferos.[5]

As reações podem ser imediatas, quando acontecem do início até 24 horas após o término da infusão da droga. As tardias podem ocorrer em até 14 dias após a infusão.[5]

As reações aos Mabs podem incluir todos os tipos de hipersensibilidade verdadeira, segundo Gell e Coombs. Didaticamente, esses mecanismos são divididos em tipo I (reações imediatas, geralmente mediadas por anticorpos - IgE), tipo II (reações citotóxicas, mediadas por linfócitos T), tipo III (reações mediadas por imunocomplexos) e tipo IV, mediadas por células do sistema imunológico).[8]

Nas reações de tipo I, tanto a IgE quanto a IgG podem estar envolvidas.[7] O mecanismo mediado por IgE é o processo mais comum nas reações alérgicas e decorre da sensibilização ao alérgeno, seguida por produção de IgE específica contra ele, fixação em mastócitos e/ou basófilos e consequente liberação de mediadores pré-formados e estocados nessas células quando de nova exposição a esse mesmo alérgeno.[9] Geralmente os sintomas incluem manifestações

Tabela 22.1: Anticorpos monoclonais utilizados na prática clínica e sua estrutura e principais indicações

Alvo	Agente	Estrutura	Indicações
TNF-α	Etanercept	IgG anti-TNF-α	Espondilite anquilosante, artrite idiopática juvenil, psoriática e reumatoide
TNF-α	Infliximabe	Anti-TNF-α quimérico	Espondilite anquilosante, doença de Crohn, RCU, artrite psoriática e reumatoide
TNF-α	Adalimumabe	Anti-TNF-α humano	Espondilite anquilosante, artrite idiopática juvenil, doença de Crohn e RCU
TNF-α	Golimumabe	Anti-TNF-α humano	Espondilite anquilosante, artrite psoriática e reumatoide, RCU
TNF-α	Certolizumabe	Anti-TNF-α humanizado	Espondilte anquilosante, doença de Crohn, artrite psoriática e reumatoide
IL-1	Anakinra	Antagonista do receptor de IL-1	Doença autoinflamatória familiar associada ao frio
IL-6	Tocilizumabe	Anti-IL6 humanizado	Artrite idiopática juvenil e artrite reumatoide
IL12 – IL23	Ustekinumabe	Anti-IL12 – IL23 humano	Psoríase e artrite psoriática
IL17	Secukinumabe	Anti-IL17 humano	Psoríase
Linfócito T- CD28	Abatacept	CTLA-4 - Ig G	Artrite idiopática juvenil e artrite reumatoide
Linfócito B – CD20	Rituximabe	Anti-CD20 quimérico	Leucemia linfocítica crônica, linfoma não Hodgkin, granulomatose de Wegener
Linfócito B- BAFF	Belimumabe	Anti-BAFF humano	Lúpus eritematoso sistêmico
IgE	Omalizumabe	Anti-IgE humanizado	Asma grave, urticária crônica espontânea
IL-5	Mepolizumabe	Anti-IL5 humanizado	Asma eosinofílica não controlada, esofagite eosinofílica

RCU: retocolite ulcerativa.

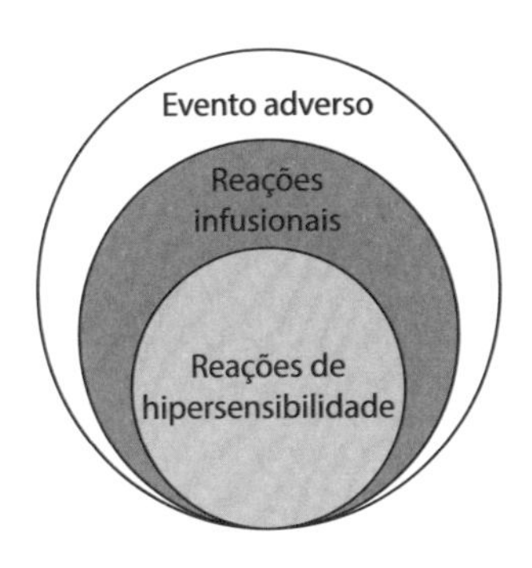

Figura 22.1: Definições de eventos adversos, reações infusionais e reações de hipersensibilidade. (Adaptado de Vultaggio, 2014.)

cutâneas como prurido, urticária, angioedema; manifestações respiratórias como tosse, espirros, dispneia; sintomas gastrintestinais como dor abdominal, náuseas, vômitos e diarreia, e até anafilaxia quando dois sistemas estão envolvidos.[5]

Novos estudos relacionam a IgG ao receptor de superfície de baixa afinidade para a porção Fc de IgG (FcyRIII – CD16). Parece existir uma depleção de basófilos, e os sintomas de anafilaxia mediados por IgG poderiam ser explicados por esse mecanismo.[7]

Entretanto, outros mecanismos imunológicos não clássicos podem estar envolvidos. A síndrome de liberação de citocinas (SLC) envolve macrófagos, células *natural killers* (NK) e o sistema complemento, liberando mediadores inflamatórios de modo semelhante às reações de hipersensibilidade tipo I e citocinas como o fator de necrose tumoral alfa (TNF-α) e interferon ɣ. Os sintomas encontrados podem ser inespecíficos, como febre e tremores. Nesse processo, a redução da velocidade de infusão da droga pode minimizar ou resolver esse quadro.[7] A SLC pode estar relacionada a reações que ocorrem na primeira infusão.

Outro mecanismo que também pode estar envolvido nas reações adversas aos Mabs é o estado de hiperexcitação linfocitária que acontece nas infecções, principalmente agudas, que confundem o sistema imunológico e levam a reações adversas.[6]

Mecanismos imunológicos não alérgicos também devem ser lembrados, como os distúrbios no metabolismo do ácido araquidônico, alterações no sistema complemento, alterações na formação de anafilotoxinas e degranulação direta de mastócitos.[6]

Para o diagnóstico de hipersensibilidade IgE-mediada aos Mabs, os testes cutâneos devem ser utilizados. Orienta-se aguardar um período de 2 a 4 semanas para sua realização a fim de que os estoques de IgE possam ser refeitos e os testes não tenham resultados falsos negativos. Inicialmente o teste cutâneo de leitura imediata (TCLI) deve ser realizado. Caso o resultado seja negativo, recomenda-se a realização de testes intradérmicos (ID) com concentrações crescentes do produto. Alguns testes já foram validados e estão descritos na Tabela 22.2. Agentes não validados devem ser realizados em dez controles para avaliar a reatividade cutânea e excluir a possibilidade de necrose local.[5]

Tabela 22.2: Testes cutâneos para anticorpos monoclonais. (Adaptado de Castells, 2015.)

Anticorpo	TCLI (mg/mL)	ID (mg/mL)	ID (mg/mL)	ID (mg/mL)
Abatacept	25	0,025	0,25	2,5
Etanercept	50	0,05	0,5	5
Infliximabe	10	0,1	1	N/A
Rituximabe	10	0,01	0,1	1

TCLI: teste cutâneo de leitura imediata; ID: testes intradérmicos.

Outros testes como o de ativação de basófilos por Mabs visualizados no citômetro de fluxo (CF), testes de transformação linfocitária e testes de ativação linfocitária por CF, ainda disponíveis apenas para pesquisas, são promissores e num futuro próximo ajudarão no diagnóstico das reações de hipersensibilidade.[5]

Testes que predizem as reações de hipersensibilidade ainda não estão disponíveis, porém alguns fatores estão sendo associados ao maior risco de reações, como infusões múltiplas de determinado Mab.

A farmacogenética investiga, dentro da população, as diferentes composições genéticas que permitam prever diferentes respostas a um medicamento. Os pacientes podem ser metabolizadores em diferentes graus, de acordo com seu arsenal enzimático. O desenvolvimento dessa avaliação dará aos pacientes mais chances de receber a medicação adequada, na dose certa, diminuindo as chances de EA e também de reações de hipersensibilidade.

A dosagem de triptase sérica pode auxiliar no diagnóstico das reações alérgicas. Usualmente, ela é liberada pela degranulação de mastócitos e basófilos na primeira hora da reação e funciona como um biomarcador. Entretanto, além da coleta no momento certo, não é um teste disponível em todos os serviços médicos. Outro biomarcador, dessa vez de reações de hipersensibilidade tardia, como no eritema polimorfo maior, é a granulizina, que pode ser identificada pela técnica de imunocromatografia. Mais estudos ainda são necessários para incorporar o seu uso na clínica.[4]

ENZIMAS RECOMBINANTES

Desde o descobrimento do lisossomo, em 1955, diferentes estudos foram desenvolvidos para o entendimento de suas funções, principalmente após o conhecimento das doenças lisossômicas (DL).

As DL são caracterizadas pelo acúmulo excessivo e aberrante de material celular dentro do lisossomo. Elas representam um grupo heterogêneo de doenças, que geralmente evolui cronicamente, acometendo diferentes órgãos e tecidos.[10]

Com o advento da engenharia genética, houve a possibilidade de codificação dos genes das enzimas deficientes, e, dessa maneira, iniciou-se a produção de enzimas recombinantes, usadas para tratamento das mucopolissacaridoses (MPS), doenças de Pompe, de Fabry e de Gaucher com o objetivo principal de interromper a evolução da doença. As enzimas recombinantes disponíveis no Brasil estão descritas na Tabela 22.3.

Tabela 22.3: Enzimas recombinantes disponíveis comercialmente no Brasil para tratamento de doenças lisossômicas

Doença	Tratamento	Nome comercial/Companhia
MPS I¥	Laronidase	Aldurazyme® Genzyme
MPS II¥	Idursulfase	Elaprase® Shire
MPS IV¥	Elosulfase alfa	Vimizim® BioMarin
MPS VI¥	Galsulfase	Naglazyme® BioMarin
Gaucher¥	Imiglucerase	Cerezyme® Genzyme
Gaucher	Alfavelaglicerase	Vipriv® Shire
Gaucher	Alfataliglicerase	Uplyso® Pfizer
Pompe¥	Alglucosidase alfa	Myozyme® Genzyme
Fabry¥	Betagalsidase	Fabrazyme® Genzyme
Fabry	Agalsidase alfa	Replagal® Shire

¥ Enzimas utilizadas na Universidade Federal de São Paulo. Foram realizados TCLI com a enzima pura e ID nas diluições 1:100, 1:10 e 1:1 em controles, com exceção para a Alglucosidase alfa, em que foi realizado apenas ID na diluição 1:10 devido à ação irritativa nas outras concentrações.

À semelhança dos outros AB, a terapia de reposição enzimática (TRE) pode gerar diferentes EA, reações infusionais e reações de hipersensibilidade. Poucos estudos avaliaram a epidemiologia de reações adversas às TRE. No serviço de Alergia em conjunto ao Centro de Referência em Erros Inatos do Metabolismo da Universidade Federal de São Paulo, encontrou-se 16% de EA durante a TRE, sendo cerca de 6% reações de hipersensibilidade imediata.[11]

Como não há padronização desses testes *in vivo* e a potencial irritação era desconhecida, para todas as enzimas recombinantes, tanto o TCLI quanto o ID foram realizados em dez controles saudáveis e um paciente sem história de reação adversa imediata (RAI), em TRE específica para cada doença.[12]

PROPOSTAS TERAPÊUTICAS

Para os medicamentos que são considerados a única opção terapêutica, sem equivalentes com a mesma eficácia, diversos protocolos de dessensibilização estão sendo desenvolvidos para o paciente que apresentou reações de hipersensibilidade.

Inicialmente, deve-se conhecer o paciente e o tipo de reação envolvida, e se a reação foi imediata ou tardia. Nas reações agudas, deve-se classificar sua gravidade. Muitas escalas já estão publicadas, mas a mais utilizada em reações a medicamentos é a Escala de Brown (Tabela 22.4). Com relação às reações graves tardias, como na síndrome de Stevens-Johnson (SSJ) e na necrólise epidérmica tóxica (NET), algumas tentativas de reexposição ao medicamento estão sendo desenvolvidas, mas ainda com pouca aplicação clínica.[5]

Tabela 22.4: Escala de gravidade de Brown (Brown SG. Clinical features and severity grading of anaphylaxis. J Allergy Clin Immunol. 2004;114:371-6.)

Grau	Gravidade	Descrição
1	Leve	Sintomas limitados à pele. Pode haver envolvimento de outro órgão de maneira leve
2	Moderada	Envolvimento de dois sistemas, sem alteração de consciência ou alteração de PA
3	Grave	Envolvimento de dois sistemas, com alteração de consciência, alteração de PA e queda na saturação de oxigênio

Com isso, nas reações imediatas, conhecer o possível mecanismo é fundamental. Testes cutâneos negativos podem indicar modos não clássicos, sem envolvimento de IgE, e modificações na velocidade de infusão podem minimizar ou resolver o problema. Entretanto, quando os testes cutâneos são positivos e inferem uma possível organização mediada por IgE, algumas propostas terapêuticas podem ser aplicadas.

Antes de estudos mais detalhados sobre esse assunto, a profilaxia-padrão foi muito utilizada e em muitas vezes vem como orientações nas bulas, tanto dos Mabs quanto das TRE. Esse procedimento de baseia no uso de anti-histamínicos, corticosteroides e anti-inflamatórios previamente à infusão desses medicamentos. Não deve ser um procedimento de rotina, pois pode mascarar as reações e retardar o seu diagnóstico.[11]

A dessensibilização é indicada quando a droga é essencial e não há outra opção terapêutica com a mesma eficácia. Está baseada num processo de indução do estado de tolerância temporária no paciente sensibilizado por exposição sequencial a doses crescentes do fármaco.[5]

Esse procedimento não confere tolerância a longo prazo para a droga, de modo que administrações futuras exigem novas dessensibilizações.[13] Os mecanismos envolvidos nesse processo são pouco elucidados. Parece haver uma alteração da ligação entre o alérgeno e a IgE concomitante à internalização dos receptores de alta afinidade de IgE (FcERI) e outras alterações da sinalização dos processos alérgicos.[14] *In vitro*, a dessensibilização previne a degranulação de mastócitos e basófilos.[5]

É possível realizar a dessensibilização com medicamentos administrados pelas vias oral e parenteral. A dessensibilização oral é mais segura, e já foram publicados protocolos para diferentes medicamentos, como para os antibióticos e anti-inflamatórios.[15]

Com relação aos medicamentos de aplicação parenteral, podem-se realizar protocolos de dessensibilização rápida, cuja administração gradual acontece com velocidades e concentrações crescentes e tem duração de algumas horas. Um dos mais eficazes e utilizados para biológicos e quimioterápicos, é o protocolo 3 bolsas-12 passos.[16] Esse já foi modificado para diferentes medicamentos como para as TRE.[17]

As dessensibilizações rápidas são procedimentos seguros,[11] porém riscos desnecessários devem ser evitados. De acordo com o *status* clínico do paciente e a gravidade da reação, a realização em terapia intensiva deve ser considerada.[13]

A Figura 22.2 sugere o manejo das reações adversas imediatas (RAI) aos Mabs e TRE na experiência do serviço de Alergia e Imunologia Clínica da Universidade Federal de São Paulo. Alguns medicamentos podem ser utilizados como pré-medicação com o objetivo de bloquear

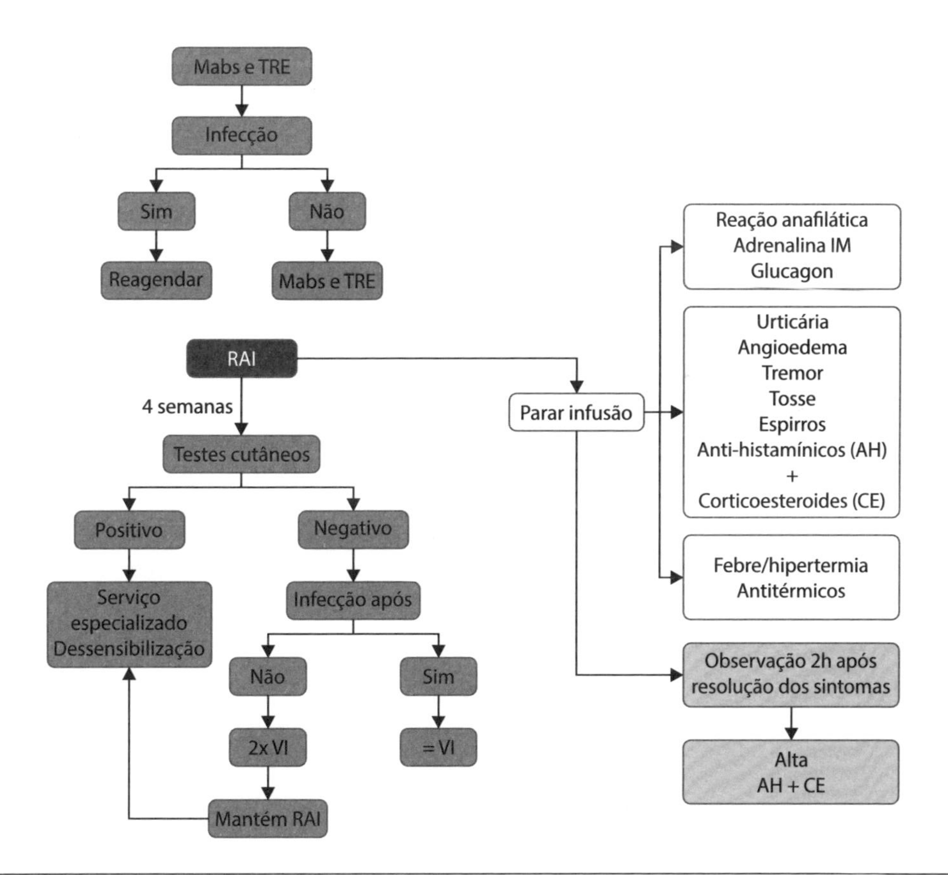

Figura 22.2: Algoritmo para manejo de reações adversas imediatas (RAI) aos anticorpos monoclonais e enzimas recombinantes (TRE).

as diferentes vias alérgicas enquanto a imunomodulação da dessensibilização está sendo desenvolvida. Anti-histamínicos H1, antagonistas do receptor H2, bloqueadores de leucotrienos, broncodilatadores, opioides, anti-inflamatórios não esteroidais e esteroidais e até omalizumabe estão sendo utilizados em protocolos de dessensibilização.[18] No caso de reações tardias graves como na SSJ e na NET não está indicada a reexposição à droga suspeita ou a dessensibilização.

Deve-se ressaltar que toda dessensibilização deve ser individualizada, respeitando a diluição das medicações (soro fisiológico 0,9%, soro glicosado 5%, água destilada) e as orientações da velocidade descritas em bula. Com isso protocolos mais longos, com mais etapas, podem ser necessários para o sucesso terapêutico. Apesar da literatura escassa, as dessensibilizações também podem ser realizadas na população pediátrica.

FORMAÇÃO DE ANTICORPOS ANTIDROGAS (*ANTI-DRUG ANTIBODIES*) – ADAS

O modelo atual de avaliação da imunogenicidade está baseado na formação de IgE, IgM e IgG contra os agentes biológicos, pois proteínas terapêuticas podem levar a reações de hipersensibilidade imediata (tipo I), como também dos tipos II e III. Além dos eventos adversos relacionados aos de hipersensibilidade , a interação de IgM e IgG com essas proteínas pode levar A falha terapêutica dos AB por ação neutralizante desses anticorpos e ativação da cascata do complemento.

A formação de IgG-AB pode impedir sua ação farmacológica. A ativação do complemento por imunocomplexos IgM-AB tem como muitas consequências a liberação de citocinas, gerando reações infusionais.

Com isso, a avaliação da imunogenicidade torna-se imprescindível e a discussão da formação de anticorpos neutralizantes deve ser realizada pelo alergologista, pelo oncologista, pelo reumatologista e pelas demais especialidades que utilizam o arsenal dos biológicos, principalmente quando há suspeita de falha terapêutica.[19] A realização de dosagem de IgG seriadas antiproteínas terapêuticas (ADA) e a realização de outros métodos diagnósticos como *blotting* podem ajudar no diagnóstico precoce e no desenvolvimento de métodos imunomodulatórios para controle dessa situação adversa.

O uso de drogas anti-CD20 e antimetabólitos, como o metotrexato, pode auxiliar a resolução da formação de anticorpos neutralizantes na tentativa de manter o tratamento de modo eficiente.[20]

REFERÊNCIAS BIBLIOGRÁFICAS

1. Craig JM, Prescott S. Non-communicable diseases: Early life is key to disease risk. Nature. 2014;512(7512):28.
2. Marx JC, Blaise V, Collins T, D'Amico S, Delille D, Gratia E. A perspective on cold enzymes: current knowledge and frequently asked questions. Cell Mol Biol (Noisy-le-grand). 2004;50(5):643-55.
3. Skowicki M, Lipiński T. The development of methods for obtaining monoclonal antibody-producing cells. Postepy Hig Med Dosw. 2016;27;70:367-79.
4. Landolina N, Levi-Schaffer F. Monoclonal antibodies: the new magic bullets for allergy: IUPHAR Review 17. Br J Pharmacol. 2016;173 793-803.
5. Castells MC. Anaphylaxis to chemotherapy and monoclonal antibodies. Immunol Allergy Clin N Am. 2015;35:335–48.
6. Pichler WJ, Adam J, Watkins S, Wuillemin N, Yun J, Yerly D. Drug hypersensitivity: how drugs stimulate T cells via pharmacological interaction with immune receptors. Int Arch Allergy Immunol. 2015;168(1):13-24.
7. Vultaggio A1, Nencini F, Pratesi S, Petroni G, Maggi E, Matucci A. Manifestations of antidrug antibodies response: hypersensitivity and infusion reactions. J Interferon Cytokine Res. 2014;34(12):946-52.
8. Baldo BA. Adverse events to monoclonal antibodies used for cancer therapy: Focus on hypersensitivity responses. Oncoimmunology. 2013;2(10):e26333.

9. Wawrzyniak P, Akdis CA, Finkelman FD, Rothenberg ME. Advances and highlights in mechanisms of allergic disease in 2015. J Allergy Clin Immunol. 2016;137(6):1681-1696.
10. Boustany RM. Lysosomal storage diseases--the horizon expands. Nat Rev Neurol. 2013;9(10):583-98.
11. Aranda CS, Ensina LF, Nunes IC, Mallozi MC, Mendes C, Martins AM, et al. Diagnosis and management of infusion-related hypersensitivity reactions to enzyme replacement therapy for lysosomal diseases: The role of desensitization. J Allergy Clin Immunol Pract. 2016;4(2):354-6.
12. Brockow K, Garvey LH, Aberer W, Atanaskovic-Markovic M, Barbaud A, Bilo MB, et al. Skin test concentrations for systemically administered drugs -- an ENDA/EAACI Drug Allergy Interest Group position paper. Allergy. 2013;68(6):702-12.
13. Brennan PJ, Rodriguez Bouza T, Hsu FI, et al. Hypersensitivity reactions to mAbs: 105 desensitizations in 23 patients, from evaluation to treatment. J Allergy Clin Immunol 2009;124:1259-66.
14. Caiado J, Picard M. Diagnostic tools for hypersensitivity to platinum drugs and taxanes: skin testing, specific IgE, and mast cell/basophil mediators. Curr Allergy Asthma Rep. 2014;14(8):451-7.
15. Otani IM, Banerji A. Immediate and delayed hypersensitivity reactions to proton pump inhibitors: evaluation and management. Curr Allergy Asthma Rep. 2016;16(3):17-21.
16. Sloane D, Govindarajulu U, Harrow-Mortelliti J, Barry W, Hsu FI, Hong D. Safety, costs, and efficacy of rapid drug desensitizations to chemotherapy and monoclonal antibodies. J Allergy Clin Immunol Pract. 2016;4(3):497-504.
17. Ensina LF, Aranda CS, de Lacerda AE, Camelo-Nunes I, Sole D, Martins AM et al. Laronidase hypersensitivity and desensitization in type I mucopolysaccharidosis: a case report. Pediatr Allergy Immunol. 2014;25(5):498-9.
18. Ojaimi S, Harnett PR, Fulcher DA. Successful carboplatin desensitization by using omalizumab and paradoxical diminution of total IgE levels. J Allergy Clin Immunol Pract. 2014;2(1):105-6.
19. Krishna M, Nadler SG. Immunogenicity to biotherapeutics - the role of anti-drug immune complexes. Front Immunol. 2016;7:21-33.
20. Kishnani PS, Dickson PI, Muldowney L, Lee JJ, Rosenberg A, Abichandani R, et al. Immune response to enzyme replacement therapies in lysosomal storage diseases and the role of immune tolerance induction. Mol Genet Metab. 2016;117(2):66-83.

capítulo 23

Reações adversas a vacinas

• Cristiane de Jesus Nunes dos Santos

A vacinação rotineira é uma das medidas de saúde pública de maior sucesso, com impacto superior ao dos antibióticos na redução de mortalidade por doenças infecciosas.[1] Sua eficácia quase sempre é condicionada à manutenção da prática de vacinação na população. Reações adversas a vacinas são raras, porém podem ser graves e mesmo fatais. Deve-se sempre ponderar o risco de reações adversas × risco da não imunização. Contraindicar novas doses da vacina diante de uma reação é uma opção aparentemente segura. No entanto, sem avaliação especializada, também pode significar maior risco à criança diante da exposição a patógenos imunopreveníveis, além de ter influência negativa na população quanto à ideia de segurança das vacinas.[2] O alergista tem papel fundamental na estratificação do risco de sua administração, evitando exclusões desnecessárias.

REAÇÕES LOCAIS

As reações vacinais podem ser classificadas, de acordo com a extensão, em locais × sistêmicas. As reações locais leves são inofensivas e bastante comuns. Resultam de inflamação inespecífica decorrente do dano tecidual causado pela puntura, assim como reação à injeção de material estranho.[3]

Reações locais extensas são menos comuns e caracterizam-se por dor, hiperemia e edema no local de injeção. Em geral surgem entre 24-72h após a vacinação. Seu mecanismo não é completamente conhecido. Acredita-se que possam estar relacionadas à ativação da imunidade inata por componentes das vacinas (em especial alumínio) ou à presença de anticorpos IgG contra antígenos vacinais (reação de Arthus). Uma variante dessas reações é o edema extenso do membro, caracterizado por edema indolor, possivelmente decorrente de extravasamento vascular.[4]

Nódulos subcutâneos e eczema no local de injeção são descritos como reações a vacinas contendo sais de alumínio e thimerosal.

O uso de agulhas com tamanho adequado (mais longas), a preferência por aplicação na coxa nos menores de 3 anos e a administração separada de vacinas reduzem a ocorrência de reações locais.[3]

Embora possam trazer desconforto ao paciente, as reações locais em geral resolvem-se espontaneamente em poucos dias (semanas para os nódulos subcutâneos) e não trazem maiores danos à saúde. Doses subsequentes das vacinas não são contraindicadas.[4]

REAÇÕES SISTÊMICAS

A maior parte das reações sistêmicas corresponde a processo inflamatório inespecífico, sem maior gravidade: febre, irritabilidade, mal-estar e *rash*. Não contraindicam doses futuras e não demandam investigação adicional.[5]

Algumas reações, embora não caracterizem reações de hipersensibilidade, devem ser conhecidas pelo médico alergista pela sua gravidade e por representarem contraindicação absoluta à revacinação. São elas: síndrome de Guillain-Barré (mais frequente com a vacina contra influenza), encefalopatia pós vacinação com *pertussis* ou vacina da febre amarela e doença viscerotrópica associada à vacinação contra febre amarela.[6]

Reações sistêmicas com início entre minutos até 4 horas após a vacinação são classificadas como imediatas. Sua incidência é rara (1-3/1.000.000 de doses). Sintomas característicos (urticária, angioedema, sibilos, vômitos, hipotensão) sugerem hipersensibilidade do tipo I e mecanismo IgE-mediado. Um importante diagnóstico diferencial da anafilaxia são as reações vasovagais, nas quais se observam palidez, bradicardia (ao invés da taquicardia presente na anafilaxia) e hipotensão efêmera.[7]

Reações sistêmicas com início pelo menos 4h após a vacinação são classificadas como tardias. Urticária de início tardio e exantema maculopapular são os principais representantes, com menor potencial de gravidade comparado ao das reações imediatas.[7]

MANEJO DAS REAÇÕES DE HIPERSENSIBILIDADE A VACINAS

Esta seção tem ênfase nas reações sistêmicas imediatas, por tratar-se do principal grupo de reações de hipersensibilidade relacionadas a vacinas. Tais reações demandam investigação, pois, embora raramente, podem evoluir para anafilaxia.

Duas situações clínicas podem apresentar-se para avaliação do alergista: paciente com histórico de reação sistêmica à vacina e paciente com antecedente de reação a um componente da vacina, sem histórico de reações vacinais.

PACIENTE COM HISTÓRIA DE REAÇÃO VACINAL

A partir de uma anamnese detalhada deve-se caracterizar a reação: tempo de início, sintomas e evolução. Informações sobre a(s) vacina(s) recebida(s) também são úteis. Em caso de reações compatíveis com hipersensibilidade, prossegue-se com uma avaliação entre risco de novas reações e benefício da administração de novas doses de vacinas (proteção imunológica).

Pacientes que já receberam o esquema completo de determinada vacina são considerados imunizados e não necessitam de nova exposição à mesma vacina. No entanto, caso componentes dessa vacina estejam presentes em outras vacinas que deverão ser futuramente aplicadas, há necessidade de investigação.

Para os pacientes que, no momento da reação, ainda não completaram o esquema vacinal há a possibilidade de dosagem de anticorpos específicos contra o agente imunizante para avaliação de seu *status* de proteção imunológica. Valores de corte que definem proteção estão disponíveis para algumas vacinas (Tabela 23.1). Cabe ressaltar que, para esquemas incompletos, a duração dessa proteção é incerta.[6]

Tabela 23.1: Títulos de anticorpos protetores, por vacina.

Vacina	Nível protetor de IgG (≥)
Difteria	0,1 UI/mL
Haemophilus influenza b	0,15 µg/mL
Hepatite A	10 mUI/mL
Hepatite B	10 mUI/mL
Poliomelite	1:8 (título de anticorpo neutralizante)
Sarampo	120 (título de PRNT)
Rubeola	10 UI/mL
Tétano	0,1 UI/mL
Febre amarela	0,7 UI/mL

PRNT: neutralização por redução de placas de lise. Adaptado de Kelso et al.[6]

A investigação da reação é feita por meio de teste cutâneo com a vacina utilizada e seus componentes potencialmente alergênicos. Deve-se utilizar a mesma marca de vacina utilizada na reação. Inicia-se com teste de puntura com a vacina pura (se reação anafilática iniciar na diluição 1:10) e, em caso negativo, segue-se com teste intradérmico na diluição de 1:100.[8]

Para os pacientes com teste cutâneo negativo, nova dose da mesma vacina pode ser aplicada e o paciente deve permanecer em observação por 30 minutos após a vacinação. Para os pacientes com teste cutâneo positivo a vacina também pode ser aplicada, porém necessariamente na forma de dessensibilização: aplicação em doses fracionadas e graduais, com intervalos fixos (Quadro 23.1). A dessensibilização visa garantir a vacinação minimizando o risco de novas reações. Deve ser sempre feita com supervisão médica, e após receber a dose total da vacina o paciente deve permanecer em observação por pelo menos 30 minutos[2] (Figura 23.1).

Quadro 23.1: Protocolo de dessensibilização com vacina.

Para vacinas com volume total de 0,5 mL, administre as seguintes doses, com intervalos de 15 minutos (conforme tolerância do paciente):
0,05 mL - diluição de 1:10
0,05 mL - vacina pura
0,1 mL - vacina pura
0,15 mL - vacina pura
0,2 mL - vacina pura

O procedimento de dessensibilização deverá ser realizado com supervisão médica, em local preparado para atendimento de emergências, incluindo anafilaxia. O paciente deve permanecer em observação por pelo menos 30 minutos após o final do procedimento. Fonte: Kelso et al.[6]

PACIENTE COM HISTÓRIA DE REAÇÃO A COMPONENTES VACINAIS

Além do próprio agente imunizante, componentes do meio de cultura assim como diversos aditivos das vacinas podem ser responsáveis por reações de hipersensibilidade.[9] O histórico de reação a componente vacinal deve ser confirmado por anamnese detalhada e, quando disponível, documentação de presença de IgE específica para o componente via dosagem sérica ou teste cutâneo.

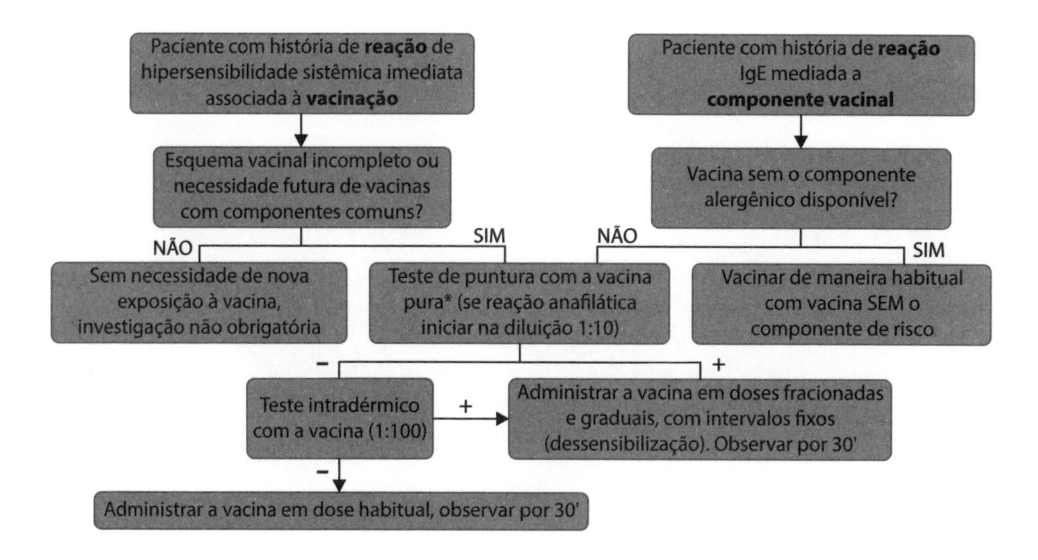

Figura 23.1: Manejo do paciente com risco de reações de hipersensibilidade sistêmicas imediatas associadas à vacinação. *Situação especial: para pacientes com história de reação IgE mediada à proteína do ovo, testes cutâneos com a vacina da influenza não são úteis na predição do risco de reações e não estão recomendados.

Em casos confirmados ou sugestivos de reações IgE-mediadas, a primeira escolha deverá ser o uso de vacinas que não contenham o componente de risco, sem necessidade de testes adicionais. Caso não sejam disponíveis, avaliação do risco × benefício da aplicação da vacina deverá ser realizada, por exemplo, via dosagem de anticorpos específicos. Nos casos em que seja necessária a vacinação, deve-se dar preferência a vacinas contendo a menor quantidade possível do componente. Realiza-se então teste cutâneo com a vacina, e o modo de administração dependerá do resultado do teste, de maneira semelhante aos pacientes com histórico de reações vacinais (Quadro 23.1).

Gelatina

A gelatina é utilizada como estabilizante de diversas vacinas, em quantidades bastante variáveis. Atualmente é o principal componente implicado em reações alérgicas vacinais. Embora alguns pacientes tenham história de reações após ingestão de gelatina, sua ausência não afasta a possibilidade de reação ao contato parenteral. A investigação pode ser feita por dosagem de IgE específica *in vitro* (disponível em alguns países) ou por meio de teste cutâneo com uma solução obtida pela diluição de 1 colher de chá (5 g) de pó para gelatina em 5 mL de soro fisiológico. Para pacientes alérgicos, deve-se dar preferência a vacinas sem ou com o menor conteúdo possível de gelatina. Prossegue-se com teste cutâneo com a vacina para determinar o melhor modo de administração.[10]

Leveduras

Quantidades residuais do fungo *Saccharomyces cerevisae* estão presentes nas vacinas contra hepatite B e HPV quadrivalente. As reações alérgicas a esse fungo são extremamente raras e a maioria dos pacientes que refere reações a fungos não reage ao *S. cerevisae*. Nos casos suspeitos deve-se buscar a documentação de IgE específica, e, caso presente, teste cutâneo com a vacina deve ser realizado antes de sua administração.[3]

Látex

Existe um risco teórico de que a presença de látex de borracha natural em seringas e tampa de ampolas de vacinas poderia desencadear reações de hipersensibilidade em pacientes alérgicos a látex.[11] A confirmação de alergia a látex pode ser feita a partir de história clínica associada à dosagem *in vitro* de IgE específica ou teste cutâneo. Nesses pacientes, recomendam-se a retirada da tampa da ampola antes da aspiração da dose da vacina e o uso de luvas sem látex pelos profissionais de saúde envolvidos no atendimento. Caso o contato com látex seja inevitável, recomenda-se observação clínica por 30 minutos após a vacinação.

Proteína do leite de vaca

Vacinas contra difteria/tétano/*pertussis* são preparadas em meio de cultura contendo caseína. Quantidades residuais dessa proteína são encontradas na vacina. Por tratar-se de quantidade mínima, a maior parte dos alérgicos à proteína do leite de vaca recebe tal vacina sem apresentar reações.[10]

No ano de 2014, no Brasil, durante a campanha nacional de vacinação contra o sarampo, foram relatados alguns casos de anafilaxia pós vacina tríplice viral (sarampo/caxumba/rubéola) em pacientes com alergia à proteína do leite de vaca (APLV). Posteriormente, descobriu-se a presença de alfa-lactoalbumina na vacina de um dos fornecedores da campanha. Portanto, pacientes com APLV devem receber vacina tríplice viral de marcas que não apresentem proteínas do leite de vaca em sua composição.

Antibióticos

Traços de antibióticos (neomicina, estreptomicina, tetraciclina, gentamicina e polimixina B) podem estar presentes em algumas vacinas. Não há relatos de reações imediatas relacionadas a esses componentes, e reações tardias não contraindicam doses futuras das vacinas. Testes não estão indicados. Raros pacientes com história pessoal de anafilaxia a tais antibióticos devem evitar vacinas que os contenham.[7]

Preservativos e adjuvantes

Thimerosal e fenoxietanol são utilizados como preservativos de vacinas. Não há relatos de reações imediatas. Reações tardias não contraindicam doses futuras das vacinas. A maioria dos pacientes com teste de contato positivo para tais componentes tolera vacinas sem reações.

O alumínio é o principal adjuvante utilizado em vacinas. Não há relato de indução de reações sistêmicas imediatas. Prurido local, nódulos subcutâneos e granulomas no local de injeção são comuns e geralmente transitórios. Excepcionalmente, os nódulos subcutâneos podem persistir por anos.[3]

Proteína do ovo

A vacina contra sarampo, caxumba e rubéola é cultivada em fibroblastos de embriões de galinha. Contém quantidades mínimas de proteína do ovo, que não são suficientes para desencadear reações alérgicas. Pode ser administrada de maneira habitual em pacientes alérgicos a ovo, sem necessidade de testes ou supervisão adicional.[6]

A vacina contra febre amarela, no entanto, é cultivada em embriões de galinha e contém quantidades maiores de proteína do ovo, com risco de reações vacinais graves em pacientes suscetíveis. Pacientes alérgicos a ovo devem ser submetidos a teste cutâneo com a vacina antes de sua administração. No caso de teste negativo, podem receber a vacina na dose habitual, mas devem ser observados por 30 minutos. No caso de teste positivo a vacina deve ser administrada com supervisão médica, na forma de dessensibilização, também seguida de observação por pelo menos 30 minutos[10] (Tabela 23.1).

A vacina contra o vírus influenza disponível no Brasil também é cultivada em embriões de galinha e contém pequenas quantidades (< 1 µg/dose) de proteínas do ovo, principalmente ovoalbumina. Diferentemente do observado para os outros componentes vacinais, testes cutâneos com a vacina da influenza não são úteis na predição do risco de reações em pacientes alérgicos a ovo e não estão recomendados.[12]

Até recentemente, a recomendação das principais sociedades de alergia era vacinação de influenza em alérgicos a ovo com dose habitual e supervisão médica, seguida de observação por 30 minutos. Uma metanálise envolvendo mais de 4.000 pacientes alérgicos a ovo, 656 deles anafiláticos, não encontrou relatos de reações alérgicas graves (definidas pela presença de insuficiência respiratória ou hipotensão) associados à vacina da influenza. Reações leves, por exemplo urticária e sibilância leve, tiveram baixa incidência, sem diferença quando comparados à população não alérgica.[13] A partir de então, algumas organizações internacionais como a força-tarefa conjunta da Academia Americana de Alergia, Asma e Imunologia, Colégio Americano de Alergia, Asma e Imunologia[14] e o Comitê Canadense de Imunização[15] retiraram a recomendação de precauções especiais quanto a supervisão médica e tempo de observação para alérgicos a ovo que recebam vacina contra influenza.

CONCLUSÃO

A maior parte das reações adversas a vacinas é local, sem maiores riscos à saúde. Reações sistêmicas são raras, porém podem ser graves. A investigação alérgica visa conhecer o responsável pela reação e definir a melhor estratégia para reduzir o risco de novos episódios, seja com a mesma vacina ou com outras vacinas que compartilhem os mesmos componentes. Felizmente, a imunização é possível na grande maioria dos casos.

REFERÊNCIAS BIBLIOGRÁFICAS

1. Plotkin SA, Plotkin S. A short history of vaccination. In: A Plotkin SA, Orenstein WA, Offit P, ed. by. Vaccines. 6th ed. Philadelphia. Elsevier/Saunders, 2008.
2. Kelso J. Allergic reactions after immunization. Ann Allergy Asthma Immunol. 2013;110(6):397-401.
3. Caubet JPonvert C. Vaccine allergy. Immunol Allergy Clin N Am. 2014;34(3):597-613.
4. Caubet J, Rudzeviciene O, Gomes E, Terreehorst I, Brockow K, Eigenmann P. Managing a child with possible allergy to vaccine. Pediatr Allergy Immunol. 2013;25(4):394-403.
5. Batista-Duharte A, Portuondo D, Pérez O, Carlos I. Systemic immunotoxicity reactions induced by adjuvanted vaccines. Int Immunopharmacol. 2014;20(1):170-80.
6. Kelso J, Greenhawt M, Li J, Nicklas R, Bernstein D, Blessing-Moore J, et al. Adverse reactions to vaccines practice parameter 2012 update. J Allergy Clin Immunol. 2012;130(1):25-43.
7. Allergic reactions to vaccines [Internet]. Uptodate.com. 2017 [citado em 2 de março de 2017]. Disponível em: https://www.uptodate.com/contents/allergic-reactions-to-vaccines?source=search_result&search=allergic%20reactions%20to%20vaccines&selectedTitle=1~150.
8. Ballalai I, Levi M, Kfouri R, Silva MAA, Marinho AKBB, Valente CFC, et al. Asma, alergia e Imunodeficiências - Guia de Imunização SBIm/ASBAI. 1 ed. São Paulo, 2015.
9. Chung E. Vaccine allergies. Clin Exp Vaccine Res. 2014;3(1):50.
10. Dreskin S, Halsey N, Kelso J, Wood R, Hummell D, Edwards K, et al. International Consensus (ICON): allergic reactions to vaccines. World Allergy Org J. 2016;9(1).
11. Hamilton R. Administering pharmaceuticals to latex-allergic patients from vials containing natural rubber latex closures. Am J Health Sys Pharm. 2005;62(17):1822-7.
12. Yang H. Safety of influenza vaccination in children with allergic diseases. Clin Exp Vaccine Res. 2015;4(2):137.
13. Des Roches A, Paradis L, Gagnon R, Lemire C, Bégin P, Carr S, et al. Egg-allergic patients can be safely vaccinated against influenza. J Allergy Clin Immunol. 2012;130(5):1213-1216.e1.

14. Kelso J, Greenhawt M, Li J. Update on influenza vaccination of egg allergic patients. Ann Allergy Asthma Immunol. 2013;111(4):301-2.
15. Statement on Seasonal Influenza Vaccine for 2015-2016 - Public Health Agency of Canada [Internet]. Phac-aspc.gc.ca. 2017 [citado em 2 de março de 2017]. Disponível em: http://www.phac-aspc.gc.ca/naci-ccni/flu-2015-grippe-eng.php.

capítulo 24

Hipersensibilidade aos quimioterápicos: visão geral

• Josefina Cernadas
• Andreia Capela

RESUMO

As reações de hipersensibilidade (RHS) aos agentes quimioterápicos podem limitar a sua subsequente utilização por receio de induzir reações graves ou mesmo reações fatais. Esquemas terapêuticos alternativos podem não ser possíveis devido à sensibilidade do tumor aos fármacos, e pela necessidade de instituir esquemas terapêuticos de primeira linha.

A dessensibilização rápida permite que pacientes possam ser tratados com os fármacos para os quais apresentaram a RHS. O objetivo deste capítulo é rever e sublinhar as indicações e os desenvolvimentos mais recentes na área da dessensibilização a fármacos no decurso de tratamentos de quimioterapia.

Vários artigos têm sido publicados na literatura referentes a vários protocolos de dessensibilização nessa área. Protocolos rápidos de dessensibilização estão disponíveis e amplamente testados para sais de platina, taxanos, doxorrubicina, anticorpos monoclonais e outros. Os pacientes candidatos a esse procedimento são aqueles que apresentam reações leves a graves, sobretudo quando as reações são do tipo IgE-mediadas, como se verifica e confirma muitas vezes para os sais de platina.

As reações que se assemelham a reações anafiláticas, como as que surgem com os taxanos, podem ser orientadas e tratadas usando o mesmo tipo de abordagem e protocolos. As reações menos graves podem ser orientadas e tratadas em contexto de hospital-dia, no caso de pacientes oncológicos, e a vigilância médico/enfermeiro/paciente deve ser a mais estreita possível. As reações que podem surgir também no decurso dos procedimentos de dessensibilização são geralmente menos graves que a reação inicial que induziu esse tipo de procedimento. As remissões das neoplasias são semelhantes às que ocorrem em pacientes que não necessitam dessa abordagem.

INTRODUÇÃO

Com a maior disponibilidade de fármacos citostáticos e maior número de pacientes elegíveis para tratamento, as reações de hipersensibilidade a esses fármacos são também em maior número. As reações de hipersensibilidade são potencialmente graves e podem comprometer o estado de saúde do paciente e o seu tratamento.

Potencialmente todos os quimioterápicos podem causar reações durante a infusão, reações geralmente designadas como reações adversas. Destas, umas são de tipo A, definidas como esperadas e descritas na bula dos medicamentos, e outras de tipo B, definidas como imprevisíveis.[1] As reações de hipersensibilidade (RHS) constituem um subgrupo das reações de tipo B, caracterizadas por sintomas objetivamente reprodutíveis e/ou sinais que se iniciam pela exposição a um fármaco numa dose habitualmente tolerada. As RHS são classificadas como alérgicas ou não alérgicas dependendo do mecanismo envolvido (imunológico ou não imunológico), e imediatas ou tardias dependendo do tempo decorrido entre a última administração do fármaco e o início dos sintomas.[2]

A maioria desses pacientes é classificada como alérgica, podendo impedir a utilização dos melhores esquemas terapêuticos para a patologia subjacente. Uma nova abordagem desses pacientes será o recurso à dessensibillização rápida, procedimento que permite ao paciente tolerar, embora que transitoriamente, o fármaco que previamente desencadeou a reação.[3]

Com a utilização cada vez mais frequente de agentes antineoplásicos, as reações de hipersensibilidade são cada vez mais comuns. O conhecimento e reconhecimento dessas reações e da sua gravidade em diferentes apresentações permitem não só o seu tratamento como a sua prevenção, de modo a assegurar o melhor tratamento possível, como os desfechos do tratamento, a qualidade de vida do doente e a redução nos custos em cuidados de saúde.

Múltiplos fatores têm influência na frequência e gravidade das reações de hipersensibilidade, incluindo a via de administração, a velocidade e volume de perfusão, a exposição prévia, a estrutura molecular do fármaco e a presença de excipientes específicos (p. ex.: cremophor EL).

Em pacientes sensibilizados, que têm beneficio de um tratamento específico sem que para isso existam fármacos alternativos igualmente eficazes, a continuação do tratamento é mandatória. A primeira opção é tratar o doente com esquema terapêutico alternativo igualmente eficaz. Se esta não for possível, o tratamento com o fármaco implicado é tentado com protocolos de dessensibilização.

Os oncologistas e outros especialistas que manuseiam esse tipo de fármacos (reumatologistas, alergologistas) devem estar familiarizados com as características das possíveis reações e com o seu tratamento, dependendo das características das mesmas.

A recomendação geral é que pacientes com sinais e/ou sintomas de reações de hipersensibilidade e/ou anafilaxia, mesmo quando estas são leves, não devem ser reexpostos ao fármaco suspeito antes de uma avaliação por um imunoalergologista com experiência demonstrada na área de reações de hipersensibilidade a quimioterapia. Nesses pacientes, a atitude a seguir só pode ser tomada em consonância e concordância de uma equipe multidisciplinar que inclua necessariamente o oncologista médico e o alergologista responsável da área.

FÁRMACOS MAIS IMPLICADOS

Em geral as reações de hipersensibilidade podem ocorrer com qualquer fármaco utilizado nos esquemas de quimioterapia. Os mais frequentemente envolvidos são os sais de platina (cisplatina, carboplatina, oxaliplatina), taxanos (paclitaxel, docetaxel), l-asparaginase, epipodofilotoxinas (teniposide, etoposide), anticorpos monoclonais, procarbazina e, menos frequentemente, 6-mercaptopurina.[4]

Relativamente aos sais de platina, as taxas de hipersensibilidade variam de 5 a 20% para cisplatina, de 9 a 27% para carboplatina e de 10 a 19% para oxaliplatina.[5]

Vários estudos demonstraram taxas de hipersensibilidade para carboplatina inferiores a 1% para pacientes que realizaram menos de seis ciclos de tratamento e de 27% para pacientes com mais de sete tratamentos. Cerca de 50% dessas reações são moderadas a graves, tendo o primeiro episódio ocorrido em média no oitavo tratamento.[6]

A incidência de hipersensibilidade ao paclitaxel situa-se entre 8 e 45%, e ao docetaxel, entre 5 e 20%.[7] No caso dos anticorpos monoclonais, frequentemente os estudos não fazem a distinção entre as reações de hipersensibilidade dependentes de processos imunológicos e as reações infusionais dependentes de liberação de citocinas. Assim, estão descritas taxas que variam entre 16 e 70% em estudos menos restritivos e entre 1 e 10% em estudos mais criteriosos. Os anticorpos monoclonais mais frequentemente implicados são o rituximabe, o infliximabe e o trastuzumabe.[8]

Alguns dos fatores de risco identificados para hipersensibilidade à carboplatina são idade inferior a 70 anos, história prévia de alergias, doses elevadas de carboplatina, períodos longos de interregno do fármaco, mais de seis tratamentos com platinas e as mutações patológicas dos genes BRCA1/2.[9]

No caso dos taxanos as reações tendem a acontecer logo nos primeiros ciclos de tratamento, frequentemente nos primeiros minutos das infusões . Também no caso dos anticorpos monoclonais, as reações de hipersensibilidade podem ocorrer logo nos primeiros minutos da infusão.[7,10]

Embora a incidência de reações a agentes antineoplásicos possa aumentar com o número de tratamentos, essas reações são por definição imprevisíveis e não são explicadas pela ação farmacológica do medicamento.[11]

Os mecanismos de hipersensibilidade são distintos consoante os fármacos envolvidos. Os vários mecanismos responsáveis pelo desenvolvimento de reações de hipersensibilidade a um fármaco podem estar relacionados com mecanismo tipo I –IgE-dependente ou podem envolver outros mecanismos. No primeiro caso é necessário um período de exposição ao alérgeno com desenvolvimento de IgE específicas que originam a ativação de basófilos e mastócitos com liberação dos seus mediadores (p.ex.: platinas). No segundo caso há liberação de mediadores dos basófilos e mastócitos sem intervenção de IgE, e sem período de sensibilização prévia, podendo este mecanismo ser desencadeado por ativação do complemento (caso dos taxanos).[12,13]

As reações não imediatas, embora mais raras, podem ocorrer e estão dependentes de mecanismos dependentes de células T e da ativação da cascata do complemento. Estão também descritos casos raros de anemia hemolítica com oxaliplatina (mecanismo tipo II), vasculite (tipo III) [i.e., vasculite com metotrexato (MTX)] e dermatite (tipo IV, p. ex.: dermatite de contato com antraciciclinas).[14,15]

SINAIS E SINTOMAS NO DECURSO DAS REAÇÕES

A maioria das reações ocorre no decurso da infusão e é muito raro que as reações não sejam imediatas. Normalmente estão associadas a fármacos administrados por via parenteral. O mecanismo subjacente à maioria das reações é desconhecido, e no contexto de pacientes neoplásicos é mais difícil pelo fato de que geralmente nesses pacientes o estudo alergológico completo não pode ser realizado.

Algumas das reações podem ser ocasionadas por liberação não imunológica de histamina ou citocinas, e alguns pacientes podem até tolerar administrações subsequentes do fármaco após pré-tratamento com corticosteroides e anti-histamínicos.

Clinicamente as reações podem afetar qualquer órgão ou sistema no organismo.[4] Embora em termos de gravidade as reações sejam maioritariamente leves ou moderadas, reações graves como anafilaxia podem ocorrer e pôr em risco a vida do paciente. Os sinais e sintomas mais comuns são: *flushing*, prurido, todos os tipos de *rash*, urticária, angioedema, manifestações gastrintestinais (náusea, vômitos, diarreia), sintomas respiratórios (rinoconjuntivite, broncoespasmo), lombalgia intensa no decurso da perfusão, febre, hipotensão e colapso cardiovascular que pode causar a morte.[16]

A anafilaxia é rara com a maioria dos agentes citotóxicos, embora bem estabelecida para os sais de platina e taxanos. As reações mais graves como anafilaxia são na maioria dos casos causadas por um mecanismo IgE-mediado, enquanto as reações leves parecem envolver a ativação de mastócitos e basófilos por mecanismos não imunológicos.

O mecanismo exato das reações pode não ser totalmente esclarecido, visto que em grande número de casos esses pacientes fazem terapêuticas múltiplas, muitas vezes com fármacos associados como fatores de crescimento, antieméticos, analgésicos, terapêuticas antimicrobianas etc.

A história clínica e o exame físico do paciente são cruciais para o diagnóstico, podendo a atribuição da suspeição a um fármaco ser dificultada pelo fato de esses pacientes receberem múltiplos medicamentos.

Embora a incidência de reações tenda a aumentar com o número de tratamentos, elas são imprevisíveis, e frequentemente não associadas ao mecanismo de ação do fármaco envolvido.[11]

As reações são mais frequentes nas seguintes situações: terapêuticas por via endovenosa; após vários ciclos de tratamento com quimioterápicos (sais de platina); pacientes com reações prévias a fármacos do mesmo grupo farmacológico; história de alergias múltiplas, independentemente do grupo farmacológico.

A história clínica detalhada é crucial nesses pacientes, sendo, no entanto, dificultada pelo fato de serem pacientes que fazem uso de medicações múltiplas. Os testes cutâneos por puntura ou intradérmicos podem ser usados para avaliar o possível envolvimento de mecanismo IgE-mediado, mas mesmo esses não estão padronizados e validados para todos os fármacos, acrescendo que não raramente são impossíveis de realizar em tempo útil.[17-19] Os próprios agentes terapêuticos usados no tratamento desses pacientes podem induzir reações não IgE-mediadas, e o próprio tumor pode provocar sinais e sintomas que simulam reações de hipersensibilidade causadas por liberação de mediadores após a ativação de mastócitos.[4]

ORIENTAÇÃO DOS PACIENTES COM REAÇÕES DE HIPERSENSIBILIDADE A QUIMIOTERÁPICOS E PRINCÍPIOS GERAIS DOS PROTOCOLOS DE DESSENSIBILIZAÇÃO

Na presença de uma reação de hipersensibilidade a um fármaco do esquema terapêutico de quimioterapia, as opções possíveis são:

a. manter o tratamento com o mesmo esquema, assumindo que o doente pode ter uma reação grave, potencialmente fatal;
b. descontinuar e interromper o tratamento;
c. substituir o fármaco suspeito por outro de um grupo farmacológico diferente (podendo ter um impacto negativo na evolução da doença);
d. esquema terapêutico alternativo igualmente eficaz;
e. tratar o doente usando o mesmo esquema terapêutico, mas com protocolo de dessensibilização ao fármaco em causa.[10]

A decisão mais consensual e correta será a escolha de um esquema terapêutico alternativo, desde que este tenha a mesma eficácia. Se essa opção não for viável, a decisão de submeter ou reexpor um doente a um tratamento com um fármaco antineoplásico previamente causador de uma reação de hipersensibilidade deve levar sempre em consideração a gravidade da reação e a possibilidade de aplicar um protocolo de dessensibilização (com ciência de seus potenciais riscos).[10]

Ao se decidir pela instituição de um protocolo de dessensibilização rápido, deve referenciar-se o doente a um alergologista com experiência para avaliação clínica criteriosa da possibilidade de o mesmo ser implementado, explicando-se ao paciente os riscos potenciais e os benefícios.

A avaliação do tipo de reação inicial e da sua gravidade ajuda a definir a possibilidade de introdução de protocolo de dessensibilização e a sua execução, e a definir o local onde este deve ser realizado.

Em reações leves, a maioria dos pacientes pode ser novamente reexposta ao mesmo fármaco com relativa segurança. Reações anafiláticas e reações moderadas/graves requerem procedimentos de indução de tolerância.

O objetivo primário da dessensibilização rápida é induzir um estado de tolerância com reações nulas ou leves enquanto as doses progressivamente crescentes são administradas, em intervalos fixos, até que a dose terapêutica pretendida seja atingida.[20] A maioria dos protocolos publicados utiliza como esquema básico aquele que foi proposto por Sullivan em 1982 para a dessensibilização de pacientes alérgicos à penicilina (ver referência), com duração de horas a poucos dias, contrastando com outros procedimentos que necessitam de semanas a meses.[21]

A dose inicial requerida é calculada em função de vários fatores, como o tipo e a gravidade da reação inicial, podendo requerer inícios com doses que podem ser de 10 a 10.000 vezes inferiores à dose terapêutica necessária para o tratamento, seguida de incrementos de doses a intervalos fixos, normalmente a cada 15 a 30 minutos. Duplicar ou triplicar a dose a cada administração tem mostrado ser mais eficaz na redução de reações no decurso do procedimento do que aumentos de 10 vezes. Os mecanismos celulares e moleculares pelos quais a inibição se faz ainda não são hoje completamente compreendidos.[22] O desenvolvimento desses protocolos rápidos tem permitido a administração de doses-alvo do fármaco com relativa segurança e de modo eficaz.

Atualmente os protocolos mais usados para dessensibilização a fármacos quimioterápicos, anticorpos monoclonais e outros foram desenvolvidos e aplicados por vários autores e baseados em protocolos publicados de dessensibilização a antibióticos e em estudos *in vitro*.[6,23] O protocolo desenvolvido por Mariana Castells et al. pode servir de base a quase todos os procedimentos de dessensibilização para esses fármacos (ver capítulo 27, Dessensibilização com drogas).

Assim, a preparação padronizada de três bolsas de soluções, (A–C), com concentrações diferentes do fármaco, e a sua administração em 12 passos, possibilita que o aumento gradual na velocidade de infusão e concentração do fármaco permita atingir a dose terapêutica alvo em aproximadamente 6-8 horas, variando esse tempo com o tipo de fármaco, a dose total a atingir e o esquema de quimioterapia de cada doente.[24,25]

Pacientes com reações alérgicas imunocitotóxicas graves como síndrome de Stevens-Johnson, necrólise tóxica epidérmica, pustulose exantematosa aguda generalizada, dermatite bolhosa, eritema multiforme, eosinofilia com sintomas sistémicos, anemias hemolíticas, nefrite intersticial, pneumonite, hepatite e vasculite não são elegíveis para protocolos de dessensibilização.[13,20]

Pode ser necessária a aplicação desses protocolos de dessensibilização em Unidades de Cuidados Intensivos nas reações mais graves (anafilaxia) ou em Hospital-Dia. Os médicos responsáveis pela aplicação do protocolo devem estar presentes e a equipe de enfermagem tem que estar familiarizada com as reações de hipersensibilidade, identificando prontamente os sinais e sintomas da reação desde o seu início, notificando prontamente o médico responsável. Os próprios pacientes e acompanhantes são informados dos objetivos do procedimento e do modo como o fármaco causador da reação inicial vai ser administrado, dos riscos potenciais, e orientados a identificar os primeiros sinais de reação. O consentimento livre e informado é assinado pelo médico responsável e pelo paciente, antes de cada procedimento. Os fármacos necessários, em caso de reação, e equipamento de ressuscitação cardiopulmonar devem estar rapidamente disponíveis, assim como acesso à equipe de reanimação.[20]

Pacientes de elevado risco (com reação de hipersensibilidade inicial grave com hipotensão, hipóxia ou síncope) podem ser submetidos, logo de início, a protocolos de 16 ou 20 passos (visando exposição a doses mais baixas e incrementos mais lentos), que incluem mais uma ou duas bolsas de diluição, respectivamente.[11]

Diante da ocorrência de reações durante os protocolos, estes podem ser modificados do mesmo modo com acréscimo de passos, de número de diluições e prolongamento de tempo de infusão. Se a reação ocorrer num mesmo passo do protocolo, pode-se administrar um anti-histamínico antes do início desse passo. Alguns autores sugerem a utilização profilática de ácido acetilsalicílico e/ou montelucaste, sobretudo nos pacientes com reações cutâneas ou respiratórias.[25,26]

No geral, as reações durante o procedimento de dessensibilização tendem a ser menos graves que as reações iniciais.[8] Em alguns pacientes é possível voltar a fazer a administração do fármaco segundo o protocolo habitual, sem novas reações de hipersensibilidade, sugerindo assim que em alguns pacientes a tolerância imunológica alcançada com o procedimento poderá ser mais prolongada.

Outros protocolos estão publicados em que também estão demonstradas a sua segurança e eficácia. Um protocolo de cinco passos com cinco diluições tem sido bastante utilizado.[27]

Um grupo japonês publicou recentemente um trabalho retrospectivo em que foi analisado o resultado de 20 pacientes com carcinoma ginecológico submetidas a protocolo de dessensibilização para carboplatina utilizando um esquema de quatro etapas em 4 horas. Os dados de segurança foram razoáveis, com apenas um evento de grau 3, com recuperação rápida após instituição terapêutica e sem sequelas, em 83 procedimentos realizados.[28]

O Serviço de Alergologia e Imunologia Clinica do Centro Hospitalar de S. João, Porto, desenvolve uma atividade clinica intensa em várias áreas, com uma proximidade muito estreita com o Serviço de Oncologia Médica, onde tem vindo a prestar apoio a pacientes oncológicos com reações no decurso dos seus tratamentos. Os procedimentos de dessensibilização iniciados há alguns anos têm tido um incremento marcado nos últimos anos, o que permitiu tratar pacientes com esquemas terapêuticos de primeira linha. Além do apoio interno ao Serviço de Oncologia Médica, os dois serviços estão também disponíveis para receber pacientes oriundos de outros Centros que não estão dotados com essa possibilidade de dessensibilizar os seus pacientes.

Nas Figuras 24.1, 24.2 e 24.3 mostram-se as localizações dos tumores primários dos pacientes dessensibilizados, o objetivo primário da terapêutica e os fármacos envolvidos nos procedimentos de dessensibilização.

É de notar que o Serviço de Oncologia Médica do Centro Hospitalar S. João se dedica ao tratamento de tumores sólidos de adultos .

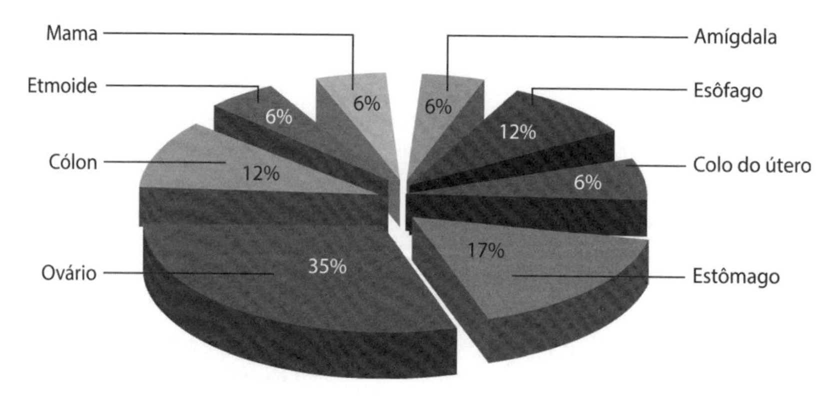

Figura 24.1: Localização do tumor primário.

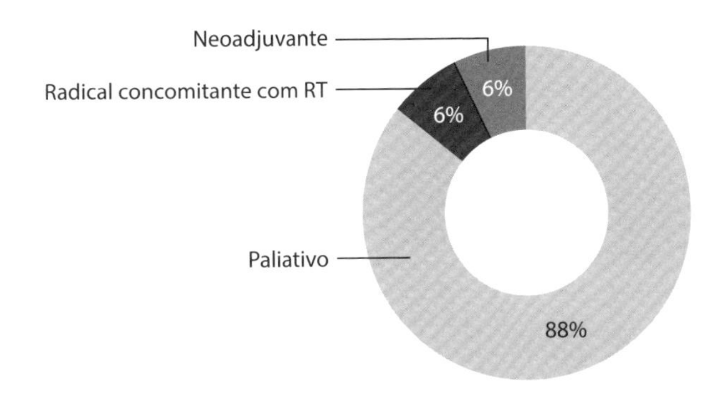

Figura 24.2: Intuito terapêutico.

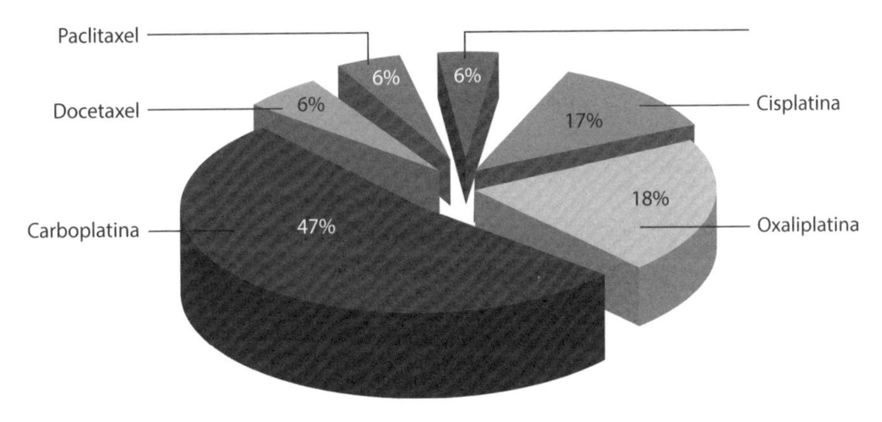

Figura 24.3: Fármacos. Fonte: Castells M, Sancho-Serra MD, Simarro M. Hypersensitivity to antineoplastic agents: mechanisms and treatment with rapid desensitization. Cancer Immunol Immunother. 2012:1575–84.

REFERÊNCIAS BIBLIOGRÁFICAS

1. Sanchez-Borges M, Thong B, Blanca M, Ensina LFC, González-Díaz S, Greenberger PA, et al. Hypersensitivity reactions to non beta-lactam antimicrobial agents, a statement of the WAO special committee on drug allergy. World Allergy Organ J. 2013;6:18.
2. Johansson SGO, Bieber T, Dahl R, Friedmann PS, Lanier BQ, Lockey RF, et al. Revised nomenclature for allergy for global use: Report of the Nomenclature Review Committee of the World Allergy Organization, October 2003. J Allergy Clin Immunol. 2004;113:832-6.
3. Cernadas JR. Desensitization to antibiotics in children. Ped Allergy Immunol. 2012;24:3-9.
4. Shepherd GM. Hypersensitivity reactions to chemotherapeutic drugs. Clin Rev Allergy Immunol. 2003;24:253-62.
5. Castells MC, Tennant NM, Sloane DE, Ida Hsu F, Barrett NA, Hong DI, et al. Hypersensitivity reactions to chemotherapy: Outcomes and safety of rapid desensitization in 413 cases. J Allergy Clin Immunol. 2008;122:574-80.
6. Markman M, Kennedy A, Webster K, Elson P, Peterson G, Kulp B, et al. Clinical features of hypersensitivity reactions to carboplatin. J Clin Oncol. 1999;17:1141.
7. Banerji A, Lax T, Guyer A, Hurwitz S, Camargo CA, Long AA. Management of hypersensitivity reactions to Carboplatin and Paclitaxel in an outpatient oncology infusion center: a 5-year review. J Allergy Clin Immunol Pract. 2014;2:428-33.
8. Brennan PJ, Rodriguez Bouza T, Hsu FI, Sloane DE, Castells MC. Hypersensitivity reactions to mAbs: 105 desensitizations in 23 patients, from evaluation to treatment. J Allergy Clin Immunol. 2009;124:1259-66.
9. Genc DB, Canpolat C, Berrak SG. Clinical features and management of carboplatin-related hypersensitivity reactions in pediatric low-grade glioma. Support Care Cancer. 2012;20:385-93.

10. Castells MC. Rapid drug desensitization for hypersensitivity reactions to chemotherapy and monoclonal antibodies in the 21st century. J Investig Allergol Clin Immunol. 2014;24:72-9.
11. Castells M, Sancho-Serra MDC, Simarro M. Hypersensitivity to antineoplastic agents: mechanisms and treatment with rapid desensitization. Cancer Immunol Immunother. 2012;61:1575-84.
12. Castells M. Desensitization for drug allergy. Curr Op Allergy Clin Immunol. 2006;6:476-81.
13. Hong DI, Dioun AF. Indications, protocols, and outcomes of drug desensitizations for chemotherapy and monoclonal antibodies in adults and children. J Allergy Clin Immunol Pract. 2014;2:13-9.
14. Pichler WJ, Adam J, Daubner B, Gentinetta T, Keller M, Yerly D. Drug hypersensitivity reactions: pathomechanism and clinical symptoms. Med Clin North Am. 2010;94:645-64.
15. Pagani M. The complex clinical picture of presumably allergic side effects to cytostatic drugs: symptoms, pathomechanism, reexposure, and desensitization. Med Clin North Am. 2010;94:835-52.
16. Demoly P, Adkinson NF, Brockow K, Castells M, Chiriac AM, Greenberger PA, et al. International Consensus on Drug Allergy. Allergy. 2014; 69:420-37.
17. Lee C, Gianos M, Klaustermeyer WB. Diagnosis and management of hypersensitivity reactions related to common cancer chemotherapy agents. Ann Allergy Immunol. 2009;102:179-87.
18. Kuo JC, Hawkins CA, Yip D. Application of hypersensitivity skin testing in chemotherapy-induced pneumonitis. Asia Pac Allergy. 2015;5:234-6.
19. Boulanger J, Boursiquot JN, Cournoyer G, Lemieux J, Masse MS, Almanric K, et al. Management of hypersensitivity to platinum- and taxane-based chemotherapy: CEPO review and clinical recommendations. Curr Oncol. 2014;21:e630-41.
20. Cernadas JR, Brockow K, Romano A, Aberer W, Torres MJ, Bircher A, et al. General considerations on rapid desensitization for drug hypersensitivity - a consensus statement. Allergy. 2010;65:1357-66.
21. Sullivan TJ. Antigen-specific desensitization of patients allergic to penicillin. J Allergy Clin Immunol. 1982;69:500-8.
22. Macglashan D, Miura K. Loss of syk kinase during IgE-mediated stimulation of human basophils. J Allergy Clin Immunol. 2004;114:1317-24.
23. Markman M, Hsieh F, Zanotti K, Webster K, Peterson G, Kulp B, et al. Initial experience with a novel desensitization strategy for carboplatin-associated hypersensitivity reactions: carboplatin-hypersensitivity reactions. J Cancer Res Clin Oncol. 2004;130:25-8.
24. Feldweg AM, Lee C-W, Matulonis UA, Castells M. Rapid desensitization for hypersensitivity reactions to paclitaxel and docetaxel: a new standard protocol used in 77 successful treatments. Gynecol Oncol. 2005;96:824-9.
25. Lee C-W, Matulonis UA, Castells MC. Rapid inpatient/outpatient desensitization for chemotherapy hypersensitivity: standard protocol effective in 57 patients for 255 courses. Gynecol Oncol. 2005;99:393-9.
26. Breslow RG, Caiado J, Castells MC. Acetylsalicylic acid and montelukast block mast cell mediator-related symptoms during rapid desensitization. Ann Allergy Immunol. 2009;102:155-60.
27. Gastaminza G, la Borbolla de JM, Goikoetxea MJ, Escudero R, Antón J, Espinós J, et al. A new rapid desensitization protocol for chemotherapy agents. J Investig Allergol Clin Immunol. 2011;21:108-12.
28. Takase N, Matsumoto K, Onoe T, Kitao A, Tanioka M, Kikukawa Y, et al. 4-step 4-h carboplatin desensitization protocol for patients with gynecological malignancies showing platinum hypersensitivity: a retrospective study. Int J Clin Oncol. 2015;20:566-73.

capítulo 25

Hipersensibilidade aos agentes quimioterápicos: aspectos práticos

- Carolina Sanchez Aranda
- Chayanne Andrade de Araújo

INTRODUÇÃO

As mudanças na medicina são marcantes nas últimas décadas. Com o advento de novas técnicas diagnósticas e novos tratamentos, a frequência das doenças se modificou, tendo a incidência de diferentes de tipos de cânceres aumentado expressivamente. A expectativa de vida média da população global atingiu o valor de 71,4 anos em 2015. Em associação, um aumento de 70% na incidência de câncer é esperado nas próximas duas décadas, com mais de 8 milhões de mortes ao ano. Para os mais de cem tipos de câncer existem protocolos de tratamento individualizados.[1]

O conhecimento mínimo sobre a biologia dos tumores é essencial para a compreensão do funcionamento dos diferentes agentes quimioterápicos (AQ). O desenvolvimento do câncer pode acontecer por meio de mutações hereditárias ou por ação de agentes ambientais (por mecanismos epigenéticos) que alteram o genoma, por diferentes mecanismos, como a a ativação dos proto-oncogenes ou dos genes responsáveis por fatores de transcrição ou ainda dos genes codificadores de moléculas de sinalização, e até pela alteração do funcionamento dos genes supressores tumorais. É relevante relembrar que o tumor primário pode se desenvolver a partir de diferentes processos, como o aumento da proliferação celular, a falha da apoptose ou a falha na diferenciação dos tipos celulares.[2]

Devido ao aumento no número de pacientes oncológicos, foi observada uma consequente maior demanda no uso dos AQ. Com isso, as reações adversas aos quimioterápicos aumentaram exponencialmente. Em 2010, os medicamentos contra o câncer foram a terceira principal causa de anafilaxia fatal induzida por drogas nos Estados Unidos.[1]

O objetivo principal deste capítulo é descrever alguns aspectos práticos em relação à hipersensibilidade aos quimioterápicos, principalmente no que se refere à investigação clínica.

REAÇÕES AOS QUIMIOTERÁPICOS

Classicamente, os medicamentos anticancerígenos são divididos em quimioterapia (ou AQ), hormonoterapia, imunoterapia e terapia com agentes biológicos. Os AQ podem ser classificados de acordo com sua ação no ciclo celular (dependentes ou independentes) ou por sua estrutura química[2] (Tabela 25.1):

- Agentes alquilantes e compostos relacionados;
- Antibióticos citotóxicos;
- Antimetabólitos;
- Derivados de plantas (inibidores da mitose e da isomerase);
- Miscelânea: Platinas e Asparaginase.

Alguns AQ estão mais associados às reações de hipersensibilidade, como as platinas, inclusive na população pediátrica (carboplatina, cisplatina e oxaliplatina). Alguns estudos revelam que pacientes com mutações específicas no gene BRCA 1/2 podem ser mais propensos a desenvolver reações de hipersensibilidade à carboplatina. Na suspeita de reação a esses agentes, testes cutâneos devem ser realizados, apesar de a sensibilidade não atingir 80%.[3]

A classe dos taxanos também está relacionada às RA, muitas vezes associada aos excipientes necessários à diluição dessas moléculas. O mecanismo exato não está elucidado, e muitas reações parecem estar com ativação de complemento e liberação de diferentes citocinas. Desse modo, os testes cutâneos apresentam valor limitado.[4]

A principal reação adversa relacionada à doxirrubicina é a síndrome mão-pé, caracterizada por um edema doloroso nas regiões acometidas. As manifestações geralmente ficam mais intensas conforme o maior número de ciclos realizados pelo paciente. Os testes cutâneos não são recomendados pelo risco de necrose local.[1]

Tabela 25.1: Classificação dos quimioterápicos

Grupos	Função	Exemplos	Tipo de câncer
Alquilantes	Destroem o DNA das células	Ciclofosfamida	Linfomas, mieloma múltiplo, leucemias
Platinas	Destroem o DNA das células	Cisplatina, carboplatina, oxaliplatina	Tumores sólidos (ovários, gastrintestinais, pulmão)
Antibióticos	Se ligam ao DNA das células e impedem síntese de DNA/ RNA	Antraciclinas, cromomicinas	Leucemia, linfoma, câncer de bexiga, mieloma múltiplo
Antimetabólitos	Interferem no metabolismo intermediário do crescimento celular	Metotrexate, 5-fluorouracil	
Inibidores da mitose	Inibidores da mitose e microtúbulos	Taxanos (paclitaxel e docetaxel)	Ovários, endométrio, mama, pulmão
Inibidores da topoisomerase 1 e 2	Inibem a mitose no nível das enzimas	Etoposide, teniposide, topotecano, irinotecano	Testículo, pulmão, leucemia, linfoma, colorretal
L-asparaginase	Atua no metabolismo da síntese da asparigina nas células neoplásicas	Asparaginase	Leucemia linfoblástica aguda

Por fim, é necessário discutir sobre a L-asparaginase. Esse medicamento é fundamental para o tratamento da leucemia linfoide aguda (LLA); entretanto, diversas reações de hipersensibilidade estão envolvidas com sua administração. Foi verificado que as crianças e adolescentes com LLA que recebem um curso inadequado de terapia de asparaginase planejada devido a efeitos colaterais intoleráveis ou inativação silenciosa apresentam resultados inferiores em comparação com aqueles que recebem a maioria das doses pretendidas, destacando a importância dessa terapia.[5]

A exposição à asparaginase, uma proteína estranha, tem a capacidade de desencadear o desenvolvimento de anticorpos antiasparaginase. Estudos prévios demonstraram que esses anticorpos podem neutralizar a atividade enzimática. Além disso, as taxas de reações alérgicas variam de 30 a 70% em alguns estudos. Os sintomas de reação alérgica variam de acordo com o local da aplicação intramuscular a graves reações sistêmicas , incluindo anafilaxia. O risco de desenvolvimento de alergia clínica e de inativação silenciosa pode ser influenciado pela preparação, pela via e pelo cronograma de administração.[6]

Com relação à formação de anticorpos neutralizantes, sem reações clínicas aparentes, o manejo deve ser realizado por meio das medidas dos níveis de atividade sérica de asparaginase. Eles são os melhores e mais confiáveis indicadores de eficácia da droga. Os níveis de atividade ≥ 0,1 UI/mL parecem ser um nível de alvo seguro para garantir o benefício terapêutico. Os anticorpos antiasparaginase e as medidas de asparagina não são indicados para a tomada de decisão clínica fora do contexto de um ensaio clínico.[5]

O desenvolvimento da hipersensibilidade clínica é considerado um forte indicador de que um paciente individual desenvolveu anticorpos antiasparaginase e terá reduzida atividade da medicação. A principal preocupação é que o uso contínuo de asparaginase da mesma formulação será ineficaz no tratamento da leucemia e pode levar a resultados mais pobres. A continuação da droga deve ser desencorajada, mesmo quando é clinicamente possível administrar a mesma preparação usando pré-medicação, como esteroides e anti-histamínicos, ou diminuindo a taxa de infusão, pois cssas medidas reduzem os sintomas da alergia, mas não impedem a inativação da asparaginase pelos anticorpos.[5]

Desse modo, a recomendação mais atual orienta que nas reações moderadas a graves a troca de preparação de asparaginase seja realizada, sem necessidade de testar os seus níveis. Em reações leves, ou com significado questionável, recomenda-se o monitoramento dos níveis séricos de atividade da droga. Se o paciente estiver usando a pegaspargase intravenosa, recomenda-se verificar um nível dentro de 1 semana da administração da dose. Quando a dose anterior é truncada por causa de uma reação alérgica, é difícil interpretar um nível de atividade após essa dose. O objetivo principal desse nível de verificar novamente é determinar se a atividade está presente. Se o nível não for detectável, então não deve ser utilizada outra asparaginase derivada de *E. coli* e o paciente deve ser alternado para uma preparação derivada de *Erwinia*. Se o nível for detectável, recomendamos verificar novamente um nível mínimo de 14 dias, e uma dose subsequente de pegaspargase pode ser cuidadosamente administrada. A pré-medicação com agentes como anti-histamínicos ou corticosteroides não deve ser utilizada na ausência de verificação dos níveis de atividade da asparaginase. Os níveis de atividade devem ser verificados após 7 e 14 dias e devem estar acima de 0,1 UI/mL. Quando o nível de atividade é menor que o limite desejado de 0,1 UI/mL, a preparação de asparaginase deve ser trocada.[5]

Os testes cutâneos são controversos. Estudos recentes associam alguns halótipos de HLA (HLA-DRB1*07:01 e HLA-DQB1*02:02) a um maior risco de hipersensibilidade à asparaginase.[7]

DIAGNÓSTICOS DAS REAÇÕES DE HIPERSENSIBILIDADE AOS QUIMIOTERÁPICOS

A história médica é a ferramenta mais importante no diagnóstico das reações adversas aos medicamentos, em especial nas reações ao AQ. O paciente em uso de quimioterapia é grave, geralmente em uso de diferentes medicações, além da maior frequência de infecções e outras comorbidades.[8]

Em sua grande maioria, os AQ são usados em combinações, além de outros medicamentos que o paciente oncológico pode estar usando simultaneamente ao tratamento quimioterápico. Conhecer as reações mais típicas de cada droga envolvida e o tempo de aparecimento dessas é essencial para o alergologista que auxilie serviços que atendam populações em uso de quimioterapia.[8]

É importante ainda reconhecer alguns parâmetros que aumentam as chances de RA, como a via em que o AQ foi administrado, e a via endovenosa é a que está mais relacionada; o tempo de infusão da medicação; a história de exposição prévia ao AQ; e ainda o tipo de veículo a que que o princípio ativo da droga está incorporado.[1]

Para o diagnóstico de hipersensibilidade IgE-mediada aos QT, os testes cutâneos (teste cutâneo de leitura imediata e testes intradérmicos) podem ser utilizados, porém os testes de apenas algumas drogas estão validados e podem ser vistos na Tabela 25.2.[9] É relevante aguardar um período médio de 4 semanas para realização dos testes cutâneos, a fim de que os "possíveis" estoques de IgE possam ser refeitos e os testes não tenham resultados falsos negativos. Inicialmente o teste cutâneo de leitura imediata (TCLI) deve ser realizado. Caso o resultado seja negativo, recomenda-se a realização de testes intradérmicos (ID) com concentrações crescentes do produto. Agentes não validados devem ser realizados em dez controles para avaliar a reatividade cutânea e excluir a possibilidade de necrose local.[10]

Tabela 25.2: Diluições validadas para testes cutâneos com quimioterápicos (Adaptado de Castells, 2015.)

QT	TCLI (mg/mL)	ID (mg/mL)	ID (mg/mL)	ID (mg/mL)
Carboplatina	10	1	5-10	N/A
Cisplatina	1	0,1	1	N/A
Oxaliplatina	5	0,5	5	N/A
Paclitaxel	1-6	0,001	0,01	N/A

TCLI: teste cutâneo de leitura imediata; ID: testes intradérmicos.

Testes *in vitro* podem ser úteis para a investigação das reações de hipersensibilidade imediatas, inclusive nas reações ao quimioterápicos. A determinação sérica de IgE específica para os AQ ainda não está disponível comercialmente. Os testes de ativação de basófilo (BAT) são úteis quando os testes cutâneos são inconclusivos. A expressão dos basófilos ativados, após estimulação com o alérgeno de interesse, é avaliada pela citometria de fluxo.[11]

Os níveis de triptase e de histamina, ou a produção de citocinas e leucotrienos, podem auxiliar na identificação de células envolvidas nas RHM.[1]

Para identificar a hipersensibilidade mediada por células T, estão sendo propostas ferramentas de diagnóstico, tais como testes de contato e testes de transformação de linfócitos (LTT), e, mais recentemente, proteínas de células T citotóxicas, como granulisina, perforina e granzima B.[12]

TRATAMENTO

O médico que assiste um paciente que apresenta uma RA a um AQ deve avaliar a gravidade e os possíveis mecanismos nela envolvidos. Deve-se verificar se existe outro esquema terapêutico com a mesma eficácia. Caso essa opção não exista e a reintrodução do medicamento seja indispensável, a avaliação dos possíveis mecanismos envolvidos na reação deve ser feita. Reações relacionadas à liberação de citocinas normalmente acontecem nas primeiras infusões e respondem à mudança da velocidade de infusão e às pré-medicações. Quando a presença de IgE anti-medicamento é inferida por meio da positividade dos testes de cutâneos, protocolos de dessensibilização podem ser desenvolvidos.[13]

CONSIDERAÇÕES FINAIS

Oncologistas e outros especialistas que trabalham com quimioterápicos devem estar familiarizados com as características e o tratamento de possíveis reações. É recomendável que os pacientes com sinais ou sintomas de reações de hipersensibilidade e anafilaxia, mesmo que sejam leves, não sejam reexpostos à droga suspeita até que seja feita uma avaliação por um alergista com experiência em reação de hipersensibilidade a medicamentos.

REFERÊNCIAS BIBLIOGRÁFICAS

1. Giavina-Bianchi P, Patil SU, Banerji A, et al. Immediate hypersensitivity reaction to chemotherapeutic agents. J Allergy Clin Immunol. Pract. 2017; 5 (3) 593-99.
2. Bonassa EMA, Gato MIR, Mota MLS, Molina P. Conceitos gerais em quimioterapia antineoplásica. In: Bonassa EMA, Gato MIR. Terapêutica oncológica para enfermeiros e farmacêuticos. 4ª ed. São Paulo: Atheneu, 2012.
3. Baldo BA, Pham NH. Adverse reactions to targeted and non-targeted chemotherapeutic drugs with emphasis on hypersensitivity responses and the invasive metastatic switch. Cancer Metastasis Rev 2013;32:723-61.
4. Picard M, Pur L, Caiado J, Giavina-Bianchi P, Galvao VR, Berlin ST, et al. Risk stratification and skin testing to guide re-exposure in taxane-induced hypersensitivity reactions. J Allergy Clin Immunol 2016;137:1154-64.
5. Van der Sluis IM, Vrooman LM, Pieters R, Baruchel A, Escherich G, Goulden N, et al. Consensus expert recommendations for identification and management of asparaginase hypersensitivity and silent inactivation. Haematologica. 2016;101(3):279-85.
6. Vrooman LM, Stevenson KE, Supko JG, O'Brien J, Dahlberg SE, Asselin BL, et al. Postinduction dexamethasone and individualized dosing of Escherichia coli L-asparaginase each improve outcome of children and adolescents with newly diagnosed acute lymphoblastic leukemia: results from a randomized study -- Dana-Farber Cancer Institute ALL Consortium Protocol 00-01. J Clin Oncol. 2013;31(9):1202-10.
7. Kutszegi, Yang X, Gézsi A, Schermann G, Erdélyi DJ, Semsei ÁF, et al. HLA-DRB1*07:01-HLA-DQA1*02:01-HLA-DQB1*02:02 haplotype is associated with a high risk of asparaginase hypersensitivity in acute lymphoblastic leukemia. Haematologica. 2017;102(9):1578-1586.
8. Cernandas JR. Reactions to cytostatic agents in children. Curr Opin Allergy Clin Immunol 2017;17:255-61.
9. Castells MC. Anaphylaxis to chemotherapy and monoclonal antibodies. Immunol Allergy Clin N Am. 2015; 35:335–48.
10. Brockow K, Garvey LH, Aberer W, Atanaskovic-Markovic M, Barbaud A, Bilo MB, et al. Skin test concentrations for systemically administered drugs -- an ENDA/EAACI Drug Allergy Interest Group position paper. Allergy. 2013;68(6):702-12.
11. Viardot-Helmer A, Ott H, Sauer I, Merk HF. Basophil activation test as in vitro assay for cisplatin allergy [in German]. Hautarzt 2008;59:883-4.
12. Landolina N, Levi-Schaffer F. Monoclonal antibodies: the new magic bullets for allergy: IUPHAR Review 17. Br J Pharmacol. 2016;173 793-803.
13. Sloane D, Govindarajulu U, Harrow-Mortelliti J, Barry W, Hsu FI, Hong D. Safety, costs, and efficacy of rapid drug desensitizations to chemotherapy and monoclonal antibodies. J Allergy Clin Immunol Pract. 2016;4(3):497-504.

capítulo 26

Síndrome de hipersensibilidade a múltiplos fármacos

• Riccardo Asero
• Elena Pinter

HISTÓRIA

A hipersensibilidade a fármacos é extremamente comum e representa um problema de saúde pública relevante. Estima-se que mais 7% da população em geral pode sofrer reações de hipersensibilidade aos fármacos, reações estas que podem ser imunomediadas (imediatas ou tardias) ou não imunomediadas. Os beta-lactâmicos e os fármacos anti-inflamatórios não esteroides são, de longe, as categorias de fármacos mais frequentemente envolvidas em reações de hipersensibilidade. Dentro do vasto campo de hipersensibilidade a fármacos, a síndrome de hipersensibilidade a múltiplos fármacos (SHMF) representa uma entidade clínica distinta. O termo foi usado de maneira heterogênea na literatura, e ainda existe alguma confusão. Anteriormente conhecida como síndrome de alergia a múltiplos medicamentos, a SHMF é uma condição clínica caracterizada por hipersensibilidade a dois ou mais medicamentos quimicamente não relacionados ingeridos de maneira independente. A síndrome difere claramente da reatividade cruzada, que se baseia na presença de semelhanças na estrutura química, na via metabólica ou no mecanismo farmacológico. A SHMF deve ser mantida claramente distinta da chamada "síndrome de intolerância múltipla", termo que foi usado para descrever pacientes com reações adversas a três ou mais medicamentos sem um mecanismo imunológico ou não imunológico definido. Esta última condição está associada ao sexo feminino e à ansiedade, ocorre em pacientes com múltiplas comorbidades e internações hospitalares anteriores, muitas vezes é caracterizada apenas por sintomas subjetivos, pode ser parcialmente iatrogênica e frequentemente reconhece um plano de fundo psicológico.[1,2] A síndrome da intolerância a múltiplos medicamentos não será discutida no presente capítulo.

Uma história clínica de hipersensibilidade a múltiplos fármacos é frequentemente registrada em departamentos de alergia, bem como em contextos hospitalares. Às vezes esse diagnóstico emerge após a realização de testes provocação com substâncias alternativas que deveriam ter sido teoricamente toleradas em indivíduos com história de hipersensibilidade a um único fármaco ou classe de fármacos.

HISTÓRICO DA SHMF

Os pacientes com hipersensibilidade a múltiplos medicamentos foram definidos pela primeira vez em 1989,[3] embora a noção de que os pacientes com hipersensibilidade imediata aos beta-lactâmicos possam reagir mais facilmente a outras classes de medicamentos também remonte aos anos 1960.[4] Nos anos subsequentes, as características clínicas e o contexto geral em que essa condição ocorre foram progressivamente mais bem definidos. Os indivíduos com SHMF aparecem como um subgrupo de pacientes com história de reações adversas induzidas por fármacos (na maioria dos casos envolvendo a pele) que apresentam uma propensão acentuada a reagir a vários antibióticos quimicamente não relacionados e a medicamentos não antibióticos, são normais em outros aspectos e não relatam história de erupções espontâneas nem história pessoal ou familiar de doenças atópicas.[5] Os primeiros relatos foram, na maioria dos casos, baseados apenas na história clínica. Estudos prospectivos subsequentes demonstraram que, entre os indivíduos que apresentaram história clínica de hipersensibilidade a um único fármaco (ou a vários fármacos), foi possível identificar um subconjunto de pacientes que reagia a substâncias antibióticas alternativas que deveriam ter sido teoricamente toleradas em testes eletivos de provocação oral.[6] Curiosamente, a reatividade a antibióticos alternativos foi mais frequente entre os indivíduos que apresentaram história de hipersensibilidade a mais de uma classe de antibióticos do que entre aqueles classificados inicialmente como monorreatores.[6]

APRESENTAÇÃO CLÍNICA

Na maioria dos casos, os pacientes com SHMF apresentam características de reações de hipersensibilidade a fármacos de tipo imediato, caracterizadas por urticária com ou sem angioedema que ocorre menos de 2 horas após a ingestão dos medicamentos agressores. Uma pequena minoria de pacientes pode sofrer reações de hipersensibilidade induzidas por fármacos do tipo tardias, incluindo exantemas bolhosos ou maculopapulares ou reação medicamentosa com eosinofilia e sintomas sistêmicos (DRESS) após a ingestão de fármacos quimicamente não relacionados.[7] A coexistência de hipersensibilidade a fármacos de tipo imediato e tardio no mesmo paciente foi relatada em um número limitado de indivíduos.

A SHMF tem sido diagnosticada principalmente em adultos, mas também as crianças podem ser acometidas,[8] embora menos frequentemente do que suspeitamos há algum tempo, quando o diagnóstico foi baseado apenas na história clínica.

PATOGENIA

Os mecanismos patogênicos subjacentes à hipersensibilidade a múltiplos fármacos ainda são pouco compreendidos.

Na minoria de pacientes com reações de hipersensibilidade de tipo tardio, um mecanismo patogênico mediado por células T foi demonstrado por testes de contato positivos, testes intradérmicos de leitura tardia, bem como teste de transformação de linfócitos *in vitro* e liberação de IFN-gama induzida por fármacos.[7,9-11]

Em contrapartida, na grande maioria dos pacientes que apresentam reações de hipersensibilidade de tipo imediato, o exame diagnóstico negativo de alergia, as diferenças químicas acentuadas entre os compostos agressores e o fato de os pacientes frequentemente apresentarem hipersensibilidade às classes de fármacos que são ingeridas pela primeira vez produzem mecanismo patogênico imunomediado com base no correconhecimento de estruturas químicas específicas altamente improvável. Tem-se aventado a hipótese da existência de fatores relacionados ao paciente que levaram à liberação de histamina a partir de mastócitos e/ou basófilos.[12] Na verdade, alguns estudos observaram uma propensão familiar para reações a múltiplos fármacos.[3,13] Além disso, na maioria dos estudos anteriores, uma história de hipersensibilidade imediata a beta-lactâmicos,[3,6,14-16] a qualquer medicamento antimicrobiano[17] ou a medicamentos anti-inflamatórios[6] parece representar fator de risco para reações de hipersensibilidade a antibióticos de diferentes classes. Também foi relatada uma associação entre hipersensibilidade a múltiplos fármacos e doenças autoimunes isoladas,[18,19] urticária crônica espontânea[19] e infecção por HIV.[20] Por fim, geralmente se concorda que a SHMF prevalece em grande medida nas mulheres.[6,19] Com relação à possível associação entre SHMF e urticária crônica, um estudo recente mostrou que a prevalência de alergia à penicilina autorrelatada em pacientes com urticária crônica é cerca de três vezes maior do que na população geral.[21]

Em 30% dos casos, a SHMF é caracterizada por hipersensibilidade não só aos antibióticos, mas também aos múltiplos anti-inflamatórios não esteroides.[6,19] Essa associação é particularmente intrigante. Notavelmente, a hipersensibilidade múltipla aos AINEs pode ocorrer em duas configurações distintas: (a) em indivíduos normais em outros aspectos e (b) em pacientes com urticária crônica espontânea.[22] Em ambas as categorias, a "autorreatividade" (definida como uma reação cutânea de edema e eritema após a injeção intradérmica de soro autólogo)[23] é encontrada em uma grande proporção de pacientes.[24] A positividade do teste cutâneo de soro autólogo foi atribuída à presença de autoanticorpos circulantes para IgE ou ao receptor IgE de alta afinidade, FcεRI,[25,26] ou à presença de fatores de liberação de histamina circulantes até o momento ainda não caracterizados. Em vista dessas observações, o teste cutâneo de soro autólogo foi realizado em pacientes com SHMF em um estudo especificamente projetado: de modo surpreendente, o teste obteve resultados positivos em praticamente a totalidade dos casos.[27] Curiosamente, apesar da presença de um estado autorreativo inequívoco, naquele estudo os soros da maioria dos pacientes com SHMF foram incapazes de induzir a liberação de histamina de basófilos cultivados de doadores normais,[27] sugerindo a provável ausência de autoanticorpos circulantes para FcεRI ou IgE e a possível presença de fatores de liberação de histamina de diferentes naturezas. A alta prevalência de teste cutâneo de soro autólogo em pacientes com SHMF foi posteriormente confirmada em outros estudos.[17,28]

Outro aspecto que a SHMF compartilha com urticária crônica espontânea é a ativação da via extrínseca da cascata de coagulação. Com base em observações recentes que mostram que os pacientes com urticária crônica espontânea apresentam sinais de geração de trombina e ativação da via tissular da cascata de coagulação,[29,30] um grupo de 9 pacientes com síndrome de hipersensibilidade a múltiplos fármacos foi submetido a testes cutâneos de plasma autólogo e à medição dos níveis tanto de fragmento F de protrombina plasmática (1 + 2) como de D-dímero. Todos os 9 obtiveram resultados positivos no teste cutâneo de plasma autólogo (TCPA), e 7/9 apresentaram níveis plasmáticos elevados de F (1 + 2), enquanto nenhum deles apresentou níveis elevados de D-dímero,[31] sugerindo que a SHMF é caracterizada pela geração de trombina como na urticária crônica espontânea, mas fibrinólise ocorre de maneira menos intensa do que na urticária crônica espontânea.

DIAGNÓSTICO

Cerca de 30% dos pacientes que consultam uma unidade de alergia a medicamentos relatam "alergias a múltiplos fármacos".[32] Evidentemente, esses relatos não são validados na grande maioria dos casos. No entanto, a SHMF pode ser claramente suspeitada quando a história do paciente é sustentada por uma série de prontuários (de setores de emergência ou médicos de clínica geral) de episódios de urticária/angioedema ou de diferentes erupções cutâneas que ocorrem em ocasiões distintas pouco depois de tomar antibióticos quimicamente não relacionados (na maioria dos casos incluindo beta-lactâmicos), possivelmente associada a uma história de hipersensibilidade a AINEs. Em casos de dúvida, testes de provocação com alguns dos fármacos relatados como agressores sob condições controladas podem reproduzir uma reação de hipersensibilidade, confirmando e validando assim a história clínica.[33] Em outros casos, o diagnóstico de SHMF torna-se definido após a realização de testes de provocação oral positivos com outros fármacos que não um agressor em pacientes com uma história clara de reação a um único composto.[6]

Não é preciso dizer que os testes de provocação oral com as drogas suspeitas devem ser evitados naqueles (poucos) indivíduos com uma história de erupção cutânea grave do tipo tardio, nas quais os testes imunológicos *in vivo* (teste de contato ou teste intradérmico de leitura tardia) ou *in vitro* (teste de transformação de linfócitos e teste de liberação de IFN-gama induzido por drogas, onde disponível) podem ajudar a estabelecer o diagnóstico. De forma semelhante, por questões de segurança, teste de provocação oral com a droga suspeita devem ser evitados nos pacientes com história de anafilaxia grave induzida por droga, devido ao risco óbvio de uma reação grave.

Em todos os casos de reações de hipersensibilidade de tipo imediato, na ausência de qualquer ferramenta melhor, o diagnóstico de SHMF baseia-se na demonstração da hipersensibilidade do paciente a fármacos quimicamente diferentes por testes de provocação com fármacos agressores (em caso de dúvida ou reações não graves) ou fármacos alternativos,[4,33] uma prática que de qualquer maneira representa o padrão-ouro para o diagnóstico de alergia a medicamentos.

EXAME DE ALERGIA A MEDICAMENTOS PARA SHMF NA PRÁTICA

Embora os beta-lactâmicos sejam a classe de fármacos envolvidos na grande maioria dos casos de SHMF, o que caracteriza a síndrome é a extrema imprevisibilidade tanto de fármacos agressores quanto de fármacos tolerados.[6,12] Assim, o objetivo do exame diagnóstico deve ser a detecção de pelo menos duas classes de antibióticos distintas que podem ser ingeridas com segurança quando necessário. Esse objetivo, em seguida, é atingido na maioria dos pacientes, mas em alguns (felizmente raros) casos as provocações orais, mesmo com um grande espectro de diferentes classes de antibióticos, invariavelmente levam à liberação de histamina. Nesses casos, é possível seguir um protocolo de dessensibilização para um fármaco específico,[33] ou tentar repetir as provocações com algumas classes de fármacos não toleradas com tratamento anti-histamínico (p. ex.: cetirizina 10-20 mg ingeridos 2 horas antes da provocação com o medicamento do estudo),[34] a fim de avaliar se uma pré-medicação adequada cria condições para tratar com segurança as infecções bacterianas mais comuns.

Praticamente, as provocações orais devem ser realizados fornecendo-se no mínimo duas doses crescentes do fármaco a ser testado com o objetivo de atingir uma única dose terapêutica. Em condições normais, os testes de provocação oral podem ser realizados de maneira aberta. Por razões de segurança, as doses devem ser administradas com 1 hora de intervalo e sob controle médico em um ambiente adequadamente equipado. Os pacientes devem ser mantidos sob controle durante pelo menos 2 horas após a última dose de teste. Obviamente, a segunda dose será descartada se a primeira dose induzir sintomas objetivos. No caso em que o paciente relata sintomas subjetivos após a primeira dose mas o exame clínico é negativo, é sensato adiar a segunda dose até que os sintomas desapareçam ou evoluam para sintomas objetivos (nesse caso, a segunda dose não é administrada). No caso de os sintomas subjetivos persistirem, a provocação deve ser repetido de maneira única, cega, controlada por placebo.

VALIDADE DE LONGO PRAZO DOS TESTES DE PROVOCAÇÃO

Os testes de provocação oral são capazes de fornecer uma imagem do estado de tolerância/intolerância de um determinado paciente em um determinado ponto de tempo. Não há dados precisos sobre a validade de longo prazo dos resultados, pois os estudos de acompanhamento formais não foram realizados até o momento. Contudo, dados escassos sugerem que os pacientes parecem bastante estáveis e que a ocorrência de novas hipersensibilidades para fármacos previamente tolerados é excepcional.[6]

REFERÊNCIAS BIBLIOGRÁFICAS

1. Macy E, Ho NJ. Multiple drug intolerance syndrome: prevalence, clinical characteristics and management. Ann Allergy Asthma Immunol 2012; 108: 88-93.
2. Omer HM, Hodson J, Thomas SK, Coleman JJ. Multiple drug intolerance syndrome: a large scale retrospective study. Drug Saf 2014; 37:1037-45.
3. Sullivan TJ, Remedios C, Ong M, Gilliam LK. Studies of the multiple drug allergy syndrome. J Allergy Clin Immunol (abstract) 1989; 83: 270.
4. Smith JW, Johnson JE, Cluff LE. Studies on the epidemiology of adverse drug reactions II. An evaluation of penicillin allergy. N Eng J Med 1966; 274: 998-1002.
5. Sullivan TJ. Drug allergy. In: Middleton E, Reed CE, Ellis EF, Adkinson NF, Yunginger JW, Busse WW (eds.). Allergy: Principles and Practice, ed 4. St. Louis: Mosby, 1993. pp. 1726–46.
6. Asero R. Detection of patients with multiple drug allergy syndrome by elective tolerance tests. Ann Allergy Asthma Immunol 1999; 80: 185–8.
7. Gex-Collet C, Helbling A, Pichler WJ. Multiple drug hypersensitivity - proof of multiple drug hypersensitivity by patch test and lymphocyte transformation tests. J Invest Allergol Clin Immunol 2005; 15: 293-6.
8. Atanaskovich-Markovic M, Gaeta F, Gavrovic-Jankulovic M, Cirkovic-Velickovich T, Valluzzi RL, Romano A. Diagnosing multiple drug hypersensitivity in children. Pediatr Allergy Immunol 2012; 23: 785-91.
9. Neukomm CB, Yawalkar N, Helbling A, Pichler WJ. T-cell reactions to drugs in distinct clinical manifesttations of drug allergy. J Investig Allergol Clin Immunol 2001; 11: 275-84.
10. Halevy S, Grossmann N. Multiple drug allergy in patients with cutaneous adverse drug reactions diagnosed by in--vitro drug-induced interferon-gamma release. Isr Med Assoc J 2008; 10: 865-8.
11. Daubner B, Groux-Keller M, Hausmann OV, Kawabata T, Naisbitt DJ, Park BK, et al. Multiple drug hypersensitivity: normal Treg cell function but enhanced in vivo activation of drug-specific T cells. Allergy 2012; 67: 58-66.
12. Asero R. Multiple drug allergy syndrome: a distinct clinical entity. Curr Allergy Asthma Rep 2001; 1: 18:22.
13. Attaway NJ, Jasin NM, Sullivan TJ. Familial drug allergy. J Allergy Clin Immunol 1991;87: 227.
14. Smith JW, Johnson JE, Cluff LE. Studies on the epidemiology of adverse drug reactions. II. An evaluation of penicillin allergy. N Engl J Med 1966;274:998–1002.
15. Khoury L, Warrington R. The multiple drug allergy syndrome: a matched-control retrospective study in patients allergic to penicillin. J Allergy Clin Immunol 1996; 98: 462-4.
16. Kamada MM, Twarog F, Leung DY. Multiple antibiotic sensitivity in a pediatric population. Allergy Proc 1991; 12: 347-50.
17. Moseley EK, Sullivan TJ: Allergic reactions to antimicrobial drugs in patients with a history of prior drug allergy (abstract). J Allergy Clin Immunol 1991;87:226.
18. Petri M, Allbritton J. Antibiotic allergy in systemic lupus erythematosus: a case-control study. J Rheumatol 1992; 19: 265-9.
19. Colombo G, Yacoub MR, Burastero SE, Garattini E, Girlanda S, Saporiti N, et al. Multiple drug hypersensitivity: insight into the underlying mechanism and correlation with autoimmune diseases. Eur Ann Allergy Clin Immunol 2009; 41: 50-5.
20. Coopman SA, Johnson RA, Platt R, et al. Cutaneous disease and drug reactions in HIV infection. N Engl J Med 1993; 328: 1670-74.
21. Silverman S, Localio R, Apter AJ. Association between chronic urticaria and self-reported penicillin allergy. Ann Allergy Asthma Immunol 2016 Jan 9.
22. Kowalski ML, Asero R, Bavbek S, Blanca M, Blanca-Lopez N, Bochenek G, et al. Classification and practical approach to the diagnosis and management of hypersensitivity to nonsteroidal anti-inflammatory drugs. Allergy. 2013; 68: 1219-32.
23. Konstantinou GN, Asero R, Maurer M, Sabroe RA, Schmid-Grendelmeier P, Grattan CE. EAACI/GA(2)LEN task force consensus report: the autologous serum skin test in urticaria. Allergy. 2009;64 :1256-68.
24. Asero R, Tedeschi A, Lorini M: Autoreactivity is highly prevalent in patients with multiple intolerances to NSAID. Ann Allergy Asthma Immunol 2002;88:468–72.
25. Greaves MW. Chronic idiopathic urticaria. Curr Opin Allergy Clin Immunol 2003; 3: 363-8.
26. Asero R, Tedeschi A, Lorini M, Salimbeni R, Zanoletti T, Miadonna A. Chronic urticaria: novel clinical and serological aspects. Clin Exp Allergy 2001; 31: 1105-10.

27. Asero R, Tedeschi A, Lorini M, Caldironi G, Barocci F. Sera from patients with multiple drug allergy syndrome contain circulating histamine-releasing factors. Int Arch Allergy Immunol. 2003; 131: 195-200.
28. Tedeschi A, Lorini M, Suli C, Cugno M. Detection of serum histamine-releasing factors in a patient with idiopathic anaphylaxis and multiple drug allergy syndrome. J Investig Allergol Clin Immunol 2007; 17: 122-5.
29. Asero R, Tedeschi A, Coppola R, Griffini S, Paparella P, Riboldi P, Marzano AV, Fanoni D, Cugno M. Activation of the tissue factor pathway of blood coagulation in patients with chronic urticaria. J Allergy Clin Immunol. 2007; 119: 705-10.
30. Asero R, Tedeschi A, Marzano AV, Cugno M. Chronic spontaneous urticaria: immune system, blood coagulation, and more. Expert Rev Clin Immunol 2015; 25:
31. 1-3.
32. Asero R, Tedeschi A, Riboldi P, Griffini S, Bonanni E, Cugno M. Coagulation cascade and fibrinolysis in patients with multiple-drug allergy syndrome. Ann Allergy Asthma Immunol 2008; 100: 44-8.
33. Chiriac AM, Demoly P. Multiple drug hypersensitivity syndrome. Curr Opin Allergy Clin Immunol 2013; 13: 323-9.
34. Blumenthal KG, Saff RR, Banerji A. Evaluattion and management of a patient with multiple drug allergies. Allergy Asthma Proc 2014; 35: 197-203.
35. Asero R. Cetirizine premedication prevents acute urticaria induced by weak COX-1 inhibitors in multiple NSAID reactors. Eur Ann Allergy Clin Immunol 2010; 42: 174-7.

capítulo 27

Dessensibilização rápida a medicamentos

- Marcelo Vivolo Aun
- Violeta Régnier Galvão
- Pedro Giavina-Bianchi

INTRODUÇÃO

As reações adversas a medicamentos aumentaram dramaticamente em todo o mundo, muitas vezes impedindo o uso de terapias de primeira linha. Pacientes com câncer e doenças inflamatórias crônicas estão cada vez mais expostos a novos fármacos quimioterápicos e a anticorpos monoclonais com potencial de sensibilização. As reações de hipersensibilidade a medicamentos (RHM) são um subgrupo das reações adversas, que são inesperadas, caracterizadas por sintomas e/ou sinais objetivamente reprodutíveis, iniciados pela exposição a um fármaco numa dose que é normalmente tolerada por outros indivíduos.[1,2]

As RHM podem ser imediatas ou não imediatas, dependendo do tempo decorrido entre a administração do fármaco e o início dos sintomas. RHM imediatas ocorrem enquanto o medicamento está sendo administrado (como durante a infusão de quimioterapia) ou dentro das primeiras 1 a 6 horas após a administração. As manifestações clínicas podem ser caracterizadas por rubor, urticária, angioedema, edema laríngeo, sintomas gastrintestinais (náuseas, vômitos, diarreia), sintomas respiratórios (rinoconjuntivite, broncoespasmo), hipotensão e colapso cardiovascular, que podem levar à morte. As RHM podem ainda ser classificadas em alérgicas ou não alérgicas, dependendo do mecanismo da reação (Figura 27.1).[1,2]

Os pacientes com RHM são rotulados em sua maioria como "alérgicos" e impedidos de receber o melhor tratamento para suas doenças. Uma abordagem alternativa é a dessensibilização, um procedimento inovador que permite aos pacientes tolerar transitoriamente a medicação que desencadeou a reação original e receber a dose completa de tratamento.[3-5] A dessensibilização é uma ferramenta preciosa no manejo das RHM, notadamente as imediatas, incluindo anafilaxia, mas também em algumas não imediatas não graves. Pode ser utilizada no tratamento de qualquer reação de hipersensibilidade imediata, alérgica ou não alérgica. Nas RHM imediatas, é utilizada, em geral, a dessensibilização rápida a droga (DRD).

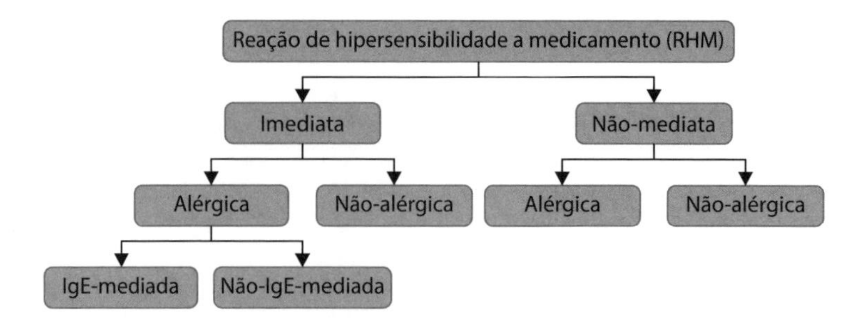

Figura 27.1: Classificação das reações de hipersensibilidade a medicamentos (RHM).

A DRD induz, num curto período de tempo, a ausência de resposta temporária a um fármaco particular que anteriormente tinha induzido uma reação de hipersensibilidade, permitindo desse modo que o paciente seja exposto com segurança ao fármaco culpado. Essa ausência de resposta temporária pode ser obtida pela reintrodução gradual de pequenas doses do fármaco envolvido até a dose-alvo total, reduzindo notavelmente o risco de RHM graves e potencialmente letais.[3] A DRD evoluiu do empirismo para a terapia baseada em evidências científicas, e sua eficácia tem sido demonstrada com ensaios clínicos bem-sucedidos.[6-8] Apesar do sucesso clínico, os mecanismos e alvos moleculares da DRD não são totalmente compreendidos. As evidências sugerem que as células efetoras de anafilaxia, mastócitos e basófilos, tornam-se hiporresponsivas. Foram propostas várias hipóteses para explicar os mecanismos subjacentes à hiporreatividade celular, como o esgotamento de mediadores armazenados causado por estimulação repetitiva (taquifilaxia), consumo de Syk e Lyn, internalização dos receptores de alta afinidade para IgE (FcεRI), ativação de receptores inibitórios e doses subótimas de antígeno, incapaz de fazer o *cross-linking* por meio dos FcεRI. Foi estabelecido que os sinais de ativação são contrabalançados por sinais de inibição, e vários receptores inibitórios foram identificados nos mastócitos.[8-12] A tolerância clínica foi descrita como ocorrendo dentro de algumas horas em pacientes submetidos à DRD, um tempo que não permite a indução de tolerância ao nível das células T. Ainda não está estabelecido se a DRD repetida em pacientes alérgicos a fármacos poderia induzir células T reguladoras após múltiplas dessensibilizações.

No presente capítulo revisaremos a dessensibilização nas RHM imediatas, abordando suas características gerais, os procedimentos mais importantes e prevalentes e as perspectivas futuras.

DEFINIÇÃO, INDICAÇÕES E CONTRAINDICAÇÕES

DRD é o processo de indução de um estado de insensibilidade a uma substância responsável por um RHM em um curto período de tempo, geralmente algumas horas. A DRD é um procedimento terapêutico indicado para pacientes com reações de hipersensibilidade comprovadas ou altamente suspeitas que devem ser recomendadas após uma avaliação de risco-benefício individual, mostrando que os benefícios superam os riscos (Figura 27.2).[3,4,13,14]

As indicações[14] e contraindicações à DRD são (Tabela 27.1):

1. Não há nenhuma droga alternativa;
2. A droga envolvida na RHM é mais eficaz (maior qualidade de vida e/ou expectativa de vida) e/ou associada a menos efeitos colaterais do que drogas alternativas;
3. A droga envolvida na RHM tem um mecanismo único de ação, como o ácido acetilsalicílico (AAS) na doença respiratória exacerbada por AAS (DREA).

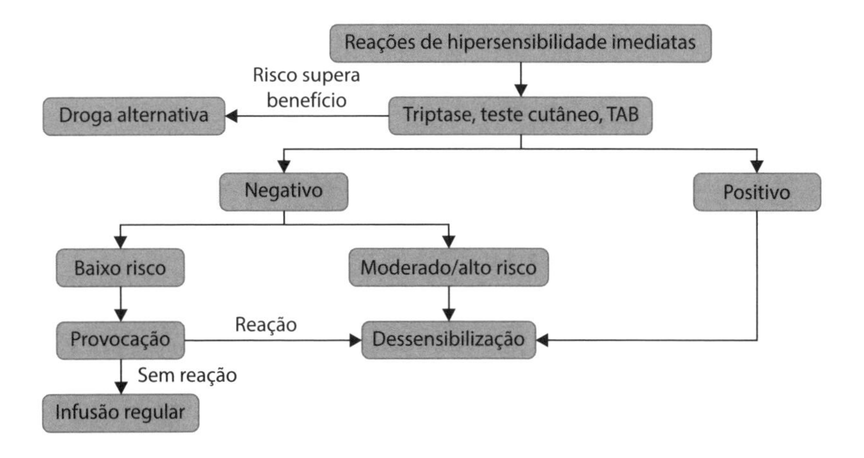

Figura 27.2: Algoritmo geral para indicação da dessensibilização rápida a drogas (DRD).[14]

Tabela 27.1: Indicações e contraindicações da dessensibilização rápida a drogas (DRD).14

Indicações	Contraindicações relativas (pacientes de alto risco)	Contraindicações absolutas
Ausência de droga alternativa	Anafilaxia grave	Reações cutâneas tardias graves (SSJ/NET, DRESS/SHID, PEGA)*
Droga com um único mecanismo de ação	Doença respiratória grave ou não controlada (asma)	Reações imunocitotóxicas (Reações tipo II)
A droga é mais efetiva e/ ou associada a menos efeitos adversos	Doença cardíaca grave ou não controlada	Vasculite
	Doença sistêmica grave ou não controlada	Doença do soro-símile
	Uso de beta-bloqueadores ou inibidores da ECA	(Reações tipo III)
	Gestação	

**SSJ: síndrome de Stevens-Johnson; NET: necrólise epidérmica tóxica; SHID: síndrome de hipersensibilidade induzida por drogas; DRESS: drug reaction (rash) with eosinophilia and systemic symptoms; PEGA: pustulose exantemática generalizada aguda.*

O procedimento é indicado com precaução em pacientes de alto risco e absolutamente contraindicado em reações tardias graves, com risco de vida, tais como síndromes de dermatite esfoliativa, síndrome de Stevens-Johnson (SSJ), necrólise epidérmica tóxica (NET), reação a droga com eosinofilia e sintomas sistêmicos/síndrome de hipersensibilidade induzida por drogas (DRESS/SHID), erupção fixa a droga, eritema multiforme, dermatite bolhosa, pustulose exantemática generalizada (PEGA), reações imunocitotóxicas graves e vasculite (Tabelas 27.1 e 27.2).

Depois de confirmar o diagnóstico de RHM, o alergista deve avaliar o risco do doente e avaliar a relação risco-benefício da DRD (Figura 27.2 e Tabela 27.2). Quando a DRD é indicada, deve-se obter um termo de consentimento livre e esclarecido. Embora existam regras gerais, todas as dessensibilizações são droga e dose-específicas, e a estratificação de risco deve ser individualizada para cada paciente.

Tabela 27.2: Avaliação risco-benefício para escolha do esquema de dessensibilização[14]

Grau de risco	Características	Protocolo	Centro de infusão
Baixo risco	RHM graus 1-2	12 etapas	Hospital-dia
Alto risco	RHM grau 3	16-20 etapas	Unidade de Terapia Intensiva
	Doença grave (asma, cardíaca)		
	Uso de beta-bloqueador		
	Doença sistêmica descompensada		
	Gestação		

RHM: reação de hipersensibilidade a medicamento.

PRINCÍPIOS GERAIS

A DRD consiste na administração consecutiva de pequenas doses do fármaco envolvido na RHM até que a dose terapêutica total seja atingida. O objetivo do procedimento é administrar ao paciente doses subótimas que promoverão uma "pequena estimulação" de mastócitos e basófilos, induzindo mecanismos inibitórios e tornando essas células hiporresponsivas. O desafio da DRD é aumentar gradualmente a dose de medicação sem atingir um limiar de concentração que desencadeie a anafilaxia, embora os mastócitos/basófilos possam liberar alguma quantidade de mediadores durante o RDD. A Figura 27.3 ilustra o conceito de que cada dose administrada induz mais inibição celular e aumenta o limiar para sintomas clínicos.

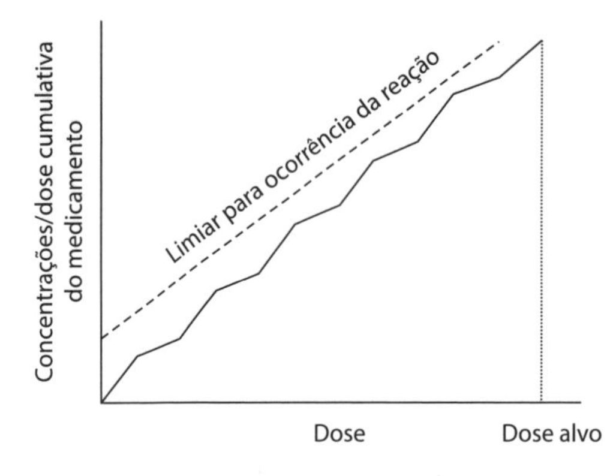

Figura 27.3: Mecanismo proposto para estado de tolerância durante a administração das doses na dessensibilização rápida.[14]

As vias de administração oral e parenteral podem ser utilizadas para DRD, apresentando eficácia semelhante. Mais recentemente, as vias subcutâneas e peritoneal também têm sido utilizadas. Alguns estudos sugerem que a via oral para os pacientes com alergia à penicilina pode ser mais fácil e menos dispendiosa, embora nem sempre seja a mais apropriada. Existem protocolos que combinam DRD oral e intravenoso para beta-lactâmicos.[15] As doses iniciais da DRD variam de 1/10.000 a 1/100 da dose terapêutica completa, mas podem ser tão baixas quanto 1/1.000.000 nos casos de muito alto risco. Em pacientes com teste cutâneo positivo a uma concentração não irritativa de um fármaco, a dose inicial pode ser determinada com base na titulação do ponto final. Os protocolos clássicos aumentam as doses dobrando-os a cada 15-20 minutos, ao longo de várias horas, até que a dose terapêutica seja atingida.[3,6,7,16,17]

O Centro de Dessensibilização do Brigham Women's Hospital de Boston estabeleceu protocolos flexíveis, de quatro a 16 passos, que foram utilizados em mais de 3.000 DRDs, tornando-se o padrão de atendimento naquela instituição e replicado em todo o mundo.[6,7]. O protocolo de DRD padrão tem três bolsas com três concentrações diferentes, 12 etapas, e é realizado em 6 horas. Os pacientes cujas reações de hipersensibilidade iniciais são graves (grau 3, de acordo com a classificação de Brown)[18] podem ser dessensibilizados com quatro bolsas e 16 etapas. Um protocolo de 12 etapas para rituximabe e um protocolo de 16 etapas para carboplatina são apresentados nas Tabelas 27.3 e 27.4, respectivamente.

Tabela 27.3: Exemplo de protocolo de 12 etapas com rituximabe

Medicação: Rituximabe						
Dose-alvo (mg)		637,5				
Volume-padrão por bolsa (mL)		250				
Velocidade final de infusão (mL/h)		80				
Concentração-alvo calculada (mg/mL)		2,55				
Tempo-padrão de infusão (minutos)		187,5				
			Dose total por bolsa (mg)	Volume infundido por bolsa (mL)		
Solução 1	250 ml	0,026 mg/mL	6,375	9,25		
Solução 2	250 ml	0,255 mg/mL	63,75	18,75		
Solução 3	250 ml	2,530 mg/mL	632,483	250		
*** ATENÇÃO ***		O volume total e a dose administrada são maiores que a dose final aplicada porque as soluções iniciais não são infundidas completamente.				
Etapa	Solução	Velocidade (mL/h)	Tempo (min)	Volume infundido por etapa (mL)	Dose administrada nessa etapa (mg)	Dose cumulativa (mg)
1	1	2	15	0,5	0,0128	0,0128
2	1	5	15	1,25	0,0319	0,0446
3	1	10	15	2,5	0,0638	0,1084
4	1	20	15	5	0,1275	0,2359
5	2	5	15	1,25	0,3188	0,5546
6	2	10	15	2,5	0,6375	1,1921
7	2	20	15	5	1,275	2,4671
8	2	40	15	10	2,55	5,0171
9	3	10	15	2,5	6,3248	11,342
10	3	20	15	5	12,6497	23,9916
11	3	40	15	10	25,2993	49,2909
12	3	80	174,375	232,5	588,2091	637,5
Tempo total (minutos) = 339,375 (5,66h)						

Tabela 27.4: Exemplo de protocolo de 16 etapas para carboplatina

Medicação: Carboplatina						
Dose-alvo (mg)				332		
Volume-padrão por bolsa (mL)				250		
Velocidade final da infusão (mL/h)				80		
Concentração-alvo calculada (mg/mL)				1,328		
Tempo-padrão para infusão (minutos)				187,5		
					Dose total por bolsa (mg)	Volume infundido por bolsa (mL)
Solução 1	250 mL		0,001	mg/mL	0,166	9,38
Solução 2	250 mL		0,013	mg/mL	3,32	9,38
Solução 3	250 mL		0,133	mg/mL	33,2	18,75
Solução 4	250 mL		1,318	mg/mL	329,379	250
*** ATENÇÃO ***		O volume total e a dose administrada são maiores que a dose final aplicada porque as soluções iniciais não são infundidas completamente				
Etapa	Solução	Velocidade (mL/h)	Tempo (min)	Volume infundido por etapa (mL)	Dose administrada na etapa (mg)	Dose cumulativa (mg)
1	1	2,5	15	0,625	0	0
2	1	5	15	1,25	0,001	0,001
3	1	10	15	2,5	0,002	0,003
4	1	20	15	5	0,003	0,006
5	2	2,5	15	0,625	0,008	0,015
6	2	5	15	1,25	0,017	0,031
7	2	10	15	2,5	0,033	0,064
8	2	20	15	5	0,066	0,131
9	3	5	15	1,25	0,166	0,297
10	3	10	15	2,5	0,332	0,629
11	3	20	15	5	0,664	1,293
12	3	40	15	10	1,328	2,621
13	4	10	15	2,5	3,294	5,915
14	4	20	15	5	6,588	12,502
15	4	40	15	10	13,175	25,677
16	4	80	174,375	232,5	306,323	332
Tempo total (min) = 399,375 (6,66h)						

A DRD induz um estado temporário de tolerância que depende da meia-vida da droga. Uma vez que duas meias-vidas se passaram após a DRD, o paciente precisa ser novamente dessensibilizado no momento da próxima exposição. Reações de hipersensibilidade durante a DRD tendem a ser menos graves do que a reação inicial, e nenhum óbito foi relatado nos últimos 15 anos.[19] A reação anafilática induzida por DRD deve ser tratada do mesmo modo que as induzidas por outros agentes.[7] No entanto, é necessário um nível mais elevado de atenção, uma vez que os pacientes são pré-medicados e alguns sintomas de RH induzidos por quimioterapia e anticorpos monoclonais não são típicos de reações de tipo anafilática.

DESSENSIBILIZAÇÃO COM PLATINAS

Os compostos de platina são usados principalmente na quimioterapia (QT) dos cânceres ovariano, colorretal, endometrial e pancreático. RH à carboplatina varia de 9% a 27%, na maioria dos casos correspondendo a reações alérgicas IgE-mediadas.[20-22] Numa apresentação clínica típica, a paciente com câncer do ovário torna-se sensível durante o primeiro ciclo de QT (seis infusões de carboplatina). Quando o câncer recorre, a paciente é estimulada com a sétima exposição (efeito *booster*) e apresenta anafilaxia em exposições subsequentes. As características das RH a platinas são típicas das reações de tipo I, ou seja, a maioria dos pacientes desenvolve sintomas cutâneos, incluindo rubor palmar ou facial. No relatório de 413 dessensibilizações de Castells et al., dos 60 pacientes que tinham RH à carboplatina, 100% apresentaram sintomas cutâneos, 57%, sintomas cardiovasculares, 40%, sintomas respiratórios e 42%, manifestações gastrintestinais.[6] Outros tipos de reações heterogêneas e imprevisíveis foram reportados, principalmente à oxaliplatina, tais como trombocitopenia mediada por anticorpos e doença mediada por imunocomplexo, com urticária, dor articular e proteinúria.[23] Também foram relatadas fibrose pulmonar e síndrome de liberação de citocinas ("*cytokine storm*"), com febre e calafrios.[24]

Testes cutâneos e IgE sérica específica a platinas confirmaram o envolvimento de mastócitos e IgE nessas RHM.[25] Um estudo recente mostrou que a IgE específica à platina pode ser um valioso teste diagnóstico e que a oxaliplatina parece ser a platina mais imunogênica. Os pacientes sensibilizados à oxaliplatina apresentam maior risco de desenvolver uma reação à carboplatina e à cisplatina.[26]

Taxas de infusão lenta e uso de pré-medicações não proporcionaram proteção contra anafilaxia, e reações graves e até mesmo mortes foram relatadas em pacientes altamente pré-medicados.[26] Do mesmo modo, as tentativas de superar a RHM, trocando o agente à base de platina, não podem ser recomendadas devido à alta taxa de reações cruzadas.[27] Esses pacientes devem ser submetidos a testes cutâneos, estratificação de risco e, se indicada, DRD. A dessensibilização provou ser uma maneira segura e eficaz de permitir que o paciente continue a quimioterapia.[6]

DESSENSIBILIZAÇÃO COM TAXANOS

Os taxanos são agentes quimioterapêuticos utilizados principalmente no tratamento de cânceres de pulmão, ovário, endométrio e mama. As duas principais moléculas de taxano são paclitaxel e docetaxel. O mecanismo das RH aos taxanos permanece parcialmente desconhecido e pode haver mais de um. Solventes usados para solubilizar as moléculas de taxanos (cremofor para paclitaxel e polissorbato para docetaxel) podem causar a ativação do complemento, levando à produção de anafilatoxinas e à ativação de mastócitos.[28] Mais recentemente, tem sido relatada a reação mediada por IgE para a própria molécula de taxano, justificando o uso do teste cutâneo nos pacientes com RH a taxanos.[29,30]

Nos estudos iniciais com taxanos, as RH eram muito frequentes e o uso de pré-medicação com corticosteroides e anti-histamínico tornou-se universal. Mesmo com o uso de pré-medicação e com menores velocidades de infusão, ocorrem reações de hipersensibilidade em cerca de 10% dos pacientes, e em 1% elas são graves.[31,32] A maioria dessas reações ocorre durante a primeira ou segunda infusão do fármaco e os sintomas frequentemente são rubor, dispneia, aperto na garganta e hipotensão. No entanto, os pacientes também relatam sintomas que são atípicos para uma RHM, como "esmagamento" do tórax, dorsalgia ou dor pélvica.[6] Um estudo recente mostrou que a estratificação de risco com base nos testes cutâneos e a gravidade da RHM inicial podem guiar de modo seguro o manejo do paciente.[30] Nos doentes que reagem aos taxanos, a DRD demonstrou ser um meio seguro e eficaz de reintroduzir o medicamento.

DESSENSIBILIZAÇÃO COM IMUNOBIOLÓGICOS/MONOCLONAIS

Os anticorpos monoclonais (mAbs) são fármacos com uma vasta gama de aplicações que incluem o tratamento de doenças neoplásicas, inflamatórias e autoimunes.[33,34] O desenvolvimento dessa classe de drogas começou na década de 1970, mas o uso de mAbs tornou-se generalizado na última década, levando a um aumento nas RHM relatadas secundárias ao seu uso. Alguns dos principais mAbs são apresentados na Tabela 27.5, incluindo os seus alvos, incidência de reações no local da injeção ou reações sistêmicas e RHM imediatas graves.

Tabela 27.5: Anticorpos monoclonais (MAbs): alvos, incidência de reações adversas totais (incluindo nos locais de aplicação) e de reações de hipersensibilidade (imediata ou não imediata). Adaptado de Galvão.[42]

Medicamento	Alvo	Reações adversas	Reações de hipersensibilidade
Rituximabe (Rituxan®) IV	CD20	77% (primeira infusão)	5-10%
Ofatumumabe (Arzerra®) IV	CD20	44% (primeira infusão) / 67% (terapia combinada)	2%
Trastuzumabe (Herceptin®) IV	Domínio extracelular do receptor HER-2	40% (leve; primeira infusão)	0,6-5%
Cetuximabe (Erbitux®) IV	Domínio extracelular de EGFR	15-21%	1-27%
Tocilizumabe (Actemra®) IV	Receptor de IL-6	7-8%	0,1- 0,7%
Infliximabe (Remicade®) IV	TNF-	5-18%	1%
Etanercept (Enbrel®) SC	TNF-	15-37%	<2%
Adalimumabe (Humira®) SC	TNF-	20%	1%
Golimumabe (Simponi®) SC	TNF-	4-20%	Não reportada
Certolizumabe (Cimzia®) SC	TNF-	0.8-4.5%	Não reportada
Brentuximabe (Adcetris®) IV	CD30	12%	*
Omalizumabe (Xolair®) SC	IgE	45%	0.09-0.2%

IV: intravenoso; SC: subcutâneo; HER-2: receptor 2 do fator de crescimento epidérmico humano; EGFR: receptor do fator de crescimento epidérmico humano; TNF-α: fator de necrose tumoral alfa; IgE: imunoglobulina E.

O anticorpo monoclonal pode ser mais ou menos imunogênico, dependendo de sua estrutura. O que explica a diferença é a quantidade de conteúdo humano presente no anticorpo, variando de murino-humano quimérico, humanizado, a um mAb34 totalmente humano. A RHM grave pode ocorrer mesmo com mAbs totalmente humanos, tais como adalimumabe e ofatumumabe. RHM para mAbs pode ocorrer na primeira exposição, como pode ser observado com cetuximabe, trastuzumabe e omalizumabe, predominantemente nas primeiras três infusões, ou após múltiplas exposições.[33,34]

As reações relacionadas à infusão de mAbs podem ocorrer em um número significativo de pacientes para certos agentes e se manifestam com calafrios, febre, náuseas e mal-estar.[7,35,36] As reações típicas de primeira infusão de trastuzumabe incluem calafrios e/ou febre e ocorrem em aproximadamente 40% dos pacientes.[37] Especula-se que nessas reações ocorra a liberação de citocinas pró-inflamatórias (tais como IL-6 e TNF-α) e que elas não tendem a ser graves, exceto para o observado no estudo de fase 1 do anticorpo monoclonal TGN1412, anti-CD28, em que seis voluntários que receberam a droga desenvolveram falência de múltiplos órgãos como resultado de uma tempestade de citocinas grave.[38]

Adicionalmente, tem havido relatos de reações alérgicas tipos I, III e IV relacionadas com a infusão de mAbs. Os pacientes podem apresentar sinais e sintomas típicos de RHM imediata, incluindo manifestações cutâneas, cardiovasculares, respiratórias, gastrintestinais e/ou neurológicas, enquanto o fármaco está sendo infundido ou dentro da primeira hora após a administração. Foram relatadas RHM tardias sugestivas de reações de tipo IV, bem como reações sugestivas de reações de tipo III (doença do soro-símile), com sintomas como erupção cutânea, mialgia, febre, poliartralgia, prurido, edema e fadiga.[39,40] Exemplos destes últimos são RHM induzidas por infliximabe (1 a 14 dias após a infusão) e omalizumabe (1 a 5 dias após a infusão).[41,42]

Os mAbs cuja aplicação é subcutânea podem provocar reações no local da injeção. Estas incluem eritema local, calor, ardor, prurido, urticária, dor e enduração, variando na frequência de 0,8-4,5% com certolizumabe até 45% com omalizumabe. Tais reações podem começar na primeira hora da injeção e tendem a se resolver nos dias subsequentes.[34]

Ao manejar uma RHM relacionada a um mAb, a infusão deve ser imediatamente interrompida e deve-se obter um nível de triptase dentro de 30 a 120 minutos da reação.[43-45] Níveis aumentados de triptase irão indicar uma reação com um mecanismo de ativação de mastócitos subjacente. A epinefrina está indicada em reações graves que envolvam hipotensão e/ou dessaturação e deve ser prontamente administrada.[46] O teste cutâneo com o agente ofensor pode ser feito quando se suspeita de reação IgE-mediada, mas essa investigação específica deve esperar de 2 a 4 semanas para minimizar as chances de resultados falsos negativos.[43,47] O valor preditivo negativo para a maioria dos mAb não é conhecido.[7]

A DRD é uma nova opção terapêutica para pacientes selecionados que apresentam RHM para mAbs.[3] Ela permite que o paciente receba a dose completa de tratamento ao mesmo tempo que evita a anafilaxia.[7] A RHM imediata para mAbs é passível de manejo com DRD, e as reações imediatas no local de injeção ou sistêmicas induzidas por agentes subcutâneos (como adalimumabe e etanercept) também tiveram sucesso com protocolos estabelecidos de dessensibilização (Tabela 27.6).[48]

Tabela 27.6: Exemplo de protocolo de dessensibilização com adalimumabe (via subcutânea)

Etapa	Concentração (mg/mL)	Tempo acumulado (min)	Volume administrado por etapa (mL)	Dose administrada na etapa (mg)	Dose cumulativa (mg)
1	4	30	0.25	1	1
2	4	60	0.5	2	3
3	40	90	0.1	4	7
4	40	120	0.2	8	15
5	40	150	0.4	16	31
6	40	180	0.6	24	55

Tempo por etapa: 30 minutos/Número de etapas: 6/Dose total: 55 mg. (Adaptado de Galvão.[42])

DESSENSIBILIZAÇÃO COM PENICILINAS E OUTROS BETA-LACTÂMICOS

Os beta-lactâmicos (BLs) são reconhecidos como uma das causas mais frequentes de reações imediatas e não imediatas, sendo considerados a principal causa de anafilaxia induzida por fármacos em países desenvolvidos.[49] A prevalência de hipersensibilidade à penicilina na população geral é desconhecida. A "alergia" autorrelatada é comum (até 20% dos doentes hospitalizados), mas menos de 20% dos doentes que referem essas reações são realmente alérgicos quando submetidos a testes cutâneos e/ou a provocações.[50]

As RHM induzidas por BLs são um modelo clássico de reações mediadas por mecanismos imunológicos específicos, particularmente aqueles mediados por IgE. Esses antibióticos se ligam covalentemente a proteínas de alto peso molecular, sendo posteriormente processados e reconhecidos pelo sistema imunológico, embora os detalhes de como isso ocorre ainda não tenham sido totalmente elucidados.[51] BLs ainda são a causa mais comum de RHM mediados por mecanismos imunológicos específicos.[41-49]

Uma vez que um doente relata uma reação de hipersensibilidade imediata induzida por BL, é possível realizar testes cutâneos e testes *in vitro* para confirmar o mecanismo envolvido, diferenciando reações mediadas ou não por IgE. A maioria dos testes cutâneos é padronizada e segura, mas, uma vez que os testes cutâneos são negativos, testes de provocação podem ser realizados para estabelecer o diagnóstico.[49,50]

Se a alergia a BL for confirmada, não for possível substituir o antibiótico e não houver contraindicação para DRD, ela pode ser indicada. Desde o primeiro relato de uma dessensibilização com BL, em 1946, muitos protocolos foram publicados.[50,52,53] Não houve grandes estudos comparativos entre as vias oral e intravenosa (IV) de dessensibilização, e ambas foram utilizadas com sucesso em DRD para BLs.[49,50,54] O monitoramento contínuo das reações adversas é obrigatório para ambas as rotas.

A via oral leva a reações alérgicas de início mais lento, e as reações potenciais são identificadas anteriormente com a via IV.[49,50] Como é mais fácil de realizar, a via oral é mais comumente aplicada. Mesmo quando o antibiótico deve ser administrado por via IV ou intramuscular (IM), como no tratamento com penicilina benzatina para sífilis, é possível começar com a via oral e mudar para a via parentérica quando uma dose elevada é atingida. No Serviço de Imunologia Clínica e Alergia da Universidade de São Paulo, o protocolo de Wendel foi adaptado para tratar a sífilis latente tardia, particularmente em pacientes grávidas, que devem tomar três doses semanais de penicilina benzatina IM (Tabela 27.7).[55] Como a penicilina benzatina tem uma meia-vida longa, mantendo níveis plasmáticos elevados mesmo após 3 semanas, os doentes dessensibilizados com sucesso durante a primeira administração (2.400.000 UI) podem tomar as duas doses subsequentes como infusões regulares, sob supervisão. Embora a dessensibilização tenha sido inicialmente concebida para reações de hipersensibilidade de tipo I, uma abordagem semelhante foi adotada para pacientes com reações tardias não maculopapulares. Até a data, não existe um protocolo universal ou consensual de dessensibilização de fármacos para reações de hipersensibilidade de tipo tardio com BL.[49,56]

DESSENSIBILIZAÇÃO COM ÁCIDO ACETILSALICÍLICO (AAS)

As reações de hipersensibilidade ao AAS e a outros anti-inflamatórios não esteroides (AINEs) podem induzir um amplo espectro de reações de hipersensibilidade com diversas manifestações clínicas, tempos de desenvolvimento e gravidade, envolvendo mecanismos imunológicos (alérgicos) ou não imunológicos.[57] Os AINEs estão entre os fármacos mais importantes imputados nas RHM e são uma das principais causas de anafilaxia induzida por fármacos nos países em desenvolvimento.[58]

Tabela 27.7: Protocolo de dessensibilização rápida com penicilina oral na sífilis latente tardia

Etapa	Penicilina (UI/mL)	Tempo (min)	Volume administrado por etapa (mL)	Dose administrada (UI)	Dose cumulativa (IU)
1	1.000	15	0,1	100	100
2	1.000	15	0,3	300	400
3	1.000	15	0,6	600	1.000
4	5.000	15	0,3	1500	2.500
5	5.000	15	0,7	3500	6.000
6	50.000	15	0,1	5.000	11.000
7	50.000	15	0,3	15.000	26.000
8	50.000	15	0,6	30.000	56.000
9	50.000	15	2	100.000	156.000
10	50.000	15	4	200.000	356.000
11	50.000	15	8	400.000	756.000
12	50.000	15	8	400.000	1.156.000
Transição da penicilina oral para penicilina benzatina intramuscular					
13	---	60	---	2.400.000 (IM)	3.556.000

UI: Unidades internacionais; IM: intramuscular. Protocolo utilizado no Serviço de Imunologia Clínica e Alergia do Hospital das Clínicas da Universidade de São Paulo (adaptado de Wendel54). Depois de receber 1.156.000 UI de penicilina oral, os pacientes recebem a dose terapêutica de penicilina benzatina de 1.200.000 UI via IM em cada nádega (dose total de 2.400.000 UI IM) e ficam em observação por, no mínimo, 60 minutos.

RH a AINEs são classificadas em cinco tipos de reações de hipersensibilidade, de acordo com as características clínicas e os mecanismos envolvidos: reações de hipersensibilidade tardia induzidas por uma única classe de AINEs; urticária, angioedema ou anafilaxia induzida por uma única classe de AINEs; doença respiratória exacerbada por AAS ou AINEs (DREA); doença cutânea exacerbada com AINEs; e urticária e/ou angioedema induzidos por múltiplas classes de AINEs.[57] Os dois primeiros tipos envolvem respostas imunológicas específicas e os pacientes não apresentam reatividade cruzada entre diferentes grupos de AINEs. Por outro lado, os três últimos tipos são reações não alérgicas e os pacientes apresentam, usualmente, intolerância cruzada para diferentes grupos de AINEs.

Uma vez que os AINEs não são geralmente indicados para tratamento contínuo e podem ser substituídos por outras classes de fármacos, como corticosteroides ou opioides, a dessensibilização não é uma opção para a maioria dos doentes hipersensíveis que necessitam de analgesia. No entanto, há dois quadros clínicos em que o AAS pode ser indicado diariamente: DREA e doença cardiovascular (DCV) ou neurovascular (DNV).

DESSENSIBILIZAÇÃO COM AAS NA DREA

A DREA tem sido definida como a tétrade clínica de asma, rinossinusite crônica (RSC), polipose nasal e intolerância aos AINEs, tais como o AAS.[59] A ingestão desses medicamentos resulta em sintomatologia respiratória superior e inferior, notadamente congestão nasal, rinorreia, conjuntivite, laringoespasmo e/ou broncoconstrição. No entanto, foram notificadas outras reações adversas, incluindo hipotensão, urticária e dor abdominal.

A primeira descrição de um paciente com DREA dessensibilizado com AAS foi feita em 1922 por Widal et al.[60] Desde então, muitos estudos têm mostrado os benefícios da dessensibilização com AAS seguida de terapia contínua com o próprio AAS em pacientes com DREA.[59,61] Pacientes com asma intolerantes ao AAS frequentemente experimentam doença grave e progressiva das vias aéreas superiores e/ou inferiores, apesar dos múltiplos procedimentos cirúrgicos nasais/sinusais e tratamento anti-inflamatório agressivo com corticosteroides inalados e/ou sistêmicos e medicamentos inibidores de leucotrienos. Os pacientes dessensibilizados com AAS apresentam melhora; com menor número de infecções sinusais e necessidade de cirurgias sinusais; melhora do olfato, de sintomas nasais e de asma; diminuição nas taxas de atendimento em salas de emergência e de admissão hospitalar por asma; e diminuição significativa no uso de medicamentos sistêmicos e corticosteroides tópicos.[61,62]

Foi demonstrado recentemente que os benefícios da dessensibilização com AAS nos sintomas nasais e brônquicos ocorrem apenas em pacientes com asma induzida por aspirina, mas não nos que toleram o medicamento.[63] Embora a maioria dos pacientes com DREA se beneficie clinicamente da dessensibilização, esse tratamento é particularmente útil em pacientes que têm controle subótimo dos sintomas respiratórios com a farmacoterapia atualmente disponível, que requerem múltiplas operações devido à recidiva de pólipos nasais ou que têm doença sinusal intratável. Além disso, a dessensibilização com AAS também está indicada em pacientes com DREA que necessitam usar o medicamento para DCV concomitante, artrite ou outras indicações médicas.[62,64]

Muitos protocolos de dessensibilização com AAS têm sido realizados em pacientes com DREA, a maioria deles atingindo a dose final de 650 mg, 2 vezes ao dia, em 2 ou 3 dias. A recomendação é atingir esta dose e, se o paciente controlar a doença respiratória, diminuir a dose do AAS até 325 mg, 2 vezes ao dia.[62] Do mesmo modo que existe uma intolerância cruzada entre os AINEs na exacerbação da DREA, há dessensibilização cruzada e pacientes dessensibilizados com AAS passam a tolerar outros AINEs enquanto mantêm o uso do AAS. Contudo, apenas o AAS está associado a melhora da DREA. As características gerais da dessensibilização com AAS estão resumidas na Tabela 27.8.

Tabela 27.8: Características da dessensibilização com ácido acetilsalicílico (AAS) em pacientes com doença respiratória exacerbada por AAS (DREA) e doença cardiovascular (DCV)

Doença	DREA	DCV
Dose inicial (mg)	20-40	01/mai
Dose final (mg)	325	75-325
Dose de manutenção (mg/dia)	650-1300	75-325
"Dessensibilização cruzada"	Sim	Sim/Não (dose-dependente)
Período refratário (h)	48-72	0-72
Pré-medicação	Modificador de leucotrieno	Modificador de leucotrieno (se asma)

Diferentemente de outros medicamentos, a provocação e a dessensibilização com AAS são realizadas com o mesmo protocolo, aumentando-se a dose de AAS até 325 mg (Tabela 27.9). Quando o objetivo é confirmar o diagnóstico de DREA, a provocação é considerada positiva se o paciente apresentar uma reação como sintomas naso-oculares isoladamente ou com declínio de 15% no volume expiratório forçado no primeiro segundo (VEF1), sintomas respiratórios inferiores com declínio de 20% no VEF1, laringoespasmo com qualquer dos sinais citados anteriormente, ou uma reação sistêmica. Se houver qualquer reação, o teste é interrompido e o paciente é tratado adequadamente.[62]

Tabela 27.9: Protocolo de provocação oral com ácido acetilsalicílico (AAS) e dessensibilização rápida em pacientes com doença respiratória exacerbada por AAS/AINEs (DREA) (Adaptado de Lee et al.[61])

Horário	Dia 0 (ou 1)	Dia 1 (ou 2)	Dia 2 (ou 3)
8 h	Placebo	20-40 mg	100-160 mg
11 h	Placebo	40-60 mg	160-325 mg
14 h	Placebo	60-100 mg	325 mg

Com relação à dessensibilização, se o paciente apresentar uma reação, ele deve ser tratado rapidamente e o protocolo prossegue após a melhoria dos sintomas. Nesse caso, a dose provocadora de AAS deve ser repetida, e, se nenhuma reação ocorrer, as doses continuam a ser escaladas tal como apresentado na Tabela 27.9. Ao se alcançar os 325 mg de AAS, a dessensibilização está completa e é possível prescrever 650 mg, 2 vezes ao dia.[62]

Antes de iniciar uma provocação ou dessensibilização com AAS, deve-se atentar para algumas informações importantes. A dessensibilização é segura e pode ser realizada no ambulatório, uma vez que a equipe tenha experiência com esses procedimentos. Além disso, ambulatorialmente os custos são menores do que em regime hospitalar. No entanto, algumas regras devem ser seguidas. Não encorajamos os médicos a iniciarem provocação com AAS se os valores de VEF1 forem inferiores a 60% do previsto ou inferiores a 1,5 L. Assim, os doentes devem tomar um inibidor de leucotrienos (montelucaste, zileuton ou ambos) antes do desafio com AAS. Foi demonstrado que esses fármacos protegem as vias aéreas inferiores de reações graves durante os procedimentos com AAS, sem mascarar uma reação positiva.[62,65]

Os doentes também devem continuar a tomar corticosteroides orais e tópicos e broncodilatadores de longa duração. No entanto, anti-histamínicos, descongestionantes e beta-agonistas inalatórios de curta duração devem ser descontinuados antes da provocação/dessensibilização com AAS, porque podem mascarar as reações e induzir testes falsos negativos.[62] Os protocolos podem começar com placebo oral ou cetorolaco intranasal, e depois mudar para AAS oral.

DESSENSIBILIZAÇÃO COM AAS EM DOENÇAS CARDIOVASCULARES E NEUROVASCULARES

Outra possível indicação de dessensibilização com AAS é na prevenção da doença cardiovascular (DCV) ou doença neurovascular (DNV). O AAS permanece sendo o pilar da terapia antiplaquetária em pacientes cardíacos. Apesar do fato de alguns novos fármacos terem demonstrado eficácia na prevenção e no tratamento das DCV e DNV, como o clopidogrel e o ticagrelor, o AAS continua a ser o fármaco mais disponível e menos dispendioso. Além disso, muitos pacientes necessitam de terapia antiplaquetária dupla, incluindo o AAS, como ocorre com os pacientes submetidos a intervenção coronária percutânea (ICP). Quando os pacientes são hipersensíveis, podem ser usadas combinações antiplaquetárias duplas sem AAS, mas há apenas evidências limitadas que suportam essa escolha.[65] A dessensibilização é uma boa alternativa para esses pacientes, e, diferentemente da DREA, nas DCV e DNV baixas doses de AAS, como 75 mg por dia, têm mostrado eficácia.[66]

Existem muitos protocolos de DRD para AAS para DCV ou DNV, começando de 1 a 5 mg e atingindo doses de 75 mg a 325 mg por dia.[66-69] É importante estabelecer com o médico do paciente a dose que ele deseja atingir antes de projetar o protocolo. Ainda é controverso se os inibidores da ECA e beta-bloqueadores devem ser suspensos antes da dessensibilização com AAS, devido aos seus benefícios em doenças vasculares. Também é controverso o uso de anti-histamínicos e de corticosteroides como pré-medicação.[68-70] Finalmente, uma vez atingida a dose terapêutica antiplaquetária final de AAS, esta não deve ser interrompida para se manter a tolerância ao medicamento.

CONSIDERAÇÕES FINAIS E PERSPECTIVAS FUTURAS

A dessensibilização rápida a drogas (DRD) tornou-se uma ferramenta preciosa no tratamento de RHM imediatas. É o único procedimento efetivo para contornar as RHM, permitindo o uso de terapia de primeira linha e representando assim importante avanço no tratamento e prognóstico dos pacientes. A DRD bem-sucedida exige categorização da gravidade e da natureza da reação inicial, dos testes cutâneos e da estratificação de risco, levando ao estabelecimento de um protocolo inicial, com ajustes baseados na resposta do paciente. Compreender os mecanismos envolvidos na DRD permitirá obter melhorias no tratamento dos pacientes, superar reações adversas não desejadas e identificar marcadores de eficácia terapêutica.

REFERÊNCIAS BIBLIOGRÁFICAS

1. Johansson SGO, Bieber T, Dahl R, Friedmann PS, Lanier BQ, Lockey RF, et al. Revised nomenclature for allergy for global use: Report of the Nomenclature Review Committee of the World Allergy Organization. J Allergy Clin Immunol. 2004;113:832–6.
2. Demoly P, Adkinson NF, Brockow K, Castells M, Chiriac AM, Greenberger PA, et al. International Consensus on Drug Allergy. Allergy 2014;69:420–37.
3. Cernadas JR, Brockow K, Romano A, Aberer W, Torres MJ, Bircher A, et al. General considerations on rapid desensitization for drug hypersensitivity - a consensus statement. Allergy 2010;65:1357–66.
4. Castells MC. Anaphylaxis to chemotherapy and monoclonal antibodies. Immunol Allergy Clin North Am 2015;35:335–48.
5. Joint Task Force on Practice Parameters: American Academy of Allergy, Asthma and Immunology; American College of Allergy, Asthma and Immunology; Joint Council of Allergy, Asthma and Immunology. Drug allergy: an updated practice parameter. Ann Allergy Asthma Immunol 2010;105:259–73.
6. Castells MC, Tennant NM, Sloane DE, Ida Hsu F, Barrett NA, Hong DI, et al. Hypersensitivity reactions to chemotherapy: outcomes and safety of rapid desensitization in 413 cases. J Allergy Clin Immunol 2008;122:574–80.
7. Brennan PJ, Rodriguez Bouza T, Hsu FI, Sloane DE, Castells MC. Hypersensitivity reactions to mAbs: 105 desensitizations in 23 patients, from evaluation to treatment. J Allergy Clin Immunol 2009;124:1259–66.
8. Sancho-Serra MDC, Simarro M, Castells M. Rapid IgE desensitization is antigen specific and impairs early and late mast cell responses targeting FcεRI internalization. Eur J Immunol 2011;41:1004–13.
9. Andrews NL, Pfeiffer JR, Martinez AM, Haaland DM, Davis RW, Kawakami T, et al. Small, mobile FcεRI receptor aggregates are signaling competent. Immunity 2009;31:469–79.
10. Oka T, Rios EJ, Tsai M, Kalesnikoff J, Galli SJ. Rapid desensitization induces internalization of antigen-specific IgE on mouse mast cells. J Allergy Clin Immunol 2013;132:922-32.
11. Novak N, Mete N, Bussmann C, Maintz L, Bieber T, Akdis M, et al. Early suppression of basophil activation during allergen-specific immunotherapy by histamine receptor 2. J Allergy Clin Immunol 2012,130:1153-8.
12. Castells MC, Klickstein LB, Hassani K, Cumplido JA, Lacouture ME, Austen KF, et al. gp49B1-alpha(v)beta3 interaction inhibits antigen-induced mast cell activation. Nat Immunol 2011;2:1–8.
13. Mezzano V, Giavina-Bianchi P, Picard M, Caiado J, Castells M. Drug desensitization in the management of hypersensitivity reactions to monoclonal antibodies and chemotherapy. BioDrugs 2014;28:133–44.
14. Giavina-Bianchi P, Aun MV, Galvão VR, Castells M. Rapid Desensitization in immediate hypersensitivity reaction to drugs. Curr Treat Options Allergy 2015;2:268-85.
15. Sullivan TJ, Yecies LD, Shatz GS, Parker CW, Wedner HJ. Desensitization of patients allergic to penicillin using orally administered beta-lactam antibiotics. J Allergy Clin Immunol 1982;69:275–82.
16. Giavina-Bianchi P, Caiado J, Picard M, Pur Ozyigit L, Mezzano V, Castells M, et al. Rapid desensitization to chemotherapy and monoclonal antibodies is effective and safe. Allergy 2013;68:1482–4.
17. Madrigal-Burgaleta R, Berges-Gimeno MP, Angel-Pereira D, Ferreiro-Monteagudo R, Guillen-Ponce C, Pueyo C, et al. Hypersensitivity and desensitization to antineoplastic agents: outcomes of 189 procedures with a new short protocol and novel diagnostic tools assessment. Allergy 2013;68:853-61.
18. Brown SGA. Clinical features and severity grading of anaphylaxis. J Allergy Clin Immunol 2004;114:371–6.
19. Castells Guitart MC. Rapid drug desensitization for hypersensitivity reactions to chemotherapy and monoclonal antibodies in the 21st century. J Investig Allergol Clin Immunol 2014;24:72-9.

20. Markman M, Kennedy A, Webster K, Elson P, Peterson G, Kulp B, et al. Clinical features of hypersensitivity reactions to carboplatin. J Clin Oncol 1999;17:1141.
21. Makrilia N, Syrigou E, Kaklamanos I, Manolopoulos L, Saif MW. Hypersensitivity reactions associated with platinum antineoplastic agents: a systematic review. Met Based Drugs 2010;2010. doi: 10.1155/2010/207084. Epub 2010 Sept 20.
22. Gadducci A, Tana R, Teti G, Zanca G, Fanucchi A, Genazzani AR. Analysis of the pattern of hypersensitivity reactions in patients receiving carboplatin retreatment for recurrent ovarian cancer. Int J Gynecol Cancer 2008;18:615–20.
23. Thomas RR, Quinn MG, Schuler B, Grem JL. Hypersensitivity and idiosyncratic reactions to oxaliplatin. Cancer 2003;97:2301–7.
24. Maindrault-Goebel F, Andre T, Tournigand C, Louvet C, Perez-Staub N, Zeghib N, et al. Allergic-type reactions to oxaliplatin: retrospective analysis of 42 patients. Eur J Cancer 2005;41:2262–7.
25. Caiado J, Venemalm L, Pereira-Santos MC, Costa L, Barbosa MP, Castells M. Carboplatin-, oxaliplatin-, and cisplatin–specific IgE: cross-reactivity and value in the diagnosis of carboplatin and oxaliplatin allergy. J Allergy Clin Immunol Pract 2013;1:494–500.
26. Polyzos A, Tsavaris N, Kosmas C, Arnaouti T, Kalahanis N, Tsigris C, et al. Hypersensitivity reactions to carboplatin administration are common but not always severe: a 10-year experience. Oncology 2001;61:129–33.
27. Dizon DS, Sabbatini PJ, Aghajanian C, Hensley ML, Spriggs DR. Analysis of patients with epithelial ovarian cancer or Fallopian tube carcinoma retreated with cisplatin after the development of a carboplatin allergy. Gynecol Oncol 2002;84:378–82.
28. Weiszhar Z, Czucz J, Revesz C, Rosivall L, Szebeni J, Rozsnyay Z. Complement activation by polyethoxylated pharmaceutical surfactants: Cremophor-EL, Tween-80 and Tween-20. Eur J Pharm Sci 2012;45:492–8.
29. Prieto-Garcia A, Pineda de la Losa F. Immunoglobulin E-mediated severe anaphylaxis to paclitaxel. J Investig Allergol Clin Immunol 2010;20:170–1.
30. Picard M, Pur L, Caiado J, Giavina-Bianchi P, Galvão V, Castells MC. Added value of skin testing in hypersensitivity reactions to taxanes. J Allergy Clin Immunol 2014;133:AB152.
31. Kwon JS, Elit L, Finn M, Hirte H, Mazurka J, Moens F, et al. A comparison of two prophylactic regimens for hypersensitivity reactions to paclitaxel. Gynecol Oncol 2002;84:420–5.
32. Markman M, Kennedy A, Webster K, Kulp B, Peterson G, Belinson J. Paclitaxel-associated hypersensitivity reactions: experience of the gynecologic oncology program of the Cleveland Clinic Cancer Center. J Clin Oncol 2000;18:102–5.
33. Kotsovilis S, Andreakos E. Therapeutic human monoclonal antibodies in inflammatory diseases. Methods Mol Biol 2014;1060:37–59.
34. Li GN, Wang SP, Xue X, Qu XJ, Liu HP. Monoclonal antibody-related drugs for cancer therapy. Drug Discov Ther 2013;7:178–84.
35. Lemery SJ, Zhang J, Rothmann MD, Yang J, Earp J, Zhao H, et al. U.S. Food and Drug Administration approval: ofatumumab for the treatment of patients with chronic lymphocytic leukemia refractory to fludarabine and alemtuzumab. Clin Cancer Res 2010;16:4331–8.
36. Quercia O, Emiliani F, Foschi FG, Stefanini GF. Adalimumab desensitization after anaphylactic reaction. Ann Allergy Asthma Immunol 2011;106:547–8.
37. Thompson LM, Eckmann K, Boster BL, Hess KR, Michaud LB, Esteva FJ, et al. Incidence, risk factors, and management of infusion-related reactions in breast cancer patients receiving trastuzumab. Oncologist 2014;19:228–34.
38. Suntharalingam G, Perry MR, Ward S, Brett SJ, Castello-Cortes A, Brunner MD, et al. Cytokine storm in a phase 1 trial of the anti-CD28 monoclonal antibody TGN1412. N Engl J Med 2005;355:1018–28.
39. Yoshiki R, Nakamura M, Tokura Y. Drug eruption induced by IL-6 receptor inhibitor tocilizumab. J Eur Acad Dermatol Venereol 2010;24:495–6.
40. Cheifetz A, Mayer L. Monoclonal antibodies, immunogenicity, and associated infusion reactions. Mt Sinai J Med 2005;72:250–6.
41. Gamarra RM, McGraw SD, Drelichman VS, Maas LC. Serum sickness-like reactions in patients receiving intravenous infliximab. J Emerg Med 2006;30:41–4.
42. Pilette C, Coppens N, Houssiau FA, Rodenstein DO. Severe serum sickness-like syndrome after omalizumab therapy for asthma. J Allergy Clin Immunol 2007;120:972–3.
43. Galvao VR, Castells MC. Hypersensitivity to biological agents - updated diagnosis, management, and treatment. J Allergy Clin Immunol Pract 2015;3:175–85.
44. Schwartz LB, Yunginger JW, Miller J, Bokhari R, Dull D. Time course of appearance and disappearance of human mast cell tryptase in the circulation after anaphylaxis. J Clin Invest 1989;83:1551–5.
45. Laroche D, Vergnaud MC, Sillard B, Soufarapis H, Bricard H. Biochemical markers of anaphylactoid reactions to drugs. Comparison of plasma histamine and tryptase. Anesthesiology 1991;75:945–9.

46. Simons FER, Ardusso LRF, Bilò MB, El-Gamal YM, Ledford DK, Ring J, et al. World Allergy Organization anaphylaxis guidelines: summary. J Allergy Clin Immunol 2011;127:587-93.
47. Brockow K, Romano A, Blanca M, Ring J, Pichler W, Demoly P. General considerations for skin test procedures in the diagnosis of drug hypersensitivity. Allergy 2002;57:45–51.
48. Bavbek S, Ataman S, Akinci A, Castells M. Rapid subcutaneous desensitization for the management of local and systemic hypersensitivity reactions to etanercept and adalimumab in 12 patients. J Allergy Clin Immunol Pract 2015;3:629-32.
49. Mirakian R, Leech SC, Krishna MT, Richter AG, Huber PAJ, Farooque S, et al. Management of allergy to penicillins and other beta-lactams. Clin Exp Allergy 2015;45:300–27.
50. Torres MJ, Blanca M. The complex clinical picture of beta-lactam hypersensitivity: penicillins, cephalosporins, monobactams, carbapenems, and clavams. Med Clin North Am 2010;94:805–20.
51. Doña I, Barrionuevo E, Blanca-Lopez N, Torres MJ, Fernandez TD, Mayorga C, et al. Trends in hypersensitivity drug reactions: more drugs, more response patterns, more heterogeneity. J Investig Allergol Clin Immunol 2014;24:143–53.
52. Borish L, Tamir R, Rosenwasser LJ. Intravenous desensitization to beta-lactam antibiotics. J Allergy Clin Immunol 1987;80(3Pt1):314-9.
53. Mirakian R, Leech SC, Krishna MT, Richter AG, Huber PAJ, Farooque S, et al. Management of allergy to penicillins and other beta-lactams. Clin Exp Allergy 2015;45:300–27.
54. Legere HJ III, Palis RI, Bouza TR, Uluer AZ, Castells MC. A safe protocol for rapid desensitization in patients with cystic fibrosis and antibiotic hypersensitivity. J Cystic Fibrosis 2009;8:418–24.
55. Wendel GDJ, Stark BJ, Jamison RB, Molina RD, Sullivan TJ. Penicillin allergy and desensitization in serious infections during pregnancy. N Engl J Med 1985;312:1229–32.
56. Scherer K, Brockow K, Aberer W, Gooi JHC, Demoly P, Romano A, et al. Desensitization in delayed drug hypersensitivity reactions - an EAACI position paper of the Drug Allergy Interest Group. Allergy 2013;68:844-52.
57. Kowalski ML, Asero R, Bavbek S, Blanca M, Blanca-Lopez N, Bochenek G, et al. Classification and practical approach to the diagnosis and management of hypersensitivity to nonsteroidal anti-inflammatory drugs. Allergy 2013;68:1219–32.
58. Aun MV, Blanca M, Garro LS, Ribeiro MR, Kalil J, Motta AA, et al. Nonsteroidal anti-inflammatory drugs are major causes of drug-induced anaphylaxis. J Allergy Clin Immunol Pract 2014;2:414–20.
59. Simon RA, Dazy KM, Waldram JD. Update on aspirin desensitization for chronic rhinosinusitis with polyps in aspirin-exacerbated respiratory disease (AERD). Curr Allergy Asthma Rep 2015;15:508.
60. Widal F, Abrami P, Lermoyez J. Anaphylaxis and idiosyncrasy. 1992. Allergy Proc 1993;14:373–6.
61. White AA, Stevenson DD. Aspirin desensitization in aspirin-exacerbated respiratory disease. Immunol Allergy Clin North Am 2013;33:211–22.
62. Lee RU, Stevenson DD. Aspirin-exacerbated respiratory disease: evaluation and management. Allergy Asthma Immunol Res 2011;3:3–10.
63. Swierczynska-Krepa M, Sanak M, Bochenek G, Strek P, Cmiel A, Gielicz A, et al. Aspirin desensitization in patients with aspirin-induced and aspirin-tolerant asthma: a double-blind study. J Allergy Clin Immunol 2014;134:883–90.
64. Woessner KM, White AA. Evidence-based approach to aspirin desensitization in aspirin-exacerbated respiratory disease. J Allergy Clin Immunol 2014;133:286–7.
65. White A, Ludington E, Mehra P, Stevenson DD, Simon RA. Effect of leukotriene modifier drugs on the safety of oral aspirin challenges. Ann Allergy Asthma Immunol 2003;97:688–93
66. Chapman AR, Rushworth GF, Leslie SJ. Aspirin desensitization in patients undergoing percutaneous coronary intervention: a survey of current practice. Cardiol J 2013;20:134–8.
67. Rossini R, Angiolillo DJ, Musumeci G, Scuri P, Invernizzi P, Bass TA, et al. Aspirin desensitization in patients undergoing percutaneous coronary interventions with stent implantation. Am J Cardiol 2008;101:786–9.
68. Lee JKT, Tsui KL, Cheung CY, Chau CH, Chan HL, Wu KL, et al. Aspirin desensitization for Chinese patients with coronary artery disease. Hong Kong Med J 2013;19:207–13.
69. De Luca G, Verdoia M, Binda G, Schaffer A, Suryapranata H, Marino P. Aspirin desensitization in patients undergoing planned or urgent coronary stent implantation. A single-center experience. Int J Cardiol 2013;167:561–3.
70. McMullan KL, Wedner HJ. Safety of aspirin desensitization in patients with reported aspirin allergy and cardiovascular disease. Clin Cardiol 2013;36:25–30.

Índice Remissivo

Obs.: números em *itálico* indicam figuras; números em **negrito** indicam tabelas e quadros.

A

B

C

D

E

F

G

H

I

L

M

N

O

P

Q

R

S

T

U

V

Z